AF576153

Abbas Jabbarian

# Ängste und ihre positiven Botschaften

Im Kontext der Positiven Psychotherapie

- Von der symbolischen Sprache des Unbewussten -

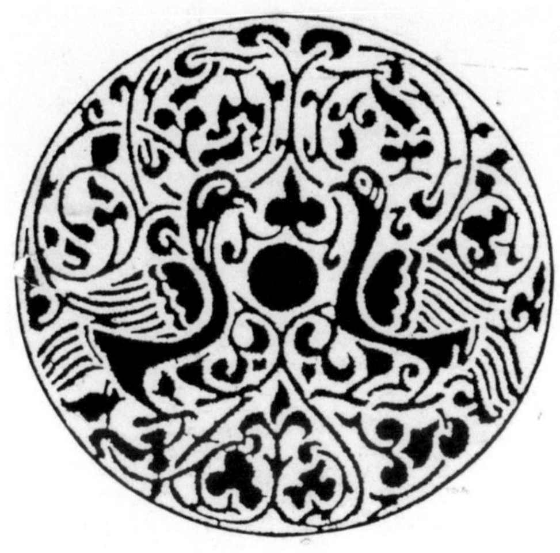

Mit 25 Fallbeispielen aus der psychotherapeutischen Praxis

**Begleitet von Kurzgeschichten, Lebensweisheiten & Anekdoten als Medien in der Psychotherapie**

**Bibliografische Information der Deutschen Nationalbibliothek**
Die Deutsche Nationalbibliothek verzeichnet diese Publikation in der Deutschen Nationalbibliografie; detaillierte bibliografische Daten sind im Internet über http://dnb.ddb.de abrufbar.
1. Aufl. - Göttingen : Cuvillier, 2008
Zugl.: Oldenburg, Univ., Diss., 2008

978-3-86727-630-6


Nonnenstieg 8, 37075 Göttingen
Telefon: 0551-54724-0
Telefax: 0551-54724-21
www.cuvillier.de


1. Auflage, 2008
Gedruckt auf säurefreiem Papier

978-3-86727-630-6

*Wer andere erkennt,*
*ist gelehrt.*
*Wer sich erkennt,*
*ist Weise.*
*Wer andere besiegt,*
*hat Muskelkraft.*
*Wer sich selbst besiegt,*
*ist stark.*
*Wer zufrieden ist,*
*ist reich.*
*Wer seine Mitte nicht verliert,*
*ist unüberwindlich.*
*Lao-Tse*

***Gibst du jemandem einen Fisch,***
***ernährt er sich nur einmal.***
***Lehrst du ihn aber das Fischen,***
***nährt er sich für immer.***
*Orientalische Weisheit*

## Vorwort

Angst ist nicht gleich Angst. Angst lässt sich nach meinem Verständnis nicht standardisieren und folglich findet sich keine Standardmethode, mit deren Hilfe man die Angst abbauen kann.
Angst ist ein Signal, eine Botschaft der inneren, unbewussten Welt. Sie muss entschlüsselt, verstanden und umgedeutet werden. Neben ihren unangenehmen seelischen und körperlichen Seiten hat Angst aber auch eine oder mehrere positive Botschaften. Sie ist die verschlüsselte innere Sprache, die uns wichtige Informationen aus der Tiefe unserer Seele vermitteln will. An uns liegt es, die Bereitschaft zu zeigen und den Mut zu fassen, in die Tiefe der inneren Welt hineinzutauchen, um die Sprache unserer Ängste verstehen zu lernen. Wir müssen auf unsere Ängste zu gehen und nicht von ihnen weg, müssen uns ihnen stellen. Viele Menschen denken an verschiedene Ablenkungsmethoden, medikamentöse Beruhigung, Abbau der Ängste mit Hilfe von psychologischen Therapiemethoden. Nicht wenige ignorieren ihre Ängste jahrelang, werden auf einmal von den eigenen Ängsten irgendwo überrascht und verstehen die Welt nicht mehr. Dann heißt es so oft: „Es ist immer gut gegangen. Ich kannte doch früher keine Angst und verstehe nicht, warum ich auf einmal von Ängsten umgeben bin."

In der mehr als 25jährigen psychotherapeutischen Arbeit mit meinen Patientinnen und Patienten (1) habe ich viel von ihnen und ihren Ängsten gelernt. Ich bin vor allem darauf aufmerksam geworden, dass jeder Mensch seine ureigensten, lebensgeschichtlich bedingten Ängste hat, die mit keiner anderen Angst eines anderen Menschen vergleichbar ist. So können die Versagensängste von zwei Patienten hinsichtlich ihres Arbeitsplatzes zwei völlig unterschiedliche Botschaften der inneren Welt vermitteln. Wenn wir die wirklichen Botschaften und Symboliken der Ängste nicht sorgfältig und individuell entschlüsseln, werden wir nicht in der Lage sein, diese Ängste erfolgreich zu behandeln.
*Behandeln* bedeutet die Ängste, unter Berücksichtigung der jeweiligen individuellen biografischen Hintergründe, sorgfältig, behutsam und achtsam *anzufassen.*
Die zahlreiche Erfahrungen mit meinen Angstpatienten haben mich ge-

---

(1) Fortan verwende ich in meiner Arbeit die Schreibweise Patient oder Abkürzung Pat. und verstehe darunter sowohl Patientin als auch Patient. Aus schreibtechnischen Gründen verzichte ich auch bei Berufsbezeichnungen auf die weibliche Schreibform. Dieses bitte ich wertneutral zu verstehen.

lehrt, meine eigenen Ängste besser zu begreifen, zu entschlüsseln und zu verstehen, *DIE ANGST* nicht länger als Krankheit und „Ungeheuer" zu betrachten, sondern als Sprache aus der Tiefe der Seele.
Wir müssen den Kontakt mit ihr suchen, mit ihr kommunizieren und im Austausch mit einem erfahrenen Wegbegleiter (Psychotherapeut) den Sinn unserer Ängste verstehen lernen. Erst dann sind wir in der Lage diese zu *behandeln*.

Diese Arbeit soll Hilfe zur Selbsthilfe sein, den Leser, den Betroffenen dabei unterstützen, die Sprache der Ängste besser zu verstehen, nicht länger Angst vor den Ängsten zu entwickeln, sondern sie als Hinweis auf die inneren Entwicklungsmöglichkeiten und Herausforderungen zu nehmen. Er soll ermutigt werden, sich seinen Ängsten zu zuwenden und sie auf diese Weise kennen zu lernen.
Die Ängste sind wir selbst und wenn wir sie ignorieren, ignorieren wir uns und unsere innere unbewusste Welt und werden uns gegenüber immer fremd bleiben. Das Fremde wiederum macht uns Angst. Es entsteht ein Teufelskreis der Angstspiele.
Die einzelnen Fallbeispiele aus der Praxis sollen helfen, die faszinierenden Botschaften der Ängste unserer inneren Welt zu entschlüsseln.
Eine positive, aufgeschlossene Forschermentalität im Umgang mit Ängsten macht uns zu mutigen Entdeckern unserer Seele und Persönlichkeit.
Am Ende gewinnen wir uns und unsere innere unbewusste Welt als eine Freundin mit ihren facettenreichen Seiten, die uns ermutigen und motivieren will, die Zukunft angstfreier und gelassener zu gestalten, um nicht länger, wie der Hase, mit klopfendem Herzen, im Schatten zu verharren.

*Der Furchtmacher*

*Als einst der Hase in der Sonne spazieren ging, sah er den Schatten seines Ohres neben sich. Er hielt ihn für ein zweihörniges großes Tier. und floh Hals über Kopf davon. Doch jenes gehörnte Tier lief stets an seiner Seite.*
*Nachdem er sich unnötig abgemüht hatte und in den Schatten des Gebüsches gekommen war, verschwand endlich der Anlass seiner Furcht. Als der Hase sich hier von der Anstrengung erholte, dankte er Gott, indem er sprach: „Hätte mir der Schöpfer nicht so gute Füße gegeben, so hätte ich einem solchen Furchtmacher nicht entgehen können."*

Abbas Jabbarian — Leer, im Januar 2008

# Inhaltsverzeichnis

Seite

*Kindern erzählt man Geschichten zum Einschlafen,*
*Erwachsenen damit sie aufwachen.*

Jorge Bucay

# I. Einleitung

In den Jahren meiner praktischen Tätigkeit als Psychotherapeut stellte ich mir immer wieder folgende vier Fragen:

- Wie lassen sich die Schätze tiefsinniger jahrtausendlang erfahrener, tradierter Weisheiten anderer Kulturen in der Psychotherapie evaluieren?
- Durch welche Möglichkeiten kann sich Psychotherapie von der Pathologisierung und den Defizitmodellen distanzieren, um sich zu einer positiven Beschreibung der Konflikte zu bewegen?
- Wie kann sich der Psychotherapeut vom „Macher" bzw. „Heiler" zum Begleiter und Aufklärer seiner Klienten entwickeln?
- Und letzten Endes, durch welche Wege kann sich der Therapeut vom ausschließlichen Methodenträger oder Anwender zum einem integralen Begleiter „herausarbeiten"?

Mit der vorliegenden Arbeit beabsichtige ich, die oben angeführten Fragestellungen zu analysieren.

Kapitel zwei der Arbeit befasst sich mit der Art und Weise der Psychotherapie als Hilfe zur Selbsthilfe, wie sie im alten Orient allgegenwärtig war, in ihrer Bedeutung für die Psychotherapie der Gegenwart.
In diesem Zusammenhang wird auf die Anwendung von Weisheiten, Kurzgeschichten und Anekdoten als Instrumentarien der Psychotherapie aus der Zeit von „Tausendundeiner Nacht" verwiesen.
Die Wiederbelebung und Modernisierung dieser Methode ist dem Begründer der Positiven Psychotherapie Prof. Dr. Nossrat Peseschkian zu verdanken.
Seine Positive Psychotherapie mit dem Kernstück des Balance-Modells wird zu beleuchten sein. Zum besseren Verständnis der Methode wird die erkenntnistheoretische Grundlage als „Teppich" unter der Positiven Psychotherapie beschrieben.
Es wird darüber hinaus die Rolle der Symbolik in der Positiven Psychotherapie diskutiert, die für meine Tätigkeit als Psychotherapeut und persönliche Lebensorientierung eine tragende Rolle spielt.
In diesem Zusammenhang drängt sich die Frage auf, in wie weit eine Entpathologisierung der Konfliktinhalte durch die Entschlüsselung der Symbolik der Ängste, Träume oder anderer psychischen Krisen möglich ist?

Die inhaltliche und methodische Behandlung dieser Fragestellung ist u.a. Aufgabe dieses Kapitels, wobei die positiven Aspekte der Ängste beleuchtet und verdeutlicht werden.
Zum Schluss wird die integrative und eklektizistische Methodik der Positiven Psychotherapie detailliert vorgestellt und deren praktischen Anwendung beschrieben.

Im dritten Kapitel wird die Anwendung von Lebensweisheiten, Geschichten und Anekdoten in der Psychotherapie beschrieben und der Humor in seiner sozialen und lebensphilosophischen Kompetenz unterstrichen.
Berücksichtigung findet dabei die sinnübertragende Kommunikation zwischen Therapeut und Klient zur Förderung der Fähigkeit der inneren Achtsamkeit des Klienten. In diesem Zusammenhang wird das Lachen in der Therapie und seine bedeutende Funktion beleuchtet.

Das vierte Kapitel befasst sich mit der diagnostischen Orientierung der Positiven Psychotherapie.
Das Wiesbadener Inventar zur Positiven Psychotherapie & Familientherapie (WIPPF) als ein Instrumentarium zur Datenerhebung und Diagnostik wird ausführlich vorgestellt und auf seine Anwendbarkeit im Praxisalltag untersucht.
Im Rahmen dieses Kapitels wird kurz auf den Wirksamkeitsnachweis der Positiven Psychotherapie im Rahmen der Qualitätssicherung eingegangen.

Angst aus der Sicht der Positiven Psychotherapie sowie einiger ausgewählter Psychotherapieschulen bilden den Mittelpunkt des fünften Kapitels. Der Akzent der Ausführungen liegt vorrangig auf der tiefenpsychologische Orientierung unter transpersonalen Gesichtspunkten, wobei Butollo auszunehmen ist.
Die Fragestellung der positiven Deutung der Ängste in der Positiven Psychotherapie unter Anwendung des Balance-Modells wird näher erläutert.
Ebenso wird ein Vergleich der transpersonalen Psychologie der Sufitradition und der Jungschen Psychologie bezüglich der Angst gemacht. Wobei abschließend zu klären bleibt, ob der Sufi-Pfad als psychotherapeutische Methode tauglich ist.

Das sechste Kapitel mit seinen Fallbeispielen bildet ein wichtiges Kernstück der Arbeit.
Anhand der Lebensgeschichte von 25 Patienten und deren unterschiedlichsten Ängsten und Konflikten wird nachgewiesen, dass sich die Methode der Positiven Psychotherapie mit ihrer positiven, symbolischen Deutung im psychotherapeutischen Praxisalltag umsetzen lässt und sie in der Lage ist, den Patienten bei der Bewältigung ihrer Ängste zu helfen.
Im Sinne der Positiven Psychotherapie wird dabei auf eine Standardisierung verzichtet, da alle 25 Lebensgeschichten für die Einzigartigkeit eines jeden steht.

Die Rolle der Achtsamkeit im therapeutischen Prozess ist Gegenstand des siebten Kapitels. Zunächst wird sich über die Grundsätze der Achtsamkeit und den Umgang mit den Gefühlen zu verständigen sein, bevor abschließend eine therapeutische Grundhaltung der Achtsamkeit entwickelt wird.

Angesichts der Dominanz der visuellen und akustischen Informations- und Kommunikationswelt der Gegenwart, die die Menschen lediglich auf das Geschehen des Außens aufmerksam macht, gewinnt die Meditation an zunehmender Bedeutung. Hierbei wird im achten Kapitel die Meditation als förderndes und effektives Mittel der inneren Wahrnehmung unterstrichen und einzelne Meditations- und Entspannungsverfahren aus der therapeutischen Erfahrung des Verfassers vorgestellt.

Im Mittelpunkt des neunten Kapitell steht die kurze lebensgeschichtliche Darstellung des Verfassers vom Schüler zum imitierenden Therapeuten und schließlich zum integralen Begleiter der anvertrauten Patienten.
Die neue Sicht einer positiven Betrachtung der Ängste und anderer Symptome als Ausdruck symbolischer Erscheinungsbilder der inneren Welt der Menschen, die um Hilfe nachsuchen, findet auf dem Hintergrund einer Absage an die Pathologisierung statt.
Es wird darüber nachzudenken sein, welchen Umgang ein Therapeut mit seinen, ihm anvertrauten Patienten, pflegen möchte und wie er Schritte der Achtsamkeit üben kann, wenn es um die Entschlüsselung symbolischer und mystischer Inhalte geht und wie er seine Patienten bei diesem Unterfangen unterstützen kann.

Die Arbeit verschreibt sich dem Verzicht einer möglichen Standardisierung der Psyche eines Menschen, da sie im eklatanten Widerspruch zu dem Wissen um die Einzigartigkeit eines jeden Menschen steht. Der Weg zu einer humanen, wirksamen Psychotherapie weiß sich durch den Ansatz der Achtsamkeit getragen, die für defizitäres Denken kein Platz hat.

*Nutze die Zeit.*
*Sie ist das Kostbarste*
*was wir haben,*
*denn es ist unwiederbringliche Lebenszeit.*
*Leben ist aber mehr als Werk und Arbeit*
*und*
*das Sein wichtiger als das Tun*

*ohne Verfasser*

***Wenn dir das Leben Zitronen gibt, mach Limonade daraus.***
Lebensweisheit

## <u>II. Positive Psychotherapie</u>

Der Begründer der Positiven Psychotherapie ist der Wiesbadener Arzt für Psychiatrie, Neurologie und Psychotherapie Prof. Dr. med. Nossrat Peseschkian. Seit 1969 arbeitet dieser in seiner Praxis und Akademie für psychotherapeutische Fort- und Weiterbildung in Wiesbaden und hat sich dabei, der sich gegenseitig befruchtenden Verschmelzung der Kulturen zum Nutzen der Psychotherapie, verschrieben.
Peseschkian stammt aus dem Iran. Iran bzw. Persien, dem Land der alten Mythen, dem Land aus Tausendundeiner Nacht, einem Land, in dem es eine jahrhundertealte Tradition des Erzählens gibt, die bis heute durch die im Alltag gebräuchlichen Lebensweisheiten und Redewendungen lebendig und allgegenwärtig ist. In der Positiven Psychotherapie hat er durch sein transkulturelles Verständnis von Morgen- und Abendland eine neue Therapieschule entwickelt, indem er in seinem positivem Ansatz die Erzähltraditionen des Orients und Okzidents in Form von Kurzgeschichten und Lebensweisheiten sowie des Humors in der Psychotherapie zu verbinden sucht. In seinem Ansatz lässt er den Betrachter zum Entdecker der inneren unbewussten Welt werden, dem mit Hilfe vertrauter Bilder, Geschichten und Weisheiten Lösungswege aus seiner Situation eröffnet werden.

### <u>II.1 Begriffserklärung</u>

Der Begriff *positiv* leitet sich von dem lateinischen Wort *positum* ab und bedeutet: *das Tatsächliche, das Vorgegebene.* In seiner Bedeutung umfasst es nicht nur die tatsächlich existierenden Probleme, Störungen, Krisen und/ oder Krankheiten etc., sondern auch die Fähigkeiten, Mögkeiten und Errungenschaften, die ein Mensch in sich trägt. In diesem Kontext versteht sich die Positive Psychotherapie als eine ganzheitliche Methode, die sowohl den negativen als auch den positiven Aspekt betrachtet (1), wie sich an der orientalischen Geschichte vom ewigen Leben zeigt.

(1) Was das wiederum für die Entschlüsselung von Ängsten bedeutet, wird später zu erläutern sein.

## Das ewige Leben

Ein mächtiger König wandelte vor langer Zeit durch sein Reich. Auf einem sonnenbeschienenen Hang sah er einen ehrwürdigen alten Mann mit gekrümmten Rücken arbeiten. Gefolgt von seinem Hofstaat trat der König näher und bemerkte, dass der Alte kleine, gerade ein Jahr alte Stecklinge pflanzte. „Was machst du da?", fragte der König. „Ich pflanze Dattelbäume", antwortete der Greis. Der König wunderte sich: „Du bist schon so alt. Wozu pflanzt du Stecklinge, deren Laub du nicht sehen, in deren Schatten du nicht ruhen und deren Früchte du nicht essen wirst?" Der Alte schaute auf und sagte: „Die vor uns kamen, haben gepflanzt und wir konnten ernten. So pflanzen wir nun, damit die, die nach uns kommen, ernten können." Der König hatte Gefallen an der Antwort und gab dem Mann ein Geldstück. Der alte Gärtner, niederkniend, dankte dem König. Der fragte: „Warum kniest du vor mir nieder?" „Ich habe nicht nur die Freude, junge Bäume zu pflanzen. Sie haben auch schon Früchte gebracht, denn du hast mir dieses Geld gegeben," antwortete der Alte. Dies gefiel dem König wiederum so sehr, dass er dem Mann noch ein Geldstück gab. Wieder kniete der alte Gärtner nieder und sagte: „Die meisten Bäume bringen nur einmal Früchte im Jahr, während die meinigen bereits zwei Ernten eingebracht haben."
Der König lächelte und fragte: „Wie alt bist du?" Der Mann antwortete: „Ich bin zwölf Jahre alt." „Wie kann das sein, du schaust doch sehr alt aus?" Der Gärtner antwortete: „In den Tagen deines Vorgängers war das Land von Kriegen und Sorgen geschüttelt, so kann ich dies nicht als einen Teil meines Lebens zählen. Aber seitdem du auf dem Thron bist, sind die Menschen glücklich und leben in Frieden. Und da es erst zwölf Jahre her ist, dass deine Herrschaft begann, so bin ich erst zwölf Jahre alt." Dieses erfreute den König so sehr, dass er notgedrungen, dem Mann ein weiteres Geldstück gab und sprach:
„Ich werde dich jetzt verlassen müssen, denn wenn ich dir noch länger zuhöre, verliere ich an dich noch all meinen Reichtum." (1)

---

(1) Nossrat Peseschkian, Auf der Suche nach Sinn – Psychotherapie der kleinen Schritte, 11.Aufl. Frankfurt a.M. 2000, S. 8

## II.2 Volkspsychotherapie im alten Orient, am Beispiel Persien

Die Verbreitung von Geschichten kann im Orient auf eine lange Tradition im Volk zurückblicken. Von alters her spielen sie eine große Rolle in Fragen der Lebenshilfe oder zum bloßen Zeitvertreib. Geschichtenerzähler zogen berufsmäßig von Ort zu Ort, von Provinz zu Provinz und schmückten dabei ihre Geschichten mit beeindruckender theatralische Kunst aus. Sie bedienten sich großer gemalter Bilder, die sie an die Hauswände hingen oder mit wenigen Hilfsgegenständen auf eine kleine Bühne brachten, um so die Tragik und Triumphe bzw. das Happyend ihrer Hauptdarsteller zu präsentierten. (1)

Die im Okzident wohl bekannteste Geschichtensammlung ist die von Tausendundeiner Nacht. (2) In diesem Sammelwerk befinden sich Werke unterschiedlicher literarischer Gattungen wie Märchen, Romane, Novellen, Sagen, Legenden, Fabeln und Parabeln sowie Humoresken und Anekdoten. Die Sammlung umfasst über 300 Geschichten eines persischen Königs aus Samarkand, im heutigen Tadschikistan/ Zentralasien und früherem großpersischen Reich. Der Sage nach verliert der König nach der entdeckten Untreue seiner Ehefrau jeglichen Glauben an die Treue der Frauen. Er nimmt sich das Recht, jeden Abend eine Jungfrau zu heiraten, sich mit ihr zu amüsieren und sie am anderen Morgen töten zu lassen. Der Tochter des königlichen Wesirs (Minister) namens Scheherezade gelingt es, durch ihre allabendlichen Erzählungen, die tausendundeine Nacht währen, das Vertrauen des Königs, hinsichtlich der Treue der Frauen, zurück zu gewinnen. Der König schenkt Scheherezade das Leben und nimmt von seiner Gewohnheit, Frauen am anderen Morgen töten zu lassen, Abstand. In unserer heutigen psychotherapeutischen Sprache hat Scheherezade eine Therapiedauer von drei Jahre und sieben Monaten (1001 Nacht) benötigt, um den König von der Treue der Frauen zu überzeugen. Diese Sammlung des 10. Jahrhunderts entstand ursprünglich aus der persischen und teilweise indischen Erzählkunst. Später, im 12.Jahrhundert, wurde sie ins Arabische übersetzt und um arabische Erzählungen ergänzt. So entstanden die berühmten Geschichten von Aladin und der Wunderlampe, Ali Baba und den vierzig Räubern etc. (3)

Geschichtenerzähler und mystische Derwische haben diese Geschichten unter die Bevölkerung gebracht, erwarben so ihren Tageslohn und leisteten darüber hinaus einen psychosozialen Dienst. Bedingt dadurch, dass die Erzähler und Derwische über keinen festen Wohnsitz verfügten, sondern durch die Länder wanderten, brachten sie unzählige Informationen sozialer, politischer und kultureller Natur unters Volk. Man traf sie entweder in Teehäusern oder auf dem Dorfplatz an, wo sie Ratschläge und Hilfe zur Selbsthilfe an die interessierten Bewohner weitergaben. Wohlsituierte Familien luden sie zu sich ins Haus ein und ließen sich im intimen häuslichen Rahmen Beratung zu konkreten Fragestellungen geben. Die Wandererzähler verfügten über reichhaltige Men-

---

(1) Eine Tradition, die auch im alten Europa allgegenwärtig war.

(2) persisch: Hesarojek Schab, arabisch: Alf laila walaila

(3) Vgl. Gustav Weil, Tausend und eine Nacht. Arabische Erzählungen. Gesamtausgabe in 2 Bd. mit 378 Illustrationen der Erstausgabe, Stuttgart o.J., Umschlaginnenseite

schenkenntnis. Vielfach hatten sie medizinische Fähigkeiten und behandelten die Bevölkerung auch in Fragen der Gesundheitsprobleme. In solchen Versammlungen saßen Männer und Frauen, Alte und Junge zusammen.(1)
Derwische (2) erzählten die Geschichten zielgerichtet, um psychosoziale Probleme zu behandeln bzw. um ihre Schüler zu unterrichten. Nach Lehre der Derwische besteht die Welt, das Universum, aus Geheimnissen, die zugleich als Wahrheit verstanden werden. Die Aufgabe der Menschen ist es, diese Geheimnisse oder Wahrheiten zu lüften und zu erforschen. Methoden dieser Erforschung sind die Meditation, der Austausch unter Gleichgesinnten, das Reisen, zwecks Erweiterung der Austauschmöglichkeiten und des Erfahrungshorizonts, die Abkehr vom Luxus im Leben zugunsten der Genügsamkeit, da jeglicher Luxus den Forscher von seiner Hauptaufgabe ablenken könnte. Unter den Derwischen existieren unterschiedliche Tendenzen bis hin zur völligen Askese.
Derwische sammeln somit ihre Erfahrungen im Umgang mit Menschen und formulieren diese in Form von Kurzgeschichten, die sie wiederum in der Behandlung ihrer Hilfesuchenden anwenden, vergleichbar einer wissenschaftlichen Arbeitsform.
An dieser Stelle möchte ich auf einige bedeutende persische Derwische verweisen, die in ihren mystischen Werken und Arbeiten große Verdienste in Fragen der Gesundheit erworben haben. Ihre Werke sind mittlerweile in viele Sprachen übersetzt und weltweit zugänglich:
Hafiz (570-632), Razi (850-923), Avicenna (980-1037), Attar (1220), Rumi (1273), Saadi (1211-1300), Khajam , um nur einige zu nennen.(3)

### II.2.1 Zur Tradition der Derwische

Linguistisch setzt sich der Begriff *Derwisch* aus der Vorsilbe *der,* was im Deutschen so viel wie *in* bedeutet und *wisch*, der Ankürzung des Wortes *Khuwisch* , dem *sich* oder *selbst“* zusammen.
*Derwisch* bedeutet somit, *derjenige, der in seinem Selbst versunken ist, um die Wahrheit des Universums in sich selbst, in Form der Selbsterkennung zu finden sucht.*
Der Name Derwisch (4) stammt aus dem persisch-indischen Kulturraum und bedeutet soviel wie Bettler, Armer, da sie sich dem irdischen Leben im Sinne einer Akkumulation von materialistischen Gütern verweigern.
So auch die typische Kleidung der islamischen Mystiker, das weite wollene Gewand, das sie tagsüber vor der Sonne und nachts vor der

---

(1) Nossrat Peseschkian, Der Kaufmann und der Papagei. Orientalische Geschichten In der Positiven Psychotherapie. Mit Fallbeispielen zur Erziehung und Selbsthilfe. 26. Aufl. Franfurt a.M. 2006, S.16 In zahlreichen Gesprächen über die Erzähltradition im Iran, beschrieb mir mein Vater dieses Phänomen.
(2) Derwische (persisch) werden vielfach auch als Sufis (arabisch) bezeichnet.
(3) Vgl. Mahmoud Rashad, Iran. Geschichte, Kultur und Traditionen – antike Stätten und islamische Kunst in Persien. 1.Aufl. Köln 1998, S. 91 - 95
(4) Im arabischen Sprachgebrauch finden die Begriffe Sufi und Fakir ihre Anwendung. Der Begriff „Sufi“ ist aus dem Arabischen „Suf“ = Wolle hergeleitet. In der Arbeit werden die Begriffe Derwisch und Sufi synonym verwendet.

Kälte schützt. (1)
Ihren Lebenssinn sehen sie bestimmt durch die Suche nach innerem Reichtum im Sinne einer Wahrheitsfindung. Dieser mystische Pfad der Suche wird mittels langer Reisen, dem Austausch mit Gleichgesinnten, der philosophisch literarischen Auseinandersetzung und der praktischen Lebenserfahrung verfolgt .

Die Derwische (2) haben mit ihrer Lehre nicht nur die islamische Welt, sondern auch das Denken bis in die Renaissance Europas nachhaltig beeinflusst. Mit ihren Theologen, Dichtern und Philosophen gehörten sie zu den Reformkräften des Islam, die selbst die Kritik an den Machthabern nicht scheuten. Eine Religion, die sich der Gewohnheit verpflichtet fühlte, wurde ebenso wie bedingungsloser Dogmatismus abgelehnt. Diese Haltung machte sie zu vermeintlichen Feinden des Staates, der sie häufig verfolgen und öffentlich hinrichten ließ. Andererseits galten sie als unerschrockene Kritiker und Bestreiter eines neuen Weges und erlangten so höchste Anerkennung als Lehrmeister und Heilige.

Begleitet werden die Derwische auf ihrem Lebensweg von den zentralen Sinnfragen:

Wer bin ich? Woher komme ich? Wohin gehe ich?

Wobei der Begriff Gott bei der Suche nach sich selbst als Synonym für den Menschen in seiner Vollkommenheit steht.

Idries Shah der indisch-britische Mystiker des letzten Jahrhunderts schreibt über die Sufis:

*„Die Sufis können nicht durch eine bestimmt Folge von Wörtern oder Vorstellungen definiert werden. Durch ein mehrdimensionales Bild in ständiger Bewegung schon eher.“ (3)*

Rumi der große persische Mystiker des 13.Jhs. beschreibt sie wie folgt:

*„Trunken ohne Wein; gesättigt ohne ein Mahl; außer sich; ohne Essen ohne Schlaf; ein König in schlichtem Gewand; ein Schatz in einem Trümmerhaufen; nicht von Luft und nicht von Erde, nicht von Feuer und nicht von Wasser; ein grenzenloses Meer. Er hat hundert Monde, Himmel und Sonnen. Seine Weisheit entstammt der letzten Wahrheit – er ist kein Gelehrter.“* (4)

Erfahrung spielt in der Lehre der Sufis eine gewichtige Rolle. Sich Situationen zu stellen, um eigene Grenzen zu erfahren, aber auch um durch Austausch zu erfahren, dass diese Grenzen transzendiert werden können, um sich zu entwickeln. (5)

---

(1) Wolle wurde durch die Bevölkerung von den Schafen und Ziegen gewonnen und anschließend zu Stoffen verarbeitet. Die teuren Baumwoll- und Seidenstoffe hingegen waren nur für Begüterte und Reiche erschwinglich.

(2) Nach Schweizer unterscheiden sich die etwa neunzig Derwischorden in ihrer Geschichte und Lehre erheblich von einander, da ihnen eine verbindliche Lehrmeinung, wie sie etwa von der katholischen Kirche vertreten wird, unbekannt ist, was wiederum ihre Widersprüchlichkeit erklärt. Vgl. Gerhard Schweizer, Die Derwische. Heilige und Ketzer des Islam. 2.Aufl. Salzburg 1984, S. 14 – 17, S. 323 - 330

(3) Idries Shah, Die Sufis. Botschaft der Derwische, Weisheit der Magier. Köln 1986, S.7

(4) Ebd., S. 24

(5) Der Mystiker Al-Halladsch berichtet von dieser Sehnsucht, in: Annemarie Schimmel, Al-Halladsch- „O Leute, rettet mich vor Gott. Texte islamischer Mystik, Freiburg im Breisgau 1995

*„Ein Mensch, der niemals Wasser gesehen hat,*
*wird mit verbundenen Augen hineingeworfen und fühlt es.*
*Wird ihm die Binde abgenommen, weiß er, was es ist.*
*Bis dahin kannte er es nur von seiner Wirkung her."* (1)

### II.2.2 Der Weg der Derwische

Fariduddin Attar, ein viel gerühmter persischer Mystiker des 13. Jahrhunderts, sieht zur Erlangung der Vollkommenheit konkrete Schritte vor, die übertragen in unsere gegenwärtige psychologische Sprache ein effektives therapeutisches Setting darstellen.
Er spricht von sieben Tälern, die zu durchwandern sind, wenn Liebe sich auf die Suche nach der inneren Wahrheit begeben will. Mit „Tal" verbindet man Assoziationen wie „ganz unten anfangen", „Konzentration auf den Boden", „hohe innere Achtsamkeit auf das Wesentliche" und „die Findung des Weges vom Tal nach Oben".
Auf diesem Pfad zählen Bescheidenheit und Genügsamkeit als Methoden der Selbsterziehung im Sinne einer Selbstfindung. Sufis vergleichen sich und ihre Entwicklung hinsichtlich der Bescheidenheit mit einer Trauerweide, die ihre Zweige hängen lässt, je prächtiger, gehaltvoller, reicher und älter sie wird.
Die sieben Täler Attars können sowohl ein therapeutischer Prozess als auch Wegweiser eines gesamten Lebensweges sein, mit den sieben verschiedenen „Stationen der Erkenntnis".

1. *Das Tal der Suche:*
   Im Tal der Suche begegnet man zahlreichen Fragestellungen, Problemen und Krisen. Hauptaufgabe dabei ist die Auseinandersetzung mit diesen Fragmenten. Hierbei gilt der Verzicht auf alles glänzende und verführende als große Tugend. In jenem Teilabschnitt ist die Konzentration auf die Probleme und Krisen sowie das Erfahren des Umgangs damit von großer Wichtigkeit. Hoffnung und Liebe als wertvollen Energien zum Durchwandern dieses Tals kommt enorme Bedeutung zu. (2)
   Im heutigen therapeutischen Sprachverständnis verstehe ich dieses Tal als Tal der Problem- und Kriseneinsicht auf der Suche nach einem Thema

2. *Das Tal der Liebe:*
   Attar schreibt: *„...um dieses Tal betreten zu können, muss man ein flammendes Feuer sein,...mit der Liebe hören Gut und Böse auf zu existieren."* (3)
   Das Feuer symbolisiert die Liebe und der Rauch die entschlos-

---

(1) Ebd., S. 31
(2) Farid ud-Din Attar, , Vogelgespräche. Die berühmte persische Sufi-Erzählung über die Pilgerfahrt nach Innen, Interlaken 1988, S. 119f.
Attar (um 1110 – 1220), der „Drogist" benutzte die legendär gewordene Figur Harun al Raschids um die Mächtigen anzuklagen.
(3) Vgl. ebd. S. 123f.

sene innere Haltung der Suche, die Vernunft, die die Liebe eher bremst.
Dieses Tal vergleiche ich mit der Hoffnung und Motivation auf eine bessere Zukunft und der inneren Entschlossenheit.

3. *Das Tal der Erkenntnis:*
Das Durchwandern des Tals, begleitet vom Durchleben diverser Situationen, erweitert dem Suchenden und Liebenden den Erkenntnishorizont.
Nach Attar ist das Wissen zwar vergänglich, doch bleibt die Erkenntnis für den Reisende eine bleibende Entwicklung.
In diesem Tal finden wertvolle Beziehungen in bewusster Form zwischen Innen- und Außenwelt des Reisenden statt.
Die Psychotherapie der Gegenwart würde in diesem Zusammenhang von einer Stufe der bewussten Selbsterfahrung in der Interaktion mit Außen sprechen.

4. *Das Tal der Unabhängigkeit und Loslösung:*
Durch eine autonome Wahrnehmung von sich und seiner Außenwelt, seiner Interaktion gewinnt der Reisende in seinem Bewusstwerdungsprozess an Souveränität, Ruhe und Besonnenheit, da der Besitz an Reichtum und Macht nicht Gegenstand spirituellen Inhalts ist.
In der Psychotherapie spricht man vom Erreichen einer Autonomie im Sinne einer behandelten Neurose, wobei der Patient (1) bewusst mit seinen Interaktionen umgeht und eine integrierte Persönlichkeit findet.

5. *Das Tal der Einheit:*
Hier erreicht der Reisende die Fähigkeit, alles um sich herum in Einheit und Verbindung zueinander zu sehen. Jedes einzelne Phänomen wird als ein Miteinander, im Sinne einer Integration begriffen.
Übertragen auf den therapeutischen Alltag bedeutet dies, die analytische Wahrnehmung von Einzelheiten im Kontext eines Ganzen.
Der Blick wird somit geschult, die Dinge zwar differenziert, jedoch automatisch, stets im Gesamtzusammenhang zu erkennen bzw. zu definieren.

6. *Das Tal der Verwirrung:*
An diesem Ort eröffnet sich das Thema der Zukunft, der Endlichkeit, des Sterbens.
Der Reisende, so Attar, ist über dieses Tal sehr verwirrt, da er sich mit der Frage: „Wohin gehe ich?“ konfrontiert sieht. Hilfreich ist für ihn dabei die im Tal der Einheit gewonnenen Erkenntnis, dass alles, also auch der Tod, eine Einheit bilden im Sinne einer anderen Dimension der Existenz, gleich wie immer sie sein mag. Der Frage nach der Zukunft, nach dem Tod, lassen Gefühle der

(1) Im Verständnis Attars der Reisende

Sinnlosigkeit des Lebens, Angst, Verzweiflung etc. folgen, wobei die Klärung der Fragestellung des Wohins als zentrale Fragestellung bleibt.
In der Therapie versteht man dieses „Tal“ als Ort autonomer Gestaltung der Zukunft gemäß eigener Vorstellung und Umsetzung.

7. *Das Tal der Entbehrung und des Todes:*
   Im Sufiverständnis ist Entbehren gleich Verzicht auf sich selbst, als Form der alleinigen Existenz. Tod bedeutet sowohl Ende als auch Beginn einer Dimension, da das Absolute nicht existent ist.
   Das Ende eines Bächleins ist nicht sein Ende, sein Tod im Sinne einer Vernichtung, sondern der Übergang zu einem Bach, Fluss, dem Strom mit dem Ziel eines Meeres bzw. Ozeans, verstanden im Sinne der Entwicklung in die nächste Dimension des Existenz.

Nach Auffassung der Sufis stillt der Reisende bzw. wahrhaft Liebende so seine Neugier auf die nächste Dimension der Existenz, denn Existenz gibt es nicht nur in dieser irdischen Form.
Zur Verdeutlichung der Wanderung durch dieses Tal folgende Sufi-Geschichte:

*>Die Geschichte über die Nachtfalter<*

*Eines Nachts versammelten sich die Nachtfalter, gequält von dem Verlangen, sich mit der Kerze zu vereinen. Sie sagten: „Wir müssen jemanden ausschicken, damit er Auskünfte über den Gegenstand unserer verliebten Suche einholt.“ So machte einer von ihnen sich auf den Weg. Er gelangte zu einem Schloss und sah den Schein einer Kerze. Da kehrte er wieder zurück und berichtete von seiner Beobachtung, so wie er sie verstanden hatte. Doch der weise Nachtfalter, der die Versammlung leitete, war der Meinung, er habe nichts vom Wesen der Kerze begriffen. Also flog ein zweiter Nachtfalter zum Schloss.*
*Er berührte die Flamme mit den Flügelspitzen, doch die Hitze trieb ihn in die Flucht. Da sein Bericht nicht befriedigender war als der des ersten Nachtfalters, flog ein dritter heraus.*
*Dieser Falter war von Liebe berauscht und stürzte sich ins Feuer; mit den Vorderbeinen umklammerte er die Flamme und vereinigte sich freudig* mit*. ihr. Er nahm sie ganz in sich auf und sein Körper wurde rot wie Feuer. Der weise Nachtfalter, der ihn aus der Ferne beobachtete, sah, dass die Flamme und der Falter eins zu sein schienen und sagte: „Er hat erfahren, was er wissen wollte; doch nur er versteht dieses Geheimnis. Mehr kann man nicht sagen.“* (1)

(1) Farid du-din Attar, a.a.O, S. 149f.

## II.3. Das Menschenbild in der Positiven Psychotherapie

Der Mensch in der Positiven Psychotherapie wird als ein lebendes autonomiebestrebendes Subjekt dargestellt mit Fähigkeiten, die es genetisch mit sich bringt.

> *„Wir betrachten den ganzen Menschen in seiner körperlichen, seelischen, gesellschaftlichen, kulturellen, geschichtlichen und geistig-religiösen Dimension. Wir gehen davon aus, dass jedem Menschen eine Fülle von Fähigkeiten, Möglichkeiten und Chancen innewohnen, die von ihm und seinen Mitmenschen entwickelt, entfaltet und aktiviert werden können."*(1)

Diese Fähigkeiten sind in zwei Hauptsegmente zu unterteilen.(2) Zum einen die Liebesfähigkeit, die bedeutet, dass dem Menschen das Recht zugesprochen wird, geliebt zu werden und was wiederum den geliebten Mensch  in die Lage versetzt zu lieben. Zum anderen die Erkenntnisfähigkeit, einem Potenzial zu lernen und diese Erkenntnis später zu lehren.

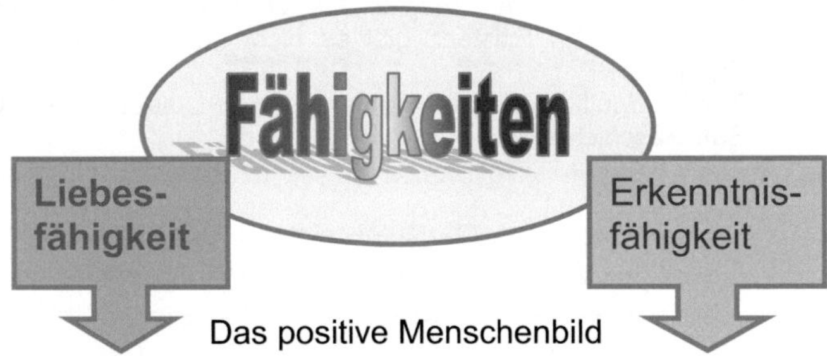


Hinsichtlich ihrer Entwicklung stehen diese Hauptfähigkeitsorientierungen in einer Kohärenz zu folgenden drei Bedingungen:

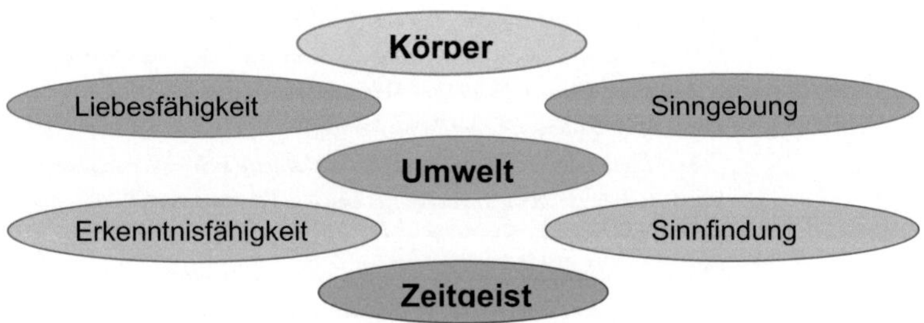


(1) Jork, Klaus/ Nossrat Peseschkian (Hrsg.), Salutogenese und positive Psychotherapie. Gesund werden – gesund bleiben, Bern 2003, S.13

(2) Nossrat Peseschkian, Positive Familientherapie. Aus der Praxis einer Behandlungsmethode, 5. Aufl. Frankfurt a.M. November 1999, S.72

Die körperliche Gegebenheit impliziert die genetische Disposition, die Umweltfaktoren die geographische als auch ethnisch-soziale sowie der Zeitgeist bzw. historischen Gegebenheiten.
Für Menschen mit einer geistigen Behinderung bedeutet dieses zum Beispiel, dass sie in ihrer Liebenswertigkeit trotz ihrer Einschränkungen im zentralen Nervensystem und der damit verbundenen unterschiedlich begrenzten Lernmöglichkeit in ihrer liebenswerten Art in der Lage sind, die gegebene Liebe im Sinne ihrer Liebesfähigkeit zu erwidern.
Für den Bereich Zeitgeist sei hier an die frauenverachtende und menschenrechtsverletzende Situation der Mädchen und Frauen unter dem Talibanregimes Afghanistans erinnert. Einer Zeit, in der sich die Mädchen und Frauen extremer, lebensbedrohender Lieblosigkeit, Verachtung, sozialer Ignoranz und Verleugnung durch die fundamentalistische Männerherrschaft dieses Landes konfrontiert sahen, der sie sich trotz vielfach hoher geistiger Fähigkeiten in ihrer Erkenntnis nur bedingt widersetzen konnten. Vielmehr verschwanden sie in die Isolation der Mauern der Häuser ihrer Väter, Brüder oder Ehemänner um zwangsweise einfache Dienstleistungen für die sie verachtende Männerherrschaft zu verrichten oder wenn für alle in der Öffentlichkeit sichtbar unter die Burka der Anonymität zu verschwinden.
Geographischen und kulturellen Umweltbedingungen kommt in der Entwicklung des Menschen beträchtlichen Einfluss zu. Beispielhaft sind die weit verbreiteten Großfamilienstrukturen und die eng fixierten Verhältnisse unter den Menschen im Orient sowie die Individualisierung der Gesellschaft im Okzident im Rahmen der Industrialisierung und dem Zeitalter moderner Kommunikationsmedien zu nennen. Das Phänomen der Globalisierung hat neben seiner positiven Seite auch überaus problematische Aspekte, da sie die Uniformität des Menschen im Sinne eines im Wirtschaftgefüge funktionierenden Standardmenschen auf Kosten des Menschen in seiner Einzigartigkeit propagiert.

### II.3.1. Die Aktualfähigkeiten

Im Rahmen der Sozialisation entwickeln sich die Fähigkeiten der Menschen zu Grundfähigkeiten, der Liebes- bzw. Erkenntnisfähigkeiten, hin zu den Aktualfähigkeiten der Gegenwart.
Die Positive Psychotherapie geht von einer Einteilung in primäre Fähigkeiten sprich der Liebesfähigkeiten bzw. den sekundären Fähigkeiten der Erkenntnisfähigkeiten aus. Zum besseren Verständnis stellt sich diese Vorstellung wie in dem nachfolgenden Schaubild da. (1)

(1) Vgl. Nossrat Peseschkian, Psychosomatik und positive Psychotherapie.Transkultureller und interdisziplinärer Ansatz am Beispiel von 40 Krankheitsbildern. Unter Mitarbeit von Hans Deidenbach. 2. Aufl. Berlin, Heidelberg 1992, S. 37

| Liebesfähigkeiten auch Primäre Fähigkeiten | Erkenntnisfähigkeiten auch Sekundäre Fähigkeiten |
|---|---|
| 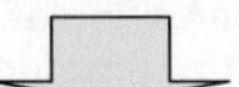 | |
| Liebe (Emotionen) | Pünktlichkeit |
| Vorbild | Sauberkeit |
| Geduld | Ordnung |
| Zeit | Gehorsam |
| Kontakt | Höflichkeit |
| Sexualität/Sensualität | Ehrlichkeit/Offenheit |
| Vertrauen | Treue |
| Zutrauen | Gerechtigkeit |
| Hoffnung | Fleiß/Leistung |
| Spiritualität | Sparsamkeit |
| Zweifel | Zuverlässigkeit |
| Gewissheit | Genauigkeit |
| Einheit | Gewissenhaftigkeit |

Nach Peseschkian finden die Grundfähigkeiten in der pränatalen Phase ihre Anlegung. Im Verlaufe der frühen Sozialisation werden durch die Interaktion zwischen Kind und Bezugspersonen z.B. Eltern u.a. primäre Fähigkeiten, je nach Vorbildfunktionen unterschiedlich, geprägt. Die sekundären Fähigkeiten kommen später fließend hinzu und übernehmen die Dominanz in der weiteren Prägung des Menschen.

In den sekundären Fähigkeiten spiegeln sich die sozialen Normen wieder, soziale Werte, die inhaltlich eine wesentliche Rolle in der zwischenmenschlichen Beziehung spielen. Es handelt sich dabei um eine Reihe von vereinbarten Fähigkeiten bzw. Werten, die die Kontakte zwischen den Menschen inhaltlich bestimmen. Die unterschiedlichen Besetzungen dieser Inhalte können Konflikte auslösen.

Als Beispiel sei meine eigene transkulturelle Erfahrung angeführt.

Als ich meine deutsche Partnerin kennen lernte, habe ich z.B. mit ihr eine Zeit vereinbart, wann ich nach der letzten Vorlesung in der Universität nach Hause komme würde, um dann gemeinsam zu essen. Während sie eine Mahlzeit kochte und auf mich wartete, habe ich in der Universität gemeinsam mit einigen Freunden einen anderen Termin zum Musizieren vereinbart, den ich wahrnahm. Abends als ich nach Hause kam, fand ich meine Partnerin (zurecht) sehr verärgert vor, da sie aufgrund meiner Unpünktlichkeit meine Verlässlichkeit und Liebe ihr gegenüber in Frage stellte. Ihre Argumentation war mir damals kaum verständlich. Was hatte denn meine Unpünktlichkeit eigentlich mit meiner Verlässlichkeit und Liebe zu ihr zu tun? Hier traf meine orientalische Umgangsform mit Zeit und Pünktlichkeit als einem wesentlichen

Wert für die Beziehung frontal mit der Vorstellung in Deutschland aufeinander.
Während in der Industriegesellschaft, insbesondere der nordeuropäischen, der Akzent der Sozialisation sehr früh auf die sekundären Fähigkeiten gelegt wird, begleiten die primären Fähigkeiten den Menschen in der orientalischen Gesellschaft ziemlich lange, bis hin ins erwachsene Alter.
Beide gesellschaftlichen Tendenzen, sowohl im Orient als auch im Okzident, weisen Einschränkungen, so meine transkulturelle Erfahrungen (Persisch – Deutsch), in der autonomen Entwicklung der Persönlichkeit eines Menschen auf.
Die zu frühe Akzentuierung der okzidentalischen Gesellschaften auf die sekundären Fähigkeiten führen zur überbetonten Individualisierung und späteren Vereinsamung der Menschen ( z.B. der Kontaktangst), während die überbetonte Begleitung der primären Fähigkeiten der Menschen in der orientalischen Gesellschaft Angst vor einer adäquaten Abnabelung und Befreiung vom Einfluss der Großfamilie nach sich ziehen (z.B. Autonomieangst). Durch die Erkenntnis und Reflektion der eigenen Lebens- und Sozialisationsgeschichte während meiner therapeutischen Zusatzausbildungen gelang es mir, die Vorzüge beider Kulturen zu erkennen und zu integrieren.

## II.4. Die wissenschaftstheoretischen Grundlagen der Positiven Psychotherapie

Die Wissenschaftstheorie stellt einen Bereich innerhalb der Wissenschaften der Philosophie dar. Sie verfolgt die Bedingungen, Methoden und zu erreichenden Ziele einer Wissenschaft, um letztlich zur Erkenntnis zu gelangen. Die wissenschaftstheoretischen Fragestellungen sowie die Erkenntnismethoden gehen auf die Antike zurück. Hier wird Wissenschaft als ein System der Erkenntnismodelle verstanden, die in enger Verbindung von Wissenschaftstheorie, Erkenntnistheorie und Methodologie stehen. (1)
Zentrale Fragen der Wissenschaftstheorie umfassen folgende Fragestellungen:

- Erklärungsmodelle der Erkenntnis sowie deren Prognose.
- Welche wissenschaftliche Bedeutung bringt der Erkenntnisgewinn?
- Ist eine wissenschaftliche Progression möglich?
- Welchen Stellenwert beinhaltet die Erkenntnistheorie mit ihren gesetzten Entitäten? Dient Wissenschaft mit ihrer Erkenntnistheorie der Wahrheitsfindung?
- Müssen die Erkenntnismethoden pragmatischer gestaltet werden?

(1) Die Grundlagen der vorliegenden Wissenschaftstheorie basieren auf den Ausführungen von Dr. Arno Remmers während meiner Ausbildung in Wiesbaden, die ich ergänzte.

- Welche Bedeutungen spielen eine Rolle beim Erkenntnisgewinn und bei seiner Entwicklung? (1)

### II.4.1 Phänomenologisch-holistische Orientierung

An dieser Stelle gilt es die Positive Psychotherapie mit ihren wissenschafts- und erkenntnistheoretischen Grundprinzipien darzustellen, um sowohl ihre Untersuchungsmethodik als auch die Umsetzungsweise dieser psychotherapeutischen Schule transparenter zu machen.
Der Begriff *Phänomenologie* (2) stammt ebenso wie *logos* aus dem Altgriechischen *phainomenon = Sichtbares, Erscheinung.*
*Logos = Lehre* und ist ursprünglich die philosophische Lehre der von Erscheinungen. (3)
Die Phänomenologie, in ihrer erkenntnistheoretischen Herangehensweise wird in einigen psychologisch-psychotherapeutischen Schulen wie der Gestalts-, Gesprächs- oder Logotherapie eingesetzt.
Die Anfang des 20Jahrhunderts durch Edmund Husserl rehabilitierte philosophische Schule besinnt sich auf die deskriptive Betrachtung der Erscheinungen.(4) Mittels der intentionalen Tendenz des Bewusstseins sucht sie sich der Wahrheitsfindung zu nähern, wobei der Methode der deskriptiven Psychologie Franz Brentanos große Bedeutung zu kommt. Auch die Positive Psychotherapie bedient sich der Phänomenologischen Methode zur Erforschung der menschlichen Psyche in ihrem sozialen Kontext. Hierdurch werden schnelle Interpretationen und Deutungen vermieden. Einer Verabsolutierung einer bestimmten Theorie wird eine Absage erteilt. Der konkrete Erfahrungsbereich des Alltags bleibt entscheidend, wobei auf die Autonomie der Erfahrung des anderen Menschen Wert gelegt wird.
Der Holismus ist eine Betrachtungsmethode, die die Phänomene im zusammenhängenden Kontext zueinander sieht und das komplizierte und faszinierende Zusammenspiel von Seele und Körper nicht voneinander isoliert. (5)
Der griechische Spruch „In einem gesunden Körper wohnt ein gesunder Geist“ verdeutlicht die Bedeutung dieses ganzheitlichen Ansatzes.

---

(1) Vgl. Wissenschaftstheorie in: http://de.wikipedia.org/wiki/Wissenschaftstheorie, ohne Verfasser,17:05 Uhr, 5.6.2007

(2) Vgl. Phänomenologie in: http://de.wikipedia.org/Ph%C3%A4nomenologie, ohne Verfasser,17:31 Uhr, 7.6.2007. In der Historie des Begriffes ‚Phänomenologie beschränke ich mich auf eine kurze Darstellung, da eine philosophische Auseinandersetzung an dieser Stelle nicht Gegenstand der Diskussion ist.

(3) vgl. Wilhelm Hehlmann, Wörterbuch der Psychologie, neunte, unveränd. Aufl. Stuttgart1968, unter „Phänomenologie“, sowie Johannes Hirschberger, Geschichte der Philosophie, Neuzeit und Gegenwart, Köln o.J., S. 593 -605

(4) In seinen Werk der „Logischen Untersuchungen“ (1900/01) und „Ideen zu einer reinen Phänomenologie und phänomenologischen Philosophie“ (1913) weist er letztlich einen transzendentallogische Ansatz auf und wendet sich vom Psychologismus des 19.Jahrhunderts ab. Vgl. J. Hirschberger, ebd.

(5) aus dem griech., eine philosophische Ganzheitslehre, Duden. Die deutsche Rechtschreibung, 24., völlig neu bearb. u. erw. Aufl., Mannheim 2006, vgl. Holistik in: http://de.wikipedia.org/wiki/Holistik, ohne Verfasser, 18:10 Uhr, 12.06.2007

Eine fundierte holistische Betrachtungs- und Behandlungsmethode bietet die traditionelle chinesische Medizin. Sie ist über zweitausend Jahre alt und hat viele Wissenschaften im Bereich der Behandlung menschlicher, tierischer und pflanzlicher Krankheiten maßgeblich beeinflusst. Insbesondere in der Psychologie und Psychotherapie hat sich diese Philosophie des Betrachtens zunehmend durchgesetzt.(1)
Der chinesische Behandler lenkt seine Aufmerksamkeit sowohl auf physiologischen als auch psychologischen Phänomene des Menschen. In diesem Denksystem heißt es:

> *„Alle relevanten Informationen, einschließlich der Symptome und generellen Charakteristika des Patienten werden gesammelt und zusammengewoben, bis das, was die Chinesen ein – Muster der Disharmonie – nennen, erkennbar wird. Dieses Disharmoniemuster beschreibt eine Situation des – Ungleichgewichts – ... Die östliche Diagnostik führt nicht hin zu einer speziellen, isolierten Krankheit oder zu präzisen Ursachen, sondern gibt eine fast poetische, jedoch therapeutisch brauchbare Beschreibung der ganzen Person."(2)*

Das Prinzip der Ursache und Wirkung wird in der ganzheitlichen Betrachtung der Chinesen als sekundäre Paradigmen gesehen.(3)
Die Positive Psychotherapie beschreibt die Erkrankung an Anorexia nervosa als: „Solidarität mit hungernden Menschen der Welt" in einer Form der sozialkritischen, poetischen Beschreibung der Symptomatik. Die Resonanz der Patientinnen ist nach meinen Erfahrungen außerordentlich positiv-motivierend. Nach orientalischem Behandlungsverständnis findet hier die positive Konnotation im Kontext der Wissenschaft der Liebe statt.
In diesem Zusammenhang sei kurz auf die bekannte buddhistische Lebensphilosophie YIN – Yang eingegangen, die die Phänomene der Umwelt gemäß der Polarität in zwei sich ergänzende, jedoch gegensätzliche Pole beschreibt. Das Ganze versteht sich als ein ausgewogenes Zusammenspiel beider Pole und führt so zu einer inneren Balance, z.B. im Bereich der Gesundheit, Zufriedenheit etc.
In ihren Ausführungen stellen Dethlefsen und Dahlke die Polarität des menschlichen Gehirns bzw. Daseins nach dem zuvor beschriebenen Prinzip der traditionellen chinesischen Medizin schematisch als vertikale *Topographie des Bewusstseins* dar. Sie gehen dabei von einer Ganzheitlichkeit im menschlichen Gehirn und in seiner Umwelt aus und erteilen dem üblichen, *„...wissenschaftlich genannten Weltbild unserer Zeit..."* mit seiner einseitigen Betonung der linken Hirnhälfte eine eindeutige Absage.(4)

---

(1) Bei der ganzheitlichen Beschreibung und Betrachtung nehme ich die Esoterik heraus, da sie eher metaphysisch orientiert ist und sich meines Erachtens nicht eines phänomenologisch-ganzheitlichen erkenntnistheoretischen Verständnisses zugeordnet.

(2) Vgl. Ted J. Kaptchuk, Das große Buch der chinesischen Medizin. Die Medizin von Yin und Yang in Theorie und Praxis, München 1994, S.15

(3) Vgl. ebd., S.15

(4) Vgl. Thorwald Dethlefsen, / Rüdiger Dahlke , Krankheit als Weg, Deutung und Bedeutung der Krankheitsbilder, München 1983, S. 40

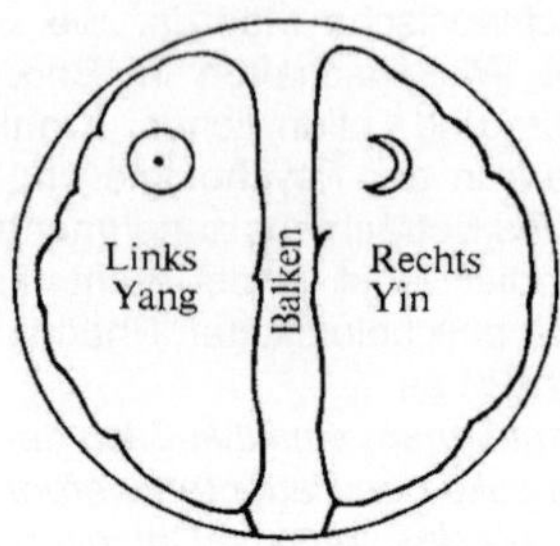


Vertikale Topographie des Bewusstseins

| LINKS (Yang) | RECHTS (Yin) |
|---|---|
| Logik | Gestaltungswahrnehmung |
| Sprache (Syntax, Grammatik) | Ganzheitserfassung |
| | Raumempfindung |
| | Archaische Sprachformen |
| Verbale Hemisphäre: | Kreative Hemisphäre: |
| Lesen | Musik |
| Schreiben | Geruch |
| Rechnen | Muster |
| Zählen | |
| Aufschlüsselung der Umwelt | Geschlossenes Weltbild |
| Digitales Denken | Analoges Denken |
| Lineares Denken | Symbolik |
| Zeitabhängigkeit | Zeitlosigkeit |
| Analyse | Holistik |
| | Logische Mengen |
| Intelligenz | Intuition |
| + | - |
| Sonne | Mond |
| Männlich | weiblich |
| Tag | Nacht |
| Bewusst | unbewusst |
| Leben | Tod |
| Aktivität | Passivität |
| Elektrisch | magnetisch |
| Sauer | alkalisch |
| Rechte Körperhälfte | linke Körperhälfte |
| (...) | (...) (1) |

(1) Vgl. ebd., S. 41f.

Die Positive Psychotherapie geht von einem ganzheitlichen Verständnis hinsichtlich der Menschen und ihrer psychischen Problemen und Lebenskrisen aus, in dem sie diese stets im Kontext der körperlichen, familiären, sozialen, politischen und religiösen Gegebenheiten betrachtet, jeweils auf dem Hintergrund des bestehenden Zeitgeistes.
Um z.B. eine Ausgewogenheit von Höflichkeit und Ehrlichkeit zu erreichen, gilt es eine Integration beider zu erzielen. Zu viel Höflichkeit ist neurotisch, da sie auf eigene Bedürfnisse und Rechte verzichtet. Eine überzogen entwickelte Ehrlichkeit hingegen ist verletzend. Die gelungene Integration von ausreichender Höflichkeit und Ehrlichkeit dagegen ist das Zeichen persönlicher Reife.

### II.4.2 Der narrative Ansatz

Die narrative Psychologie vertritt den Ansatz:

> *„...dass Menschen ihrem Leben Sinn und Bedeutung verleihen, in dem sie Erlebnisse in Form von Geschichten und Erzählungen wiedergeben. Einzelne Lebensereignisse werden so nicht als per se verbunden betrachtet; diese Verbindungen und Folgerichtigkeiten werden vielmehr erst im Prozess der Narrativierung vom Subjekt erschaffen. Ausgangspunkt für eine Erzählung ist in diesem Sinn also nicht die reine Faktenlage, der Glaube daran, dass es wirklich so war, sondern das aktuelle Eingebettetsein des erzählenden Subjektes in Raum und Zeit. Erzählungen sind somit nicht das reine Produkt einer wie auch immer gearteten Vergangenheit, sondern der Versuch des Erzählers, aus der Perspektive des hier und jetzt eine (für den Zuhörer und sich selbst) kohärente Geschichte über ein oder mehrere Ereignisse in der Vergangenheit, unter Berücksichtigung der aktuellen Zustände in der Gegenwart und in Antizipation der Zukunft zu entwerfen.“* (1)

Die Entwicklung der narrativen Psychologie ist nach W. Kraus
> *„...eng verbunden mit dem Prozess der gesellschaftlichen Individualisierung und der sozialen Entbettung im Rahmen einer krisenhaften Spätmoderne...“* (2)

W. Kraus geht davon aus, dass in Folge dieser Entwicklung zunehmend die Frage nach individuellen Prozessen der Subjektkonstruktion und ihrer gesellschaftlichen Verknüpfung in den Blickpunkt rücken. (3)
Eine wohlgeformte Narration ist charakterisiert durch folgende Merkmale:

---

(1) Vgl. Narrative Psychologie, in: http://de.wikipedia.org/wiki/Narrative-Psychologie, ohne, Verfasser, 18:20Uhr, 17.06.2007
(2) Wolfgang Kraus, Narrative Psychologie, in: Siegfried Grubitzsch/ Klaus Weber (Hg.), Psychologische Grundbegriffe. Ein Handbuch, Reinbek bei Hamburg April 1998, S.360
(3) Vgl. ebd., S.360 - 362

*(1) „Sinn: Selbst-Erzählungen müssen eine Antwort geben auf die Frage: Warum lebe ich so, warum tue ich dies und nicht jenes? (2)Temporale Verknüpfung: Sie verknüpfen Ereignisse auf der Zeitachse und tun dies – entsprechend unserer kulturellen Norm – in der Regel sequentiell. (3) Kausalbegründungen: Selbst-Narrationen konstruieren – auch kontrafaktisch – biographische Zusammenhänge. Deshalb wirken Biographien, rückblickend erzählt, oft so schlüssig. (4)Wahl: Die Kriterien Sinn und Kausalität bedingen eine Ereigniswahl: nicht alles, was passiert, ist dann noch erzählenswert. Denn wir müssen die Unmenge von Wahrgenommenen ordnen und erzählend in eine für andere verstehbare Form bringen."* (1)

### II.4.2.1 Der narrative Ansatz in der orientalischen Tradition

Der narrative Ansatz kann, wie bereits erwähnt, auf eine lange Tradition im Orient zurückblicken, dieses gilt insbesondere für Persien.
In der Zeit vom 7. bis 15.Jahrhundert kam es im Iran durch die zahlreichen Angriffe und Verwüstungen der Mongolen im Nordosten des Landes zu gravierenden sozialen Veränderungen. Der Islamisierung des Irans folgte eine tiefgreifende kulturspirituelle Veränderung. Bis auf die Mystiker, Philosophen und Gelehrten, die sich zu heimlichen Treffen in die Berge zurückzogen, um sich dort im Verborgenen über den Sinn des Lebens, im Sinne von Subjektkonstruktion und Narration auszutauschen, unterwarf sich die breite Masse widerstandslos den sozialpoltischen Veränderungen.
Rumi (1273 n.Chr.), der große persische Mystiker aus Samarkand im heutigen Tadschikistan/ Zentralasien, musste aufgrund seiner Ideen, die mystisch, lebenssinnorientiert und nicht streng religiös waren, aus seinem Versteck flüchten. Erst im 5000 km entfernten türkischen Ort Konia fand er Ruhe und Frieden. Im Schutze dieser Stadt schrieb er unzählige Gedichte und Geschichten und hinterließ seiner Nachwelt einen Fundus an Lebensweisheiten.
Der persische Arzt, Staatsmann, Astronom, Schriftsteller, Philosoph und Mystiker Abu Ali al-Hossein ibn Sina (980-1037) setzte in seinen Behandlungen psychosomatischer Symptome häufig Kurzgeschichten ein, die er selbst konstruierte und für seine Arbeit auswertete. Dabei griff er auch auf die Erfahrungen anderer Gelehrten in seiner Behandlungskunst zurück. (2)
Die erzählten Geschichten können entsprechend der individuellen Erfahrung und mentalen, emotionalen Kreation unendliche Formen an-

(1) Wolfgang Kraus, a.a.O., S. 361
(2) In Europa ist der persische Leibarzt der Kalifen von Bagdad und Gelehrte an den persischen Höfen unter dem lateinischen Namen Avicenna in die Medizingeschichte eingegangen. In der Tradition der aristotelischen Philosophie stehend, deckt er in seinem fünfbändigen Hauptwerk „Canon medicinae" in mustergültiger Ordnung nahezu alle Bereiche der Medizin auf. Sein Kanon zählte bis ins 17.Jahrhundert zum Lehrplan der Universitäten. vgl. Heinz Schott, Die Chronik der Medizin, Augsburg 1997, S. 82f., S.604. Weiter Ausführungen finden sich bei Mahmoud Rashad, Iran. Geschichte, Kultur und Traditionen – antike Stätten und islamische Kunst in Persien. a.a.O.,S. 91f.

nehmen. Notwendig ist dabei nach meinem Dafürhalten die Unterscheidung der allgemeinen individuellen Narrationen von Narrationen der Philosophen, Gelehrten und Mystikern. Während erstere lediglich subjektive, individuelle und nicht reflektierte Wahrnehmungen sind, zählen die der Gelehrten zu den reflektierten und bewusst wissenschaftlich formulierten Erzählungen zwecks der Heilung oder des Lehrens.

In der Positiven Psychotherapie zählt der narrative Ansatz seit ihrer Begründung zur Erkenntnistheorie und Methode dieser Therapieschule. Im Kapitel der Anwendung der Kurzgeschichten, Lebensweisheiten und Anekdoten wird vom narrativen Ansatz in der Positiven Psychotherapie ausführlich die Rede sein.

### II.4.3 Der personenzentrierte Ansatz

Die Umgangsform in der Dyade der Positiven Psychotherapie ist personenzentriert. Die Grundhypothese der klientenzentrierten Orientierung ist:

> *„Jedem Menschen ist ein Wachstumspotential zu eigen, das in der Beziehung zu einer Einzelperson (etwa einem Therapeuten) freigesetzt werden kann. Voraussetzung ist, dass diese Person ihr eigenes reales Sein, ihre emotionale Zuwendung und ein höchst sensibles, nicht urteilendes Verstehen in sich selbst erfährt, zugleich aber dem Klienten mitteilt.“* (1)

Die Interaktion zwischen Therapeut und Patient ist gleichberechtigt und aktiv.
Das therapeutische Basisverhalten von Carl Rogers findet hier seine Anwendung: Das empathische Verstehen, Kongruenz bzw. Echtheit des Therapeuten, Wertschätzung und bedingungslose Akzeptanz des Klienten. Die Interaktion in der positiven Psychotherapie wird als zwischenmenschlicher Kommunikationsprozess verstanden. (2)
Die Methoden des Verbalisierens und des Spiegelns im therapeutischen Setting werden in der Positiven Psychotherapie hingegen mittels der Geschichten, Lebensweisheiten und Anekdoten erreicht . (3)

### II.4.4 Die positive konnotative Beschreibung

Die Positive Psychotherapie verwendet in der therapeutischen Arbeit vielfach Humor, eine sprachlich spielerische Methode mit positiven „Beschreibungskünsten“. In der therapeutischen Begegnung sorgt diese Umgangsform des therapeutischen Handelns für Entspannung in der

---

(1) Carl R. Rogers, Therapeut und Klient. Grundlagen der Gesprächspsychotherapie, Frankfurt a.M. September 1983, S.17
(2) Vgl., ebd., S.17
(3) Vgl. das Kapitel „Anwendung der Geschichten und ....“ in dieser Arbeit

Therapeut-Patient-Beziehung. Konflikte und Konfliktinhalte erfahren eine Relativierung, die Angst der Patienten, insbesondere im Erstgespräch verringert sich.
Peseschkian stellt z.B. bei der Beschreibung der Anorexia nervosa einen transkulturellen Vergleich her, wenn er von der „Solidarität mit hungernden Menschen“ bzw. von der „Fähigkeit mit wenig Mittel auszukommen“ spricht. Kleptomanie umschreibt er humorvoll mit: „Sie haben etwas gefunden, bevor es jemand verloren hat!“.
Auf diese Weise wird die „bittere Ernsthaftigkeit“ bzw. katastrophenorientierte Lebenseinstellung relativiert, was wiederum zur inneren Entspannung führt und die Bereitschaft für eine positive Veränderung sensibilisiert bzw. mobilisiert.
Im folgenden stelle ich einige Beispiele der Symptome vor, die von Peseschkian in positiver Konnotation beschrieben worden sind.

| *Traditionelle Interpretation* | *positiv-konnotative Interpretation* |
|---|---|
| | *Adipositas* |
| Fettleibigkeit psychische und psychosomatische Symptome: Bluthochdruck, Stoffwechselstörung, Schweißausbrüche Zuckererkrankung, Neigung zur fatalistischen Haltung , | Die Fähigkeit, über das Essen Befriedigung und Ersatz für mangelnde Zuwendung zu schaffen. Positive Beziehung zum Ich, Betonung der Mittel der Sinne, vor allem Geschmack, Ästhetik der Speisen, Großzügigkeit in Bezug auf Nahrungsmittel. Festhalten an bestehenden Esstraditionen.<br>Ausbaufähig: Beziehung zu den Anderen. Sinnesorganen, zum Verstand, Beziehung zum Du und Wir, Ehrlichkeit, Kontakt, Sexualität. |
| | *Bettnässen* |
| Das Bettnässen ist eine besondere Form der Blasenentleerung ohne Kontrolle. Es tritt nachts auf, wenn man im Bett liegt und schläft. | Die Fähigkeit, in schwierigen Situationen auf frühere nicht vergessene Reaktionsweisen zurückzugreifen.<br>Die Fähigkeit, durch den Unterleib zu weinen und auf bestehende, nicht gelöste Konflikte aufmerksam zu machen. |
| | *Hemmungen* |
| Ein Ausdruck der Schwäche, und Kontaktarmut (Isolation) kann zu schweren seelischen Störungen führen, die sich nicht selten in Symptomen manifestieren. | Die Fähigkeit, sich zurückzuhalten und das aufgenommene in sich wirken zu lassen: Wenn ich mich nicht in Gefahr bringe, brauche ich auch keine Angst zu haben, verletzt zu werden. |

Die ausgewählten Krankheitsbilder in dieser positiven Konnotation zeugen von einem neuen Krankheitsverständnis im Umgang mit den Patienten. (1)

## II.4.5 Der transkulturelle Ansatz

Die rasante Geschwindigkeit der Entwicklung der modernen Medien und deren weltweite Nutzung verbindet die Menschen vieler Kulturen angesichts der viel beschworenen Globalisierung. Das Zeitalter des Satellitenfernsehens und es Internets heben die Grenzen zwischen Ländern auf und ermöglichen einen ungestörten fließenden, schnellen Kontakt der Menschen untereinander, sowohl negativer wie auch positiver Couleur.

Es sei nicht verschwiegen, dass der transkulturelle Kontakt zwischen Menschen dabei nicht nur auf konstruktiver, der Völkerverständigung zuträglichen Weise, sondern auch auf destruktiven, kriminellen Wegen, wie der Szene des internationalen Terrorismus oder des international organisierten Verbrechens erfolgt. (2)

Mein Augenmerk gilt der kulturbereichenden Sparte des Austausches, die es Menschen ermöglicht, Informationen jeglicher Art in wenigen Sekunden zu erhalten und binnen weniger Augenblicke miteinander zu kommunizieren, voneinander zu lernen.

Schon immer haben sich Menschen auf den grenz- bzw. kulturüberschreitenden Weg gemacht, getrieben von den verschiedensten Motiven, um ein besseres und freies Leben zu erreichen, einen sicheren Arbeitsplatz, der Abenteuerlust zu frönen, der Flucht vor Hunger, Armut und Verfolgung zu entgehen.

In ihrem „Handgepäck“ trugen und tragen die Migranten neben Trauer, Schmerz, Hoffnung, ihre kulturell geprägten Erfahrungen und Werte ihrer Herkunftsländer.

Mit ihren kulturellen „Schätzen“, ihrem Anderssein verändern sie die Länder in die sie kommen und erfahren im Gegenzug selbst eine Veränderung durch die Begegnung mit den Anderen in der neuen Heimat.(3)

Als aus dem Orient stammender Mitbürger habe ich in Deutschland u.a. die Tugenden Ordnung, Pünktlichkeit, Strebsamkeit, Zuverlässigkeit und Einschätzbarkeit im Zusammenleben schätzen gelernt, während ich im Gegenzug meinen deutschen Freunden, Bekannten und Patien-

---

(1) In den Werken Peseschkians, finden sich ausführliche Listen von Symptomen und ihrer positiv-konnotativen Betrachtungsweisen. Vgl. Nossrat Peseschkian, Psychosomatik und Positive Psychotherapie. Transkultureller und Interdisziplinärer Ansatz am Beispiel von 40 Krankheitsbildern, 6.Aufl. Frankfurt a.M., Mai 2005 S. 152ff.

(2) Eindringliche Belege dafür finden sich in Walter Laqueur, Krieg dem Westen. Terrorismus im 21. Jahrhundert, Berlin 2004. Udo Ulfkotte, Grenzenlos kriminell. Die Risiken der EU-Osterweiterung. Was Politiker verschweigen, Pößneck 2004. Tariq Ali, Fundamentalismus im Kampf um die Weltordnung. Die Krisen unserer Zeit und ihre historischen Wurzeln, erweiterte und aktualisierte Ausgabe, Kreuzlingen/ München 2003

(3) Missverständnisse auf beiden Seiten mit einbegriffen. Einen Vergleich zwischen Verhalten bzw. Konzepten gibt Peseschkian in: Nossrat Peseschkian, Auf der Suche nach dem Sinn, a.a.O., S. 117 - 134

ten den orientalischen Humor im Alltags- und Arbeitsleben sowie den bewussten Genuss des Lebens vermitteln konnte.
Die ausländische Küche z.B., gleich ob italienisch, türkisch, spanisch oder griechisch, um nur einige zu nennen, ermöglicht eine transkulturelle Interaktion der Gaumenfreude, getragen durch die Neugier auf das Andere, im Wissen um den gemeinsamen Genuss, denn Essen verbindet ja bekanntlich wie die Musik, die keine Grenzen zu kennen scheint.
Toleranz kann nur aus der Begegnung mit dem Anderen, dem uns Fremden in uns selbst und in unserem Gegenüber entstehen, im Sinne einer Bewusstseinserweiterung, getragen von der Neugierde neue Horizonte erschließen zu wollen.
Der berühmte Blick über den eigenen Tellerrand vermeidet so die Einseitigkeit der jeweiligen kulturbedingten Gewohnheiten und relativiert altherkömmliches.
In meiner alltäglichen Arbeit als Psychotherapeut nehme ich bei vielen Patienten wahr, dass sie gerne bei mir Therapie machen möchten, da meine Umgangsart mit Patienten und Krisen anders ist als bei meinen deutschen Kolleginnen und Kollegen. Vielfach sind sie an der anderen Kultur interessiert und möchten ihre Probleme aus einem veränderten kulturellen Blickwinkel sehen lernen.
Die transkulturelle Psychotherapie kann hier einen bedeutenden Dienst leisten, um Hemmungen und Berührungsängsten zu begegnen bzw. sie zu relativieren. Sie kann dazu beitragen zu erfahren wie andere Menschen mit ihren alltäglichen Problemen und Konflikten umgehen bzw. wie sie mit Krisen und Katastrophen fertig werden.
Vorurteile und Stereotypen in einer polykulturellen Gesellschaft können sehr rasch durch Missverständnisse entstehen. Menschen begreifen dabei häufig ihre kulturellen Unterschiede als fremd, bedrohend, ängstigend und reagieren entsprechend mit Distanz, Abwertung und Aggressionen.
Wenn ich mit meinen Patienten über Trauer und Trauerbewältigung im Iran, in Japan, Russland oder Spanien spreche, sind sie sehr dankbar und zugleich verwundert, wie viele Möglichkeiten des Trauerns es in der Welt gibt. Sowohl der inhaltliche wie auch persönliche Austausch mittels einer kulturvergleichenden Methode weckt Interesse und relativiert bekannt vertraute Werte zugunsten eines Erlernens neuer Herangehensweisen z.B. im Umgang mit Trauer.
Ich bin sehr dankbar, dass ich durch mein dreißigjähriges Leben in Deutschland und meine unzähligen Urlaubsreisen durch Europa viele Kulturen mit ihren faszinierenden Facetten kennen lernen konnte, die meine Gewohnheiten bereichert haben.
Meine Freunde aus vielen Ländern ermöglichten mir, auch in meiner Arbeit als Psychotherapeut, die Dinge dieser Welt aus anderen Blickwinkeln zu betrachten und damit meine Person kosmopolitischer zu gestalten. Eine Erfahrung, die in meine tägliche therapeutische Arbeit einfließt und die ich nicht missen möchte.
Meine Patienten begegnen diesem Ansatz ohne Ausnahme mit großer Offenheit und „Experimentierfreude“ im Sinn von Reflexion und Veränderung.

Im Interesse der Patienten und der therapeutischen Arbeit wäre es wünschenswert, wenn dem transkulturellen Ansatz mehr Beachtung geschenkt würde, da sowohl Patienten als auch Therapeuten davon profitieren.

### II.4.6 Der transpersonale Ansatz

Transpersonale Psychologie ist

> *„...eine Psychologie, die (...) die spirituelle Dimension der Psyche fördert, ohne sich auf eine bestimmte religiöse Richtung festzulegen.“*(1)

Der amerikanische Psychologe Maslow bezeichnete die transpersonale Psychologie als die vierte Kraft im Vergleich zur Psychoanalyse, zum Behaviorismus und zur humanistischer Psychologie wie der Gestalts- und klientenzentrierte Psychologie.
In folgendem beschränke ich mich auf die transpersonale Psychologie von Jung und Peseschkian.
Im Spektrum der transpersonalen Psychologie finden sich eine Fülle von Ansätzen wie der Anthroposophie von Rudolf Steiner bis zur initiatischen Therapie von Dürckheim, der Psychosynthese Assagiolis bis zur Daseinsanalyse von Boss, um einige zu nennen.
Trotz diverser Unterschiede und insgesamt einer kritischen Distanz zur New-Age-Szene haben alle eine gemeinsame Denkform:

> *„...die enge Beziehung zu Spirituellem, zum Welt- und Menschenbild der Mystik.“(2)*

C. G. Jung hat zu Beginn des letzten Jahrhunderts die klassische transpersonale Psychologie entwickelt.

> *„Sein ‚Individuationsweg' führt, anders als bei Freud, nicht nur in das persönliche Unbewusste, sondern tiefer noch in das Kollektive, das die Menschheit gemeinsam hat, in die Welt der Archetypen. Der zentrale Archetyp ist das Selbst, das, wie der Atem der Hindus, innerster Kern der Person ist und zugleich den ganzen Kosmos umfasst. Im Gegensatz zu anderen transpersonalen Systemen haben Jungianer auch die dunkle Seite des Numinosen und das Böse im Menschen im Blick.“ (3)*

Die Positive Psychotherapie legt, nach der Definition der transpersonalen Psychologie, in ihrem Menschenbild, der Konfliktbeschreibung sowie ihrer Therapiemethodik beträchtlichen Wert auf

---

(1) Vgl. Edith Zundel/ Bernd Fittkau (Hrsg.) Spirituelle Wege und Transpersonale Psychotherapie , Paderborn 1989, S.15
(2) Vgl. ebd., S.15
(3) Vgl. ebd., S.15
Ich werde die transpersonale Psychologie Jungs an anderer Stelle gesondert darstellen, um den Rahmen der wissenschaftstheoretischen Beschreibung der Positiven Psychologie und Psychotherapie hier nicht zu sprengen.

die spirituelle Seite des Menschen. Den Fragen der religiösen Sozialisation, Konfession, dem Umgang der Eltern und Angehörige mit Glaubensfragen, der eigenen gegenwärtigen Glaubenspraxis, der Frage nach dem Sinn der Lebens etc. wird große Beachtung geschenkt und ausführlich bearbeitet. Der vierte Lebensbereich des Balance-Modells (1) befasst sich mit diesen Qualitäten des menschlichen Lebens. Im Praxisalltag stoße ich oft auf nicht beachtete, unreflektierte und konfliktbesetzte, manchmal massiv spirituelle Seiten meiner Patienten. Auffällig ist dieses Phänomen vor allem bei Angst-Patienten, die durch unbewusst vorhandene religiöse konflikthafte Lebensgewohnheiten und –konzepte Ängste entwickelt haben, die sich in der Gegenwart sehr verschlüsselt zum Ausdruck bringen. Auch im übertragenen und umfassenden Sinne befasst sich die Positive Psychologie und Psychotherapie mit spirituellen Themen wie Globalisierung und Völkerverständigung, Frieden und Entdeckung der Gemeinsamkeiten unter den Glaubensrichtungen, Relativierung der Ängste interkultureller Unterschiede etc. (2)

### II.4.7 Die integrative Orientierung

Die Positive Psychotherapie praktiziert eine integrative Methode im Umgang mit allen Parametern und Möglichkeiten, die eine effektive und erfolgsversprechende Zusammenarbeit zwischen Patient und Therapeut gewährleisten. Eine dogmatische oder orthodoxe Auffassung ist ihr fremd. Allen therapeutischen Schulen und Richtungen steht sie offen und kooperativ gegenüber. Toleranz und Achtung im Umgang, sowie Pluralismus in der Methodenbetrachtung und -anwendung wird geübt. Sie spricht von Bereicherung durch andere, neue Methoden. Es geht dabei nicht um Abgrenzung, Absonderung, Neiddiskussion oder narzisstische Inszenierung der Methoden und Schulen, sondern um Kooperation aller Fachleute und Methoden im Dienste einer Wahrheitsfindung und Effektivität der psychotherapeutischen Arbeit.
Kritik wird dabei als bereichernd und Impuls gebend entgegengenommen, um den Ansatz wirkungsvoller zu gestalten. Sie bemüht sich um einer Bündelung aller Modelle und Kräfte, um die Vielfalt der psychotherapeutischen Kompetenzen zu ermöglichen, frei nach dem Motto „Vielfalt statt Einfalt".

### II.4.8 Die Ressourcenorientierung

Ressourcen sind Hilfsquellen und Möglichkeiten.
Die Positive Psychotherapie arbeitet ressourcenorientiert, da sie die Auffassung vertritt, dass unsere Patienten nicht nur mit ihren Krankheiten, Problemen und Krisen zur Therapie kommen, im Sinne von Trägern diverser Pathologien, sondern Fähigkeiten und Fertigkeiten bzw. kompetente Möglichkeiten besitzen. Durch das Entdecken, Auf-

---

(1) Vgl. Kapitel II.5 Balance-Modell in dieser Arbeit
(2) Vgl. Nossrat Peseschkian, Auf der Suche nach Sinn, a.a.O., S.13f., S.43f.

decken und die Integration dieser Ressourcen und Möglichkeiten können Patienten auf ihre positiven und kompetenten Reserven aufmerksam werden und somit den Therapieprozess autonomer und bewusster gestalten.
Die Folge ist ein beschleunigter Heilungsprozess mit den eigenen Kräften des Patienten. Auf diese Weise wird eine übertrieben lange Therapiedauer, wie sie etwa in der Psychoanalyse für notwendig gehalten wird, vermieden.
Ziel der Ressourcenorientierung ist, auf die eigenen positiven Kräfte des Patienten als konstruktive Energien aufmerksam zu machen und diese Quelle für die Behandlung der zu trainierenden Bereiche zu nutzen.
Die Geschichte „Sorgen um die Schulden" verdeutlicht den Sinn der Ressourcenorientierung.

*Sorgen um die Schulden*

*Ein Mann stellte fest, daß er Schulden hatte.*
*Dieser Gedanke ließ ihn nicht mehr schlafen.*
*Er litt unter Depressionen und wollte aus dem Leben scheiden.*
*Dies klagte er einem guten Freund. Der hörte sich geduldig die Sorgen an.*
*Anschließend sprach er jedoch nicht mehr über die Schulden.*
*Das verwunderte den Mann sehr.*
*Sein Freund sprach statt dessen von dem, was der Mann noch als Eigentum besaß, vom Geld, das er hatte, und von den Freunden, die bereit waren, ihm zu helfen.*
*Plötzlich sah dieser seine Situation mit anderen Augen. In dem er seine Energie nicht mehr zugunsten der vergeblichen Sorgen und die Schulden verbrauchte, sondern sie im Verhältnis zu seinem tatsächlichen Vermögen sah, hatte er genügend Kräfte frei und Wege offen, sein Problem zu lösen.* (1)

## II.4.9 Die Konfliktzentrierung

Einen weiteren Mittelpunkt der therapeutischen Arbeit in der Positiven Psychotherapie bildet die Konfliktzentrierung.
Ein Konflikt entsteht, wenn mindestens zwei Handlungstendenzen, Gedanken, Phantasien, Träume, Bedürfnisse und Gefühle, in einer Person entstehen, welche miteinander nicht zu vereinbaren sind.
Neben seelischen Phänomenen wie Unsicherheit, innerer Unruhe, Handlungsunfähigkeit können nach meiner Erfahrung auch entsprechende körperliche Reaktionen wie Nervosität, Schweißausbrüche, Zittern und andere Signale hervorgerufen werden.
Aus psychodynamischer Sicht entstehen Konflikte, wenn das ICH als eine autonome Instanz zu schwach und nicht in der Lage ist, die auf-

(1) Nossrat Peseschkian, Psychosomatik und Positive Psychotherapie ,a.a.O., S. 352

einander treffenden unterschiedlichen inneren oder äußeren Tendenzen zu Gunsten einer passenden Entscheidung für das Individuum zu lösen.
Konflikte bedeuteten in der Positiven Psychotherapie mangelnde differenzierte und/oder ausgewogene Umgangsformen mit den jeweiligen primären und sekundären Aktualfähigkeiten (1) in diversen Situationen. In diesem Zusammenhang legt die Positive Psychotherapie den Akzent auf die Verhaltensweisen, Gewohnheiten, Einstellungen sowie deren Entstehung und bemüht sich jene mit dem Patienten zu erörtern und in Form eines positiven und situationsadäquaten Umgangs neu zu erlernen. Es wird dabei nicht von „Defiziten" oder „Falsch" bzw. „Störung" gesprochen, sondern von zutrainierenden Bereichen und Tugenden, da diese Aktualfähigkeiten entweder veraltet oder korrekturbedürftig sind. Es handelt sich bei der Konfliktbesprechung auch um eine Über- bzw. Unterbetonung der Aktualfähigkeiten. Ein wichtiges Instrumentarium der Konfliktverarbeitung ist das Differenzialanalytische Inventar der Positiven Psychotherapie. (2)

### II.4.10 Die Sprache der Symbole

Der Mensch ist der Suchende, der das Geheimnis zu lösen sucht.
Symbole begleiten ihn dabei.

> *„Wir suchen das Geheimnis – den Stein des Weisen, das Elixier des Lebens, höchste Erleuchtung, „Gott" oder was immer die letzte Antwort sein mag – in allen Richtungen, im Norden, Süden, Osten, Westen und immer führt es uns im Kreise herum. Es ist das menschliche Nervensystem selbst, das wunderbare Instrument, mit dem wir aus dem Chaos, Ordnung schaffen, aus Unwissenheit Wissenschaft, aus dem Rätsel Bedeutung „Mescalito" (oder einen Stuhl) aus wirbelnder Energie."* (3)

Die Frage nach dem Sinn treibt den Menschen um und ist vielfach mit Symbolen ausgeschmückt. Zur Einstimmung in die Sprache der Symbole möge die orientalische Geschichte vom Traum und seinem Sinn dienen.

*Der Traum und sein Sinn*

*Ein orientalischer König hatte einen beängstigenden Traum.*
*Er träumte, dass ihm alle Zähne, einer nach dem anderen, ausfielen.*
*Beunruhigt rief er seinen Traumdeuter herbei.*
*Dieser hörte sich den Traum sorgevoll an und eröffnete dem König:*
*„Ich muß dir eine traurige Mitteilung machen.*
*Du wirst genau wie deine Zähne, alle Angehörigen, einen nach dem anderen, verlieren."*

---

(1) Vgl. Ausführung zur Aktualfähigkeit unter II.3.1 der Arbeit.
(2) Das differenzialanalytische Inventar wird unter 5.3.1 ausführlich erörtert werden.
(3) Robert Anton Wilson in: Wolfgang Bauer & Irmgard Dümotz (Hrsg.), Lexikon der Symbole, Gütersloh o.J., S. 10

*Diese Deutung erregte den Zorn des Königs und er befahl,*
*den Traumdeuter in den Kerker zu werfen.*
*Dann ließ er einen zweiten Traumdeuter kommen.*
*Der hörte sich den Traum an und sagte:*
*„Ich bin glücklich, dir eine freudige Mitteilung machen zu können:*
*Du wirst älter werden als alle deine Angehörige,*
*du wirst sie alle überleben."*
*Der König war hoch erfreut über diese Interpretation und belohnte ihn reich.*
*Die Höflinge wunderten sich sehr darüber.*
*„Du hast doch eigentlich nichts anderes gesagt als dein armer Vorgänger.*
*Aber wieso traf ihn die Strafe, während du reich belohnt wurdest?", fragten sie.*
*Der Traumdeuter antwortete:*
*„Wir haben beide den Traum ähnlich gedeutet.*
*Aber es kommt im Leben nicht nur darauf an, was man sagt,*
*sondern wie man es sagt."* (1)

Im Orient, insbesondere in Persien, ist die Anwendung der Symbolik in der Alltagssprache allgegenwärtig.
Zum Beispiel kondoliert man den Hinterbliebenen nicht direkt, wenn jemand verstorben ist, sondern benutzt eine symbolische Beschreibung, um der Trauersituation und dem Schmerz der Angehörigen die Schärfe zu nehmen. Man sagt nicht einfach: „Herzliches Beileid", wie z.B. in Deutschland, sondern: „Ich hoffe, dass Ihr Angehöriger sein restliches, zu erwartende Leben Ihnen geschenkt hat". Man wünscht den Trauenden darüber hinaus viele künftige Hochzeiten und Geburten, Erfolge der Kinder u.ä. Durch die positive Symbolik gewinnt der Schmerz angesichts des Verlustes an Relativierung und positiver Bedeutung, so dass die Fixierung an die Vergangenheit und den Schmerz nicht zu sehr verankert bleibt. Anders als in Deutschland werden Trauer und Schmerz ausgiebig ausgelebt und nicht verdrängt.
Die Findung eines positiven Sinns mit entsprechender Symbolik für die besonderen Lebenssituationen oder Schicksalsschläge, wie Tod, Naturkatastrophen etc. gehören zur Kunst des orientalischen Alltagslebens.
Es besteht jedoch die Neigung, es in übertriebener Form anzuwenden, bis hin zu fatalistischen Ausmaßen.
Wie bestimmend und tragend ein symbolisches Bild sein kann, möchte ich mit folgender Begebenheit verdeutlichen.
Als ich Jugendlicher war, erzählte mir mein Vater immer, dass der Bogen den Pfeil zur Zielscheibe führen kann, in dem er sich biegt. Im Biegen holt der Bogen Kraft und Konzentration, um das Ziel mit dem abgeschossenen Pfeil zu treffen. Diese Symbolik führte dazu, dass ich, da ich mein gesamtes Studium selbst finanzieren musste, jeden Job den ich bekommen konnte, ohne Scheu annahm.
In meinem Inneren hatte ich ein Ziel. Zwar verfolgte ich nicht immer bewusst dieses innere Konzept, jedoch erinnerte ich mich in mancher

(1) Nossrat Peseschkian, Das Geheimnis des Samenkorns. Positive Streßbewältigung, Berlin, Heidelberg 1996, S. 22f.

schwierigen Situation, in denen meine Kräfte sich zu minimieren schienen, der Symbolik meines Vaters vom Bogen, dem Pfeil und dem Ziel.
Sigmund Freud bezieht den Begriff *Symbolik*

> *„...auf die Verwendung von Symbolen, um unbewusste psychische Inhalte, denen als solchen der Zugang zum Bewusstsein verwendet wird, doch im Bewusstsein zu repräsentieren. Ganz allgemein gesagt ist ein Symbol etwas, das als Ersatz für etwas anderes steht. Symbolisierung ist ein wichtiges Ausdrucksmittel für verdrängtes Material. Sie ist eine besondere Form indirekter Darstellung von Gedankenmaterial – Gleichnis, Metapher, Anspielung usw. – unterschieden. Das Symbol ist ein Stellvertretender anschaulicher Ersatzausdruck für etwas verborgenes, mit dem es sinnfällige Merkmale gemeinsam hat oder durch innere Zusammenhänge assoziativ verbunden ist. Sein Wesen liegt in der Zwei- oder Mehrdeutigkeit."* (1)

Symbole begleiten uns ein Leben lang, gleich in welcher Religion, Kultur oder welchem Land wir leben. Die Bedeutungen und Erkenntnisse über Symbolisierungen lassen sich aus den zahlreichen Quellen wie z.B. den Märchen, Mythen, Schwänken, Anekdoten, Sitten, Bräuchen, Liedern, Bildern und der Poesie der Völker der Welt ziehen.

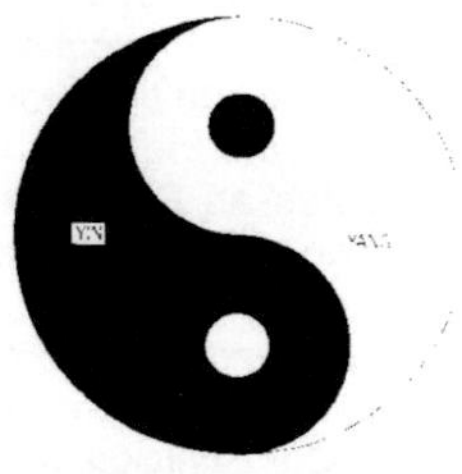


Das allbekannte Zeichen der buddhistischen Welt symbolisiert die Lebensphilosophie, die auf der Polarität des Lebens bzw. der Natur beruht. Dem Kenner eröffnet sich symbolisch eine spirituelle Welt, indem seine Aufmerksamkeit auf den Weg gelenkt wird, den der Suchende zu beschreiten sucht.
Die nachstehende optische Symbolik ist die orientalische Form von Yin und Yang.
Zwei Fasane, männlich und weiblich, zwei sich ergänzende Gegensätze, symbolisieren die Polarität der Welt. Der Punkt zwischen den beiden Fasanen steht für die menschliche Beziehung, in der filigran gestalteten Welt der Gegensätze. Dieses Symbol diente den Derwischen zur Erklärung der Welt.

---

(1) Vgl. Humberto Nagera (Hrsg.), Psychoanalytische Grundbegriffe. Eine Einführung in Sigmund Freuds Terminologie und Theoriebildung, 2. Aufl. Frankfurt a.M. April 1978, S. 313

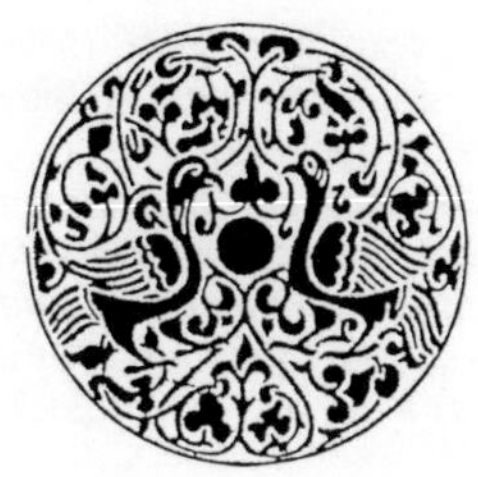

Die viel geachtete Akupunktur der traditionellen chinesischen Medizin symbolisiert in ihrem Kern die Organenlokalität wie folgt:

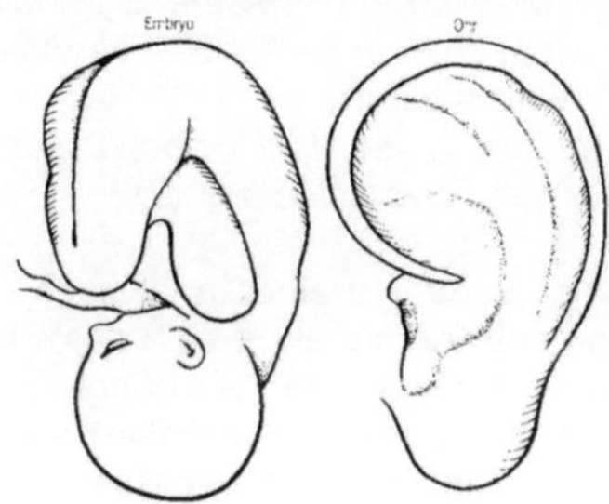

*„Ähnlichkeiten von Embryo und Ohr"* (1)

In ihrer Darstellung bildet sie Ähnlichkeiten der eingenommenen Haltung eines Embryos und Form der Ohrmuschel ab.

Auch die Religionen der Welt leben von und mit ihren zahlreichen optischen Symbolen. Zu den wohl bekanntesten zählen zweifelsohne die jüdische Menora, das christliche Kreuz, das achtspeichige buddhistischen Rad, der islamischen Halbmond und viele mehr.

Zu den akustischen Signalen zählen Staatshymnen, Kampfmelodien, u.ä., um Zusammengehörigkeit zu symbolisieren.

Besondere Bedeutung kommt den Symbolen in der Kunst der Traumdeutung zu, da sie für die Welt des Unbewussten stehen. (2)

Bedauerlich ist, dass die Entschlüsselung der unbewussten Symbole in der psychoanalytischen Krankheitslehre häufig auf eine negativ-pathologische Sicht reduziert sind. Nach meinem Dafürhalten fehlt die Benennung und Wertschätzung der positiven Botschaft des Unbewussten als einer dynamisch kreativen Welt des Inneren, wie sie im alten vorislamischen Pars verstanden wurde, dem „... Traum als ein Orakel aus dem Dunkel, eine Nachricht aus dem Schatten der Nacht.", den bildgewordene Botschaften.(3)

---

(1) Albrecht Molsberger, Was leistet die Akupunktur? Stuttgart 1989, S. 50

(2) Auf welch großes Interesse dieses Thema stößt, zeigt das Buch „Traumfänger" Marlo Morgan, Traumfänger. Die Reise einer Frau in die Welt der Aborigines, 10. Aufl. München 1994

(3) Vgl. Arman Sahihi, Altpersische Traumsymbole. 333 Zeichen und Deutungen, Genf – München 1989, unter „Ein Wort zuvor."

C.G. Jungs Verständnis vom Terminus *Unbewussten* ist nicht wie Freuds *Unbewusstsein* ein schlichter Aufbewahrungsort für unterdrückte Wünsche und Gefühle, sondern

> *„...eine Welt, die ein ebenso realer und wesentlicher Bestandteil des individuellen Lebens ist wie die bewusste, denkende Welt des Ego, nur unendlich viel umfassender und reicher. Die Sprache und die <Personen> des Unbewussten sind Symbole, die durch unsere Träume mit uns in Verbindung stehen."* (1)

Die Idee Jungs vom Unbewussten steht meinen Vorstellungen nah. Seine Feststellungen bestätigen mich in meinem Verständnis der dynamisch kreativen Welt des Unbewussten im Menschen.
C.G. Jung schreibt weiter, dass die

> *„...Erforschung des Menschen und seiner Symbole also eigentlich Erforschung des Menschen in seiner Beziehung zum eigenen Unbewussten..."* heißen würde.

Nach Jungs Verständnis *„...ist das Unbewusste der große Helfer, Freund und Ratgeber des Bewusstseins."* (2)

Die Auffassung Jungs kommt meiner analytisch therapeutischen Erfahrung mit Patienten sehr entgegen, da ich das Unbewusste der Menschen, dass nur zu häufig ignoriert, verdrängt bzw. falsch, im Sinne einer einseitigen Pathologisierung interpretiert wird, als einen treuen, kreativen Botschafter der inneren Welt erfahre, der sich stets bemüht, mit dem Bewusstsein Kontakt aufzunehmen.
Die Interpretation Jungs der Träume und Phantasien ist für die Arbeit mit dem Unbewussten der Menschen überaus stimmig und praktikabel. Er geht davon aus, dass Träume und Phantasien keine genormten Geheimschriften sind, die mit Hilfe von einem ebenso genormten und standardisierten Verzeichnis von Symbolbedeutungen entziffert werden können, denn sie sind vielmehr

> *„...ein ganz wichtiger persönlicher Ausdruck des individuellen Unbewussten...ebenso wirklich wie alles andere, womit der Mensch in Berührung kommt. Das persönliche Unbewusste eines Träumenden oder Phantasierenden steht nur mit diesem Verbindung und wählt Symbole aus, die nur für ihn und sonst von niemanden eine Bedeutung haben. Die Deutung von Träumen und Phantasien, ob durch den Analytiker oder durch den Träumer selbst, ist also für den jungianischen Psychologen eine ganz und gar persönliche und individuelle Angelegenheit (manchmal eine versuchsweise und langwierige), die auf keinen Fall nach ein paar Faustregeln behandelt werden kann."* (3)

In meiner alltäglich therapeutischen Praxis finden sich diese Ausführungen Jungs bestätigt.
Jung vertritt die These, dass der Mensch Symbole zudem unbewusst und spontan produziert, wenn seine psychischen Möglichkeiten, durch

---

(1) C.G. Jung, Marie-Luise von Franz, Josef L. Henderson, Jolande Jacobi, und Aniela Jaffe, Der Mensch und seine Symbole, 10. Aufl. Olten, S.13
(2) Vgl. ebd., S.13
(3) Vgl. ebd., S.13

die Wahrnehmung der Realität, zur Klärung der Dinge nicht mehr ausreichen.
An dieser Stelle formuliert Jung das, was der persische Dichter, Philosoph und Mystiker Hafiz weit vor ihm im 14. Jahrhundert, in poetischer Weise auszudrücken vermochte (1):

*„Verzeihe die Auseinandersetzung vieler Völker untereinander.*
*Sie wählten den Pfad des Märchens, da sie der Realität nicht mehr zu folgen vermochten".*

Seine mystisch symbolische Sprache ließ Hafiz zwar zeitweise in Misskredit geraten, verhinderter anderseits aber, dass seine Schriften trotz stereotypisch grundlegenden Kritik durch die Geistlichkeit bis heute ungetastet blieb:

*„Sammelt Rosen im Gelände!*
*Legt den großen Strauß der Liebe dem Asketen in die Hände,*
*der nur Spitze Dornen fände!"* (2)

Hafiz spielt mittels seiner Lyrik auf die Askese predigende Geistlichkeit an, die ihren Gläubigen Unterwerfung und Schicksalsergebenheit abverlangt. In seiner Symbolik appelliert Hafiz an anderer Stelle an die Wachen, Aufgeklärten, sich des Positiven der Welt zu besinnen und diese mit Stärke und Leben zu erfüllen. So lässt er die vermeintlich schwache Gazelle, die normalerweise gejagte, zur Siegerin über den allmächtigen König der Tiere, den Löwen werden.

*„Freunde, Rätsel könnt ihr deuten, doch ihr gleicht im Lande der Liebe einfallslosen Bettelleuten.*
*Glaubt ihr wirklich, dass ein Löwe dort Gazellen kann erbeuten?*
*Nein dort sah ich, dass Gazellen, die mich Schwachen stets erfreuten, Löwen jagten die sich scheuten."* (3)

---

(1) Sams-ad-Din Muhammad Hafiz wurde um 1325 in Schiraz der „Stadt der Rosen" und „der Dichter" in bescheidenen Verhältnissen geboren. Dort studierte er islamische Theologie, arabische Sprache und Literatur und avancierte zum größten persischen Dichter. Wörtlich übersetzt bedeutet sein Dichtername Hafiz „der Bewahrende", „einer der den Koran auswendig kennt."
Seine Wortspiele sind der Mystik entnommene Bilder, die Lebensfreude angesichts der Vergänglichkeit, dem Freiheitsdrang und Widerwillen gegen jegliche Heuchelei und Unterwürfigkeit ausdrücken. Liebe und Wein sind Hauptthemen seiner Dichtung. „Die irdische Liebe erscheint in ihrer sprachlichen Metaphorik als vergeistigte Gottesliebe; der Zecher wird zum Gottesanbeter, die Schenke zum Tempel." Seine Ode ist eine Hommage an die Schönheit der Landschaft, der Frauen und an seine Heimatstadt Schiraz, in der er um 1390 starb.
Seine Ausführungen beeinflussten den Gedichtszyklus des *westöstlichen Diwan* (1819) von Johann Wolfgang von Goethe und damit die deutsche Literatur maßgeblich.
Vgl. Harenberg Literaturlexikon. Autoren, Werke und Epochen. Gattungen und Begriffe von A bis Z, Dortmund 2003 unter „Hafis", sowie Lexikon der islamischen Welt, hrsg. v. Klaus Kreiser, Werner Diem, Hans-Georg Majer, Stuttgart, Berlin, Köln, Mainz 1974, Bd. 2 unter „Hafiz". Weitere Ausführungen finden sich bei Rashad. Er gibt die Lebensdaten von Hafiz mit um 1320 -1389 an. Vgl. Mahmoud Rashad Iran. Geschichte, Kultur und Traditionen – antike Stätten und islamische Kunst in Persien, a.a.O., S. 93 - 95

(2) Hafis, in Juwelen persischer Weisheit. Worte großer Dichter und Denker des Morgenlandes, o. Verfasser, Bern, München, Wien o. Jahr, S. 58

(3) Hafis, in ebd. S. 18

Der Welt der Grausamkeit und Tyrannei erteilt er eine Absage zu Gunsten einer sinnbejahenden Lebensfreude, die sich dem Wein und Rausch nicht abgeneigt zeigt, sondern diese, so Schweizer., *„...als Inbegriff einer ungestillten Sehnsucht nach dem Absoluten verherrlichen."* (1)

> *„Der Wein wurde zum Symbol, um die Grenzen von Raum und Zeit zu überspringen, um für einen kurzen Moment „an der Sonnenwelt des Ewigen Augenblicks teilhaben zu können,...“*(2)

Wie Hafiz nach ihm, so widmet sich zuvor der große persische Dichter, Denker und Mystiker Dschelaleddin Rumi (1207-1273) in seiner Lyrik dem Mysterium der Entwicklung und des Lebens.(3)

*„Sieh, ich starb als Stein stand als Pflanze auf,*
*Starb als Pflanze und nahm darauf als Tier den Lauf,*
*Starb als Tier und ward ein Mensch.*
*Was fürcht' ich dann, da durch Sterben ich nie minder werden kann?*
*Wieder, wenn ich werd' als Mensch gestorben sein,*
*Wird ein Engelsfittich mir erworben sein,*
*Und als Engel muss ich sein geopfert auch,*
*Werden, was ich nicht begreif, ein Gotteshauch."* (4)

In der Symbolik von „Gott“ spricht Rumi nicht im Sinne einer religiösen Vorstellung, sondern in der einer der höchsten Entwicklungsform des menschlichen Daseins. Seine Gedankenwelt kreist um die Vereinigung der Seele mit dem Göttlichen, um eine vom Ich befreiten Seele.
Um die Gegenwart Gottes zu spüren, bedarf es der Liebe und Ekstase und der Absage an alles Irdische. Wer seinem Herzen folgt, der wird zu sich selbst gelangen.

*„Ich suchte am Kreuz der Christen,*
*doch da war er nicht;*
*ich ging in den Tempel der Hindus*
*und in die alten Pagoden,*
*doch nirgends fand ich eine Spur von ihm.*

---

(1) vgl. Gerhard Schweizer, IRAN. Drehscheibe zwischen Ost und West, fünfte, erw. u. aktul. Aufl. Stuttgart 2005, S. 155

(2) vgl. ebd., S. 164

(3) Rumi trug den Beinamen „Mevlana“, was soviel wie „unser Herr“ bedeutet und ist der Begründer des Mevlevi-Ordens, besser bekannt als die tanzenden Derwische von Konya. Ihre mystische Philosophie, ihr Toleranzdenken gegenüber anderen Religionen und Kulturen diente anderen Derwischorden als Beispiel. Vgl. Gerhard Schweizer, Die Derwische, a.a.O., S. 327. Idries Shah hat sich sehr intensiv mit Jalaluddin Rumi, im Zusammenhang mit seinen Arbeiten zu den Sufis bzw. dem Sufismus, befasst. Vgl. Idies Shah, Die Sufis, a.a.O., S. 108 -125

(4) Dschelaluddin Rumi, in Juwelen persischer Weisheit, a.a.O. S. 34

*Ich suchte auf Bergen und in Tälern,*
*doch weder in der Höhe noch in den Niederungen fand ich ihn.*
*Ich ging zur Kaaba nach Mekka,*
*doch auch dort war er nicht.*

*Ich fragte die Gelehrten und Philosophen,*
*doch er war jenseits ihres Begreifens.*

*Da schaute ich in mein Herz,*
*und dort, an seinem Wohnort, sah ich ihn;*
*an keinem anderen Ort war er zu finden."* (1)

Seine Werke blieben trotz seiner indirekten Kritik an den Mächtigen und deren Lebensstil erhalten und seit fast über 800 Jahren von der Ungnade der religiösen Geistlichen weitgehends verschont. (2)

Nach den zuvor angeführten Beispielen persischer Mystik drängt sich die Frage, nach dem Warum, dem Sinn der Verwendung der symbolischen Sprachform zur Übermittlung einer Botschaft auf.
Auf Grund, der mir seit meiner Kindheit allgegenwärtigen, so vertraut und liebgewordenen mystischen Literatur Persiens, einer Literatur der Welt der Bilder und unzähligen Symbolen, komme ich zu folgenden Hypothesen.

- Schutz des Verfassers und seiner Werke vor der Ungnade und Verfolgung durch die weltlichen und religiösen Machthaber.

- Vereinfachung einer komplexen und universellen Denkweise, die dem Suchenden den mystischen Pfad eröffnet.

- Die symbolbezogene von Lyrik durchwobene Sprache ist Ausdruck, ja geradezu eine Kunst literarischer Sprachgewandheit, die sich von einem musikalischen Rhythmus getragen weiß.

- Die persische Lyrik weist eine Fülle verschiedener Rhythmen auf, die es in der Umsetzung mystischer Tänze zu entschlüsseln gilt. (3)

Meine Erfahrung im Umgang mit Symbolen in der psychotherapeutischen Arbeit mit Patienten hat mir gezeigt, dass es den Patientenwesentlich leichter fällt über den Weg der Symbolsprache, einen Zu-

(1) Dschelaluddin Rumi, in Juwelen persischer Weisheit, a.a.O, S. 42
(2) Selbst das 1925 erlassene Verbot der Derwischorden durch Kemal Atatürks vermochte daran nichts zu ändern.
(3) Gemeinsam getanzte Bewegungen, schnelle Drehungen, begleitet von Musik und Rezitationen der Lyrik Rumis gehören zur transzendenten, meditativen Übung der Derwische. Diese Tänze werden vor allem von der Rohrflöte Ney, den Trommeln und Pauken begleitet.

gang zu ihren Problemen zu gewinnen, als wenn sie sich mit einer intellektuellen, akademischen, „hochtherapeutischen“ oder philosophischen Sprache konfrontiert sehen.
Bereits Jung formuliert dazu:

> *„Erleuchtung erlangt man durch das Erkennen der eigenen Dunkelheit.“* (1)

Hier drängt sich eine gedankliche Nähe zum Selbstfindungsverstännis Rumis auf und es nimmt daher nicht Wunder, dass Jung als Mystiker unter den Vätern der Psychoanalyse gilt. So versteht er unter der *„eigenen Dunkelheit“* den Bereich der Erkenntnis, zu dem der Mensch noch nicht hat vordringen können und die ihm noch verborgen ist, denn

> *„...Selbsterkenntnis ist ein Abenteuer, das in unerwartete Weiten und Tiefen führt.“* (2)

Im Gegensatz dazu stehen Sigmund Freud, mit seinem Ansatz des dominanten Sexualtriebs und Adler mit dem Machttrieb als Initiator von Symbolen.

> *„..der humanistisch, in freigeistiger (protestantischer) Tradition aufgewachsene Schweizer Jung sieht das Individuum in Verbundenheit mit den ‚Ahnen' (kollektives Unbewusstsein), also durchaus heidnisch als magisches Wesen.“* (3)

Jungs Anima/Animus-Erklärung des menschlichen Wesens ähnelt dem Menschenbild im orientalisch mystischen Verständnis Rumis, der den vollkommenen Menschen als eine weiblich-männliche Integration in Einem begreift. Die mystische Lebensaufgabe ist das Erreichen der Weiblichkeit und Männlichkeit in einer Person, als der höchsten Vollkommenheit eines Menschen.(4)
Die Entwicklungsvorstellung Jungs von der Vollkommenheit erweist sich als kompatibel mit der des orientalisch mystischen Pfades. Gleichwohl ist er sich der menschlichen Unzulänglichkeit im Erreichen der absoluten Vollkommenheit bewusst, da die Relativität der Entwicklung zu berücksichtigen ist und die Absolutheit nur den Orientierungspunkt darstellt.
In seiner Schule verfolgt Jung im Umgang mit Träumen, Fantasien, Halluzinationen, Kunstwerken u.a den narrativen Ansatz.
Die inneren Ausdruckweisen definiert er als *„...mystische Wandlungen mit dem Ziel der Selbstfindung und Selbstveredlung...“* und versteht den Individuationsprozess als einen unaufhörlichen Entwicklungsweg mit der Zielgabe, *„...das Selbst aus den falschen Hüllen der Persona einerseits und aus der Suggestivgewalt unbewusster Bilder andererseits zu befreien.“* (5)

---

(1) C.G. Jung, Versuch einer mystischen-magischen- Biographie 2007 in: http// De.wikipedia.org/wiki/C:G-Jung, 19:30 Uhr 17.07.2007

(2) Vgl. ebd.

(3) Vgl. ebd.

(4) Vgl. Annemarie Schimmel Rumi. Ich bin Wind und du bist Feuer. Leben und Werk des großen Mystikers, 6. Aufl., München 1990, S.120

(5) C.G. Jung, Der Mensch und seine Symbole, a.a.O. Ich halte die Terminologie der „Selbstverwirklichung“ nach Carl Rogers für eine passendere Begrifflichkeit des inneren Prozesses als die der „Selbstveredlung“ bei Jung.

Jung beschreibt einen „normalen“ Menschen als einen Neurotiker, der sich bemüht, möglichst angenehm und ohne Gefahren durchs Leben zu kommen, in dem er sich den unangenehmen Dinge zu entziehen sucht. Er bevorzugt das einfache Leben und mag keine Unregelmäßigkeiten, Probleme, Krisen etc. Er neigt zu Ergebnissen, möglicht nur angenehmen und zu wenig Experimenten. Er denkt nicht darüber nach, dass nur durch Zweifel, Gewissheit und Sicherheit und durch Experimente Resultate entstehen können. Alles, was der Mensch an weiteren Ausdrucksformen in seinen kreativen Möglichkeiten entwickelt, sind so symbolische Botschaften seiner Konflikte, eines unebenen und schweren Lebenswegs, die nach Jung entschlüsselt und therapeutisch in Richtung einer Konfliktfähigkeit bearbeitet werden können.
Das Symbol versteht Jung als

> *„...nicht etwas aus dem persönlichen Kontext Erworbenes (...), sondern als eine emotionalgefärbte Botschaft aus dem kollektiven Unbewussten. Es taucht aus einer transpersonalen, höheren Ebene des Bewusstseins in der Psyche auf. Es ist die Sprache der Psyche mit der sie noch unbekanntes, meist Archetypisches dem Bewusstsein mitzuteilen versucht. Es sind ‚kollektive Vorstellungen', die auf frühesten Menschheitsträumen und schöpferischen Phantasien beruhen. Als solche sind diese Bilder spontane Erscheinungen und keineswegs willkürliche Erfindungen.“* (1)

Ich teile die Definition Jungs und möchte sie auf Grund meiner therapeutische Erfahrung, die ich um Umgang mit meinen Patienten in den letzten 25 Jahren machen durfte, wie folgt ergänzen.
Ein Symbol oder die Symbolik der Träume, Krankheiten etc. lassen sich nicht nur aus dem kollektiven Unbewussten herleiten, sondern auch aus dem persönlichen und interpersonellen Austausch mit der Umwelt. Meine Fallbeispiele in dieser Arbeit belegen das eindrucksvoll. Ich bin der Auffassung, dass die Alltagskonflikte, die keinen adäquaten, nach außen dringenden Weg der Bearbeitung finden, in das Unbewusste gelangen und vor der kreativen Welt des Unbewussten in Form einer symbolischen Darstellung des Konfliktes ihren Niederschlag finden.
Jung beschreibt seine Auffassung wie folgt:

> *„Die Symbole, denen wir im Alltag begegnen und welche z.B. auch in Form einer Begegnung mit einem ungewöhnlichen Menschen zu uns kommen können, liefern eine wertlose Botschaft an das Unbewusste. Sie versetzen uns in eine Stimmung, die wir bisweilen nicht erklären können. Sie sprechen eine tiefe Ebene der Psyche an, die Ebene der Archetypen. Die Botschaft ist dementsprechend in der Sprache der Archetypen, nämlich gefühlsbetont.“* (2)

Die Botschaft der Sprache der Archetypen ist nach Jung in allen Lebensbereichen zu erkennen. Gleich ob bei Krankheiten oder in Krisen, die Symbole vermitteln ihre Botschaften aus tiefen Bewusstseinsebenen. Die Entschlüsselung dieser Botschaften zeigt vielfach den Weg der Heilung. Dieser These Jungs stimme ich ausdrücklich zu, da ich gleiches bei meinen Patienten und ihren Symptomen beobach-

---

(1) Vgl. ebd., S.6
(2) Ebd., S.6

ten und feststellen konnte.
Träume sind nach Jung als Symbole des Unbewussten zu bezeichnen und werden von ihm in die unbedeutenden Alltagsträume und die Wiederholungsträume, die als Wiederholung von psychischen Zuständen entstehen, differenziert

> *„Der Traum will dem Menschen die Aufarbeitung dieser speziellen Situation ins Bewusstsein bringen und trägt zudem meistens auch schon Lösungsvorschläge in sich.*
> *Bei der Deutung dieser Träume muss tief in die Erinnerung gegriffen werden, denn Auslöser für das spezielle Problem und auch Grund für die speziellen Traumbilder dazu liegen meistens weit zurück."* (1)

In meiner therapeutischen Arbeit mit Träumen verwende ich die Terminologie *„Entschlüsselung"* statt „Deutung". Der eher der Psychoanalyse entnommene Begriff der „Deutung" entspricht vorrangig der wissenschaftlichen Phantasie des Therapeuten und weniger dem Verständnis des Patienten.
Bei der Entschlüsselung des Traums arbeiten Therapeut und Patient beide an einem „Projekt", das dem Patienten gehört und an dem der Therapeut als Begleiter mit seinen Erfahrungen mitwirkt. Unverzichtbar ist dabei, das der Patient der entschlüsselten Botschaft zustimmen muss und diese für sich annehmen kann.
Meine Art der Entschlüsselung der Träume bezeichne ich als *„positive Traumentschlüsselung"*, die auf ein Verstehen der problematischen Seite des Traums abzielt und durchaus auch entsprechende Emotionen und Körperreaktionen auslösen kann.
Hier gilt es die positive Botschaft des Traums in ihrer Ausrichtung auf Heilung als Orientierung zu verstehen, an zu nehmen und um zu setzen. (2)
Diese Form der Traumarbeit mit ihren Assoziationen wird im Orient traditionell von Mystikern angewandt.
Sahihi verweist zu Recht auf die altpersische Dichtung, die reich an Symbolen und Metaphern ist, die im einfachen Volk populär waren und wie ich meine, noch sind.
In ihrer Kunst *„...asiatischer Selbstfindung und Selbstregulierung..."* eignen sie sich *„...den modernen westlichen Menschen in den Anspannungen des Alltags zu entlasten."* (3)
Stellvertretend für die zahllosen orientalischen Geschichten möge die vom zahnlosen Scheich und seinem Wunschtraum stehen.

*Der Wunschtraum*

*Zum Hakim kam ein weißhaariger, zahnloser Scheich und klagte:*
*„Du Helfer der Menschheit, hilf auch mir. Kaum, daß ich schlafe,*
*ergreift der Traum Macht über mich.*
*Ich träume, ich komme auf den Vorplatz eines Harems.*

---

(1) Ebd., S.7
(2) Es handelt sich dabei um eine phänomenologisch-holistische Herangehensweise.
(3) Vgl. Arman Sahihi, Altpersische Traumsymbole, a.a.O., in: Ein Wort zuvor.

*Frauen sind dort, wie die Blüten eines Gartens, die Äpfel eines Baumes und die Hories des Paradieses.*
*Kaum betrete ich den Hof, da entschwinden sie in einen geheimen Gang."*
*Der Hakim runzelte die Stirn, dachte angestrengt nach und fragte schließlich:*
*„Du willst von mir wohl ein Pulver oder einen Saft gegen diesen Traum."*
*Entgeistert rief da der Scheich:*
*„Bloß das nicht.*
*Das einzige, was ich will,*
*ist daß im Traum die Türe des Geheimnis versperrt ist und*
*Frauen vor mir nicht weglaufen können.* (1)

## II.5 Das Balance-Modell als Kernstück der Positiven Psychotherapie

Kernstück der Positiven Psychotherapie ist das *Balance-Modell* oder die *vier Bereiche des Lebens*. Die folgende Zeichnung veranschaulicht das Balance-Modell mit diesen Bereichen des Lebens. (2)

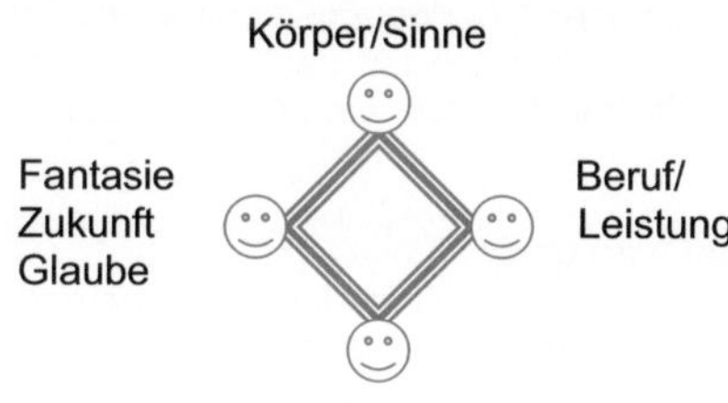


Die Positive Psychotherapie geht davon aus, dass unser Leben in die Hauptbereiche Körper/Sinne, Beruf/Leistung, Kontakt/Beziehung, Fantasie/Zukunft/Glaube zusammengefasst werden kann. (3)
Diesen wiederum ordnet sie die Begriffe Empfindung, Verstand, Tradition und Intuition zu.
Im folgenden werde ich die vier Bereiche des Lebens im einzelnen vorstellen.

(1) Nossrat Peseschkian, Der Kaufmann und der Papagei, a.a.O., S.60
(2) Vgl. Nossrat Peseschkian, Psychosomatik und Positive Psychotherapie, a.a.O., S. 61
(3) Vgl. ebd., S 61f.

**Körper/Sinne (Empfindung):**
Gemeint ist das Körper-Ich-Gefühl. Wie nehme ich meinen Körper wahr und wie gehe mit ihm um? Wie erlebe ich verschiedene Sinneseindrücke und Informationen aus meiner Umwelt?
Konkrete Beispiele sind der Umgang mit Ernährung, Schlaf, Genussmitteln, Aussehen, Kleidung und Frisur, Sport und Regeneration bzw. Entspannung, Sexualität und Zärtlichkeit.
Auch die Frage, wie der Mensch seine Wohnung und Umwelt einrichtet, gehört in diesem Bereich.

**Beruf/Leistung(Verstand):**
Hierunter fallen alle Fragen zu Beruf und zur Leistung. Welche Schule hat der Mensch besucht und wie ist er zu seiner beruflichen Ausbildung gekommen, übt er seinen Beruf gern aus, wie denkt er darüber, bildet er sich permanent fort bzw. wie steht er grundsätzlich zu seiner beruflichen Tätigkeit.
Hierzu gehören auch Überlegungen, ob der Mensch über eine Verbesserung in seinem Beruf nachdenkt und mit Kollegen und Vorgesetzten darüber spricht oder ob er seine Arbeitssituation symptomatisch kompensiert aushält.
Ferner zählt die Frage: was ist mein Traumberuf und warum habe ich ihn nicht ergriffen? zu diesen Überlegungen und ist erörterungswert.
An dieser Stelle ist das Gespräch mit der Familie, insbesondere dem Partner bzw. der Partnerin über die Arbeitssituation von großer Bedeutung.

**Kontakt/Beziehung(Tradition):**
Hauptthema in diesem Bereich sind die zwischenmenschlichen Beziehungen und deren Pflege. Sie umfasst Partner, Kinder Eltern, Freundeskreis, Nachbarn, Kollegen, andere Kulturkreise, etc..
Hierbei spielt die bewusste Überlegung über die Beziehungen und ihre Qualitäten, die wir eingehen, eine sehr wichtige Rolle. Wir erlernen die Beziehungsaufnahme und Kontaktführung vorwiegend im Elternhaus. Diese unbewusste Erfahrung, Prägung bestimmt im Wesentlichen unsere Kontakte zu Menschen im erwachsenen Alter.
Die Reflektion, das bewusste Nachdenken über erworbene tradierte Beziehungsmuster und deren mögliche Verbesserung werden von diesem Bereich berührt.

**Fantasie/Zukunft/Glaube(Intuition):**
Der letzte der vier Bereiche des Lebens gilt dem bewussten Nachdenken über die eigenen Traum- und Zukunftsvorstellungen und die Kraft der Fantasie.
Wichtig sind in diesem Zusammenhang, Fragen nach dem Glauben, der spirituellen Ausrichtung, dem wirklichen Sinn des Lebens.
Der Intuition kommt dabei große Bedeutung zu. Fragen der inneren Achtsamkeit äußerer Dinge sind gefragt

## II.5.1 Ein Überblick über die Energieverteilung auf die vier Lebensbereiche

Die Arbeit mit dem Balance-Modell ermöglicht uns leicht, einen *„Hubschrauberblick"* über unsere Lebensbereiche zu gewinnen. Dank dieses Blicks können wir die intakten und positiven Lebensgewohnheiten unterstreichen und die untauglichen, veralteten und konflikthaften korrigieren, ausmustern bzw. durch neue, bessere Gewohnheiten ersetzen.
Mit Hilfe des Koordinatensystems zur Aufstellung der persönlichen Energie-Balance lässt sich leicht ein Überblick über die Energieverteilung der vier Bereiche gewinnen.(1)

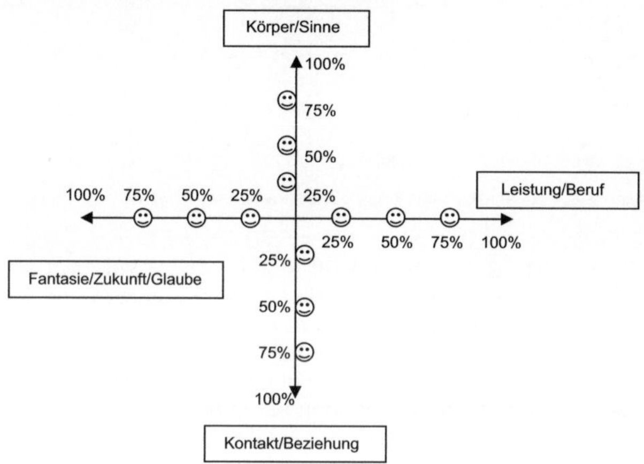


Zur Aufstellung der persönlichen Energie-Balance geht man wie folgt vor:
Für jeden Bereich wird angegeben, wie viel Zeit und Energie man prozentual aufbringt und per Kreuz vermerkt. Nachdem alle Bereiche bearbeitet worden sind, verbindet man die Kreuze miteinander und es entsteht das persönliche Balance-Modell. Die Form der persönlichen Balance zeigt auf, welche Bereiche überbetont und welche unterbetont gelebt werden. Die Korrektur bzw. die Neugestaltung der einzelnen vier Bereiche können entweder selbst oder mit Hilfe eines erfahrenen Therapeuten oder Lebensberaters vorgenommen werden.
Wird etwa der Leistungsbereich überbetont gelebt, so kann für den Bereich Körper Sport eingeplant werden, um den Leistungsbereich etwas abzubauen. Ebenso besteht die Möglichkeit die zwischenmenschlichen Kontakte zu stärken, in dem man mehr Zeit für das Familienleben oder den Freundeskreis aufwendet und man widmet sich dem Bereich der Spiritualität, Zukunft und Fantasie. Alle Maßnahmen dienen dem Ungleichgewicht der persönlichen Energie-Balance entgegenzuwirken.

(1) Persönliche Aufzeichnung aus den Seminaren der Psychotherapieausbildung an der Wiesbadener Akademie bei Prof. Dr. Nossrat Peseschkian.

Das nachfolgende Beispiel zeigt das Balance-Modell eines Patienten, der wegen seiner undefinierbaren Ängste und seines Erschöpfungszustandes mich aufsuchte und um psychotherapeutische Hilfe bat:

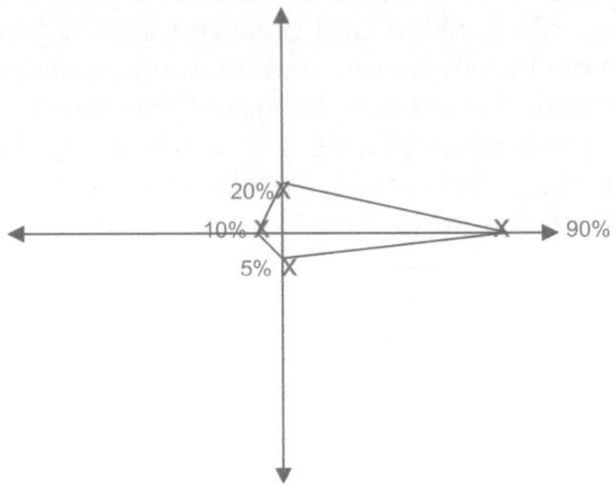


Balance-Model eines Patienten mit undefinierbaren Ängsten

Das oben dargestellte Balance-Modell des Angst-Patienten zeigt sehr deutlich, welche Bereiche in seinem Leben zu kurz kommen und welche Bereiche stark überbetont gelebt werden.
Der Patient beschrieb, dass er sich allein fühle und fast keine Freunde habe. Die Beziehung zu seiner Familie erlebt er als sehr eingeschränkt und mit Gereiztheit und latenter Spannung beladen. Auffällig ist, dass der Bereich Körper/Sinne eindeutig vernachlässigt wird, da er kaum Sport treibt und sich keine Zeit für seine Entspannung und Regeneration nimmt. Seine Gedanken drehen sich ausschließlich um die Arbeit, die Kollegen und seine persönliche Karrieremöglichkeiten.
Seine Aufmerksamkeit hinsichtlich der Themen Natur, Kultur oder Literatur ist sehr stark unterbesetzt. Die Auseinandersetzung mit anderen geistige Themen findet in seinem Leben keinen Platz. Diese Qualitäten sind im Elternhaus kaum gelebt und gefördert worden.
Dem Patienten wurde im beratenden Gespräch durch das persönliche Balance-Modell und dessen positive Bedeutung bewusst, dass er seinen Lebensstil in einigen Bereichen gesünder und aktiver gestalten und seine überbetonte Tendenz der Leistung und der Berufsfixierung relativiern muss, wenn er seine Ängste überwinden und mehr Lebensqualität gewinnen möchte, ganz im Sinne der Geschichte vom Wind und den Samenkörnern.

*Der Wind und Samenkörner*

*Der Wind bläst Samenkörner vor sich her und lässt sie fliegen,*
*wo immer sie gedeihen können, wenn die Möglichkeit dazu besteht.*
*Für den oberflächlichen Betrachter mag der Wind dem Samen feindlich gesinnt*
*erscheinen, aber was ist in einem solchen Fall die Aufgabe des Windes,*
*wenn nicht den Anstoß zu geben, den die Samen brauchen?* (1)

(1) unbekannte Quelle

II.5.2 Die Vier-Vorbilddimensionen

Zum besseren Verstehen der Konfliktsituation ist es unerlässlich, sich über die Genese des Grundkonfliktes zu verständigen, da die Persönlichkeitsentwicklung des Menschen in Abhängigkeit zu seinen primären Beziehungserfahrungen steht. Die Positive Psychotherapie beschreibt sowohl die Frühgenese als auch die Konfliktentstehung anhand des Modells der Vier-Vorbilddimensionen, dazu zählen

- die Erfahrung mit den Bezugspersonen Eltern und Geschwistern (ICH);
- der Umgang der Eltern untereinander (DU);
- die Interaktion der Eltern mit ihrer Umwelt (WIR);
- die Einstellung der Eltern zu Weltanschauungsfragen und der Spiritualität (UR-WIR).
-

Die oben genannte Beschreibung lässt sich schematisch wie folgt darstellen:

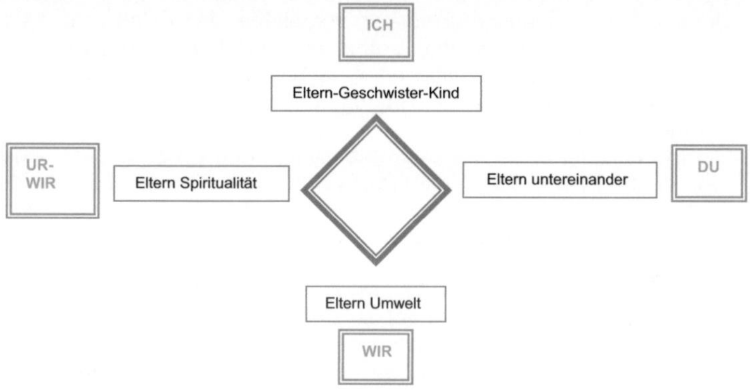


Die Vier-Vorbild-Dimensionen (1)

Peseschkian vertritt die Auffassung, dass den Eltern (2) in der Persönlichkeitsentwicklung ihres Kindes eine entscheidende, prägende Rolle zukommt.
In der Art und Weise, wie die Eltern mit ihrem Kind umgehen, wie sie die Beziehung der Geschwister untereinander gestalten, wie sie die Interaktion mit ihren anderen Kindern führen, modellieren sie den innerpsychischen Umgang des Kindes mit sich selbst.
Dieser Umgang bildet später den Grundstein, das Selbst des Kindes,

---

(1) Vgl. Nossrat Peseschkian, Positive Familientherapie, a.a.O., S. 72
(2) Peseschkian versteht Eltern als ein Synonym für Bezugspersonen und beschränkt den Begriff nicht auf die leiblichen Eltern.

das durch andere gemachte Erfahrungen komplettiert wird.
Eine achtende, liebevolle und gerechte Umgangsform der Eltern mit ihrem Kind ruft später eine ähnliche Selbstwahrnehmung und Selbstbehandlung im Kind hervor.
Ein sich selbst positiv empfindendes und agierendes ICH wird das relative Ergebnis der Persönlichkeitsentwicklung sein.
In der Beziehung der Eltern untereinander lernt das Kind den Umgang mit dem DU. Hier fungieren die Eltern als nicht zu unterschätzendes Vorbilder in ihrer geschlechtsspezifischen Rolle als Mann und Frau. Sie prägen maßgeblich das spätere Verhalten ihres Kindes gegenüber Männern und Frauen sowie der später gelebten Partnerschaft.
In der Eltern-Umwelt-Beziehung bildet sich der Umgang des Kindes mit seiner Außenwelt auf dem Hintergrund des vorgelebten Verhaltens seiner Bezugpersonen aus. Ob die Eltern viel und gern Besuch haben oder nicht, ob sie ängstlich mit ihrer Umwelt in Kontakt treten oder freizügig und tolerant auf sie reagieren, prägt das zukünftige Verhalten des Kindes gegenüber seinen Mitmenschen, der Natur .
Die Qualität der Beziehung der Eltern zu Verwandten, Freunden, Andersdenkenden und Andersaussehenden bzw. Glaubenden spielt eine wesentlich Rolle in der Umgangsform der Kinder mit ihrem sozialen Umfeld. Dieses unausgesprochene, vorgelebte, den Alltag vom ersten Lebensmoment bestimmende Verhalten der Eltern kann zwar durch andere korrigiert und positiv oder negativ verändert werden, bleibt jedoch in seiner Intensität der Prägung unbestritten, gleiches gilt für die Eltern-Spiritualität
Die Entwicklung dieser Ressource bestimmt den Umgang des Kindes bzw. später Erwachsenen mit Fragen nach dem Sinn des Lebens, der narrativen Erklärungsweise. Sie nimmt großen Einfluss auf die auszubauende Fähigkeit einer „seelische Polsterung“ für mögliche Krisensituationen des Lebens.
Das UR-WIR des Menschen befasst sich in adäquater Form mit seiner Herkunft und seiner Aufgabe auf der Erde im Hier und heute.
Es betrifft Fragen der Gestaltung der Zukunft im Sinne von: woher kommen wir und wohin gehen wir? Es betrifft somit, wie kein anderer Bereich, die Spiritualität des Menschen.
Die partielle Erforschung, der im Elternhaus unbewusst erfahrenen Beziehungsqualität erfolgt mit Hilfe gezielter Fragen zu den vier zuvor beschriebenen Lebensbereichen des Balance-Modell.
Durch die systematische Entschlüsselung lassen sich aufschlussreiche Informationen über bestehende Konflikte in der aktuellen Konfliktsituation erschließen. Diese Informationen führen dazu, dass sich der Mensch im Kontext seiner Lebensgeschichte verstehen lernt und sich dadurch befähigt sieht, neue, weniger neurotische Lebenskonzepte zu entwickeln und umzusetzen.(1)

---

(1) Vgl. Nossrat Peschekian, Psychosomatik und Positive Psychotherapie, a.a.O, S. 64 – 66

### II.5.3 Der familientherapeutische Ansatz als fester Bestandteil der Positiven Psychotherapie

Der familientherapeutisch orientierte Ansatz ist fester Bestandteil der Positiven Psychotherapie. Die Probleme, Lebenskrisen, Krankheiten und Ressourcen des Patienten werden stets im Kontext der Familienstruktur betrachtet. So verwundert es nicht, dass wenn irgend möglich, die Familienmitglieder in den therapeutischen Prozess miteinbezogen Werden, da sie zu einer Klärung neurotisch besetzter Gewohnheiten und Lebenskonzepte beitragen können.
Der familientherapeutische Ansatz beschränkt sich nicht auf die möglichen pathologischen Hintergründe der Kindheit, wie in der traditionellen Therapie üblich, sondern sucht die Ressourcen der Familie.
Die positive Konnotation zielt darauf ab, die Vehemenz der Phänomene zu relativieren, um eine konstruktive therapeutische Arbeit im Sinne einer wirksamen Introspektionsfähigkeit zu ermöglichen.
Die nachfolgenden sechs Thesen der Positiven Familientherapie beschreiben die Rolle des familientherapeutischen Ansatzes in der Therapie

- Im Rahmen der Positiven Familientherapie gibt der Patient unter Begleitung seines Therapeuten seine Rolle als Patient auf und wird zum Therapeuten bzw. Forscher seiner Selbst und seiner Umwelt im Sinne der Selbsthilfe.
- Die Positive Psychotherapie versteht Krankheit nicht als Merkmal des einzelnen Menschen, sondern als ein Charakteristikum der Beziehungsqualität innerhalb der Familie und Gesellschaft. Mit ihrem universalen Charakter der Positiven Familientherapie bietet sie ein Grundkonzept im Umgang mit Störungen und Krankheiten.
- Grundlage der Positiven Familientherapie ist ein transkulturelles Denken, das den Menschen in seiner Stellung als Individuum als auch als Gruppenmitglied sieht. Jeder Mensch ist geprägt von dem Kulturkreis, in dem er aufgewachsen ist. Dieser Hintergrund muss berücksichtigt werden, um Missverständnisse zu begreifen und zu bewältigen.
- Ausgehend von der Frage: „Was haben alle Menschen gemeinsam und wodurch unterscheiden sie sich?“ beschreibt die Positive Psychotherapie ein Inventar an Konfliktinhalten, das die Grundlage des therapeutischen Instrumentariums der Positiven Psychotherapie bildet.
- Die Positive Familientherapie verfolgt eine tolerante und methodenübergreifende Arbeitsweise und ist für jegliche interdisziplinäre Kooperation mit anderen Fachrichtungen offen.
- Sie stellt die Familie ins Zentrum der Betrachtung, jedoch nicht als isolierte Einheit, sondern als ein dynamisches Zusammenwirken von Familienmitgliedern im gesellschaftlichen und kulturellen Kontext, woraus sich die Bedeutung ihrer Einbeziehung in den therapeutischen Prozess ableitet.(1)

---

(1) Vgl. Nossrat Peseschkian Positive Familientherapie, a.a.O., S.66ff.

II.5.3.1 Das differenzialanalytische Inventar

Peseschkian ermittelt den Aktual- bzw. Grundkonflikt innerhalb einer Partnerschaft mit Hilfe eines in Kurzform gefassten differenzierungs-analytischen Inventars (DAI).

| Aktualfähigkeiten | Patient | Partner | Spontanaussagen |
|---|---|---|---|
| Pünktlichkeit | | | |
| Sauberkeit | | | |
| Ordnung | | | |
| Gehorsam | | | |
| Höflichkeit | | | |
| Ehrlichkeit/Offenheit | | | |
| Treue | | | |
| Gerechtigkeit | | | |
| Fleiß/Leistung | | | |
| Sparsamkeit | | | |
| Zuverlässigkeit/Genauigkeit | | | |
| Liebe | | | |
| Geduld | | | |
| Zeit | | | |
| Vertrauen/Hoffnung | | | |
| Kontakt | | | |
| Sexualität<br>Weltanschauung/Spiritualität | | | |

Differenzierungsanalytisches Inventar (1)

Im Rahmen einer Einzeltherapie füllt der Patient das DAI sowohl für sich, als auch den Partner aus, wobei in der Paartherapie eine gesonderte Bearbeitung stattfindet. I
Im gegenseitigen Vergleich der ausgefüllten Bögen werden die Aktualkonflikte anhand der Grundkonflikte deutlich. Dem Patienten bzw. den Partnern wird der wahre Grund, der Ursprung der Konflikte bewusst.

Durch ein verändertes Konzept, das der Patient sich erarbeitet, wird er in die Lage versetzt, konfliktfreier mit ähnlichen Situationen umzugehen, hilfreich ist dabei die Nutzung des Konfliktmodells Peseschkians, das im folgenden Abschnitt der Arbeit zu beleuchten gilt.

(1) Vgl. Nossrat Peseschkian, Psychosomatik und Positive Psychotherapie, a.a.O., S.60

II.5.4 Das Konfliktmodell in der Positiven Psychotherapie

Konflikte im Leben eines Menschen ziehen in der Regel Symptome nach sich und lassen sich durch das Konfliktmodell darstellen.
Am Beispiel der sich berührenden Bereiche von Höflichkeit und Ehrlichkeit soll die Symptombildung verdeutlicht werden.
Die Emotionen Angst bzw. Aggression lösen im ZNS bei der Endokrinen- und Neurotransmitterverarbeitung eine Kettenreaktion von Angst- bzw. Aggressionserscheinungen aus, die durch hormonelle Einwirkung zunächst in funktionelle Beschwerden und letztlich in Organfunktionsstörungen münden können.
Der Mensch erfährt in seinem Leben Beeinträchtigungen seiner körperlichen, seelischen, sozialen und geistigen Gesundheit, die durch externe Mikro-Traumen, den kleinen alltäglichen Ereignissen wie etwa Unpünktlichkeit, Unordnung, Ungerechtigkeit des Partners, Mobbing durch Kollegen, Mitarbeiter, Vorgesetzten, Stress im Straßenverkehr verursacht werden und den einschneidenden von Außen auf den Mensch einstürzenden Ereignissen wie Unfall, Naturkatastrophen, Tod, Verfolgung oder Krieg.
Peseschkian formuliert die Entstehung des Aktualkonfliktes wie folgt:

> *„Durch dieses Aufeinandertreffen äußerer Belastungen und persönlichkeitsdeterminierender Kapazitäten und Fähigkeiten zur Verarbeitung dieser Belastungen entsteht der Aktualkonflikt."* (1)

Vom *Grundkonflikt* spricht die Positive Psychotherapie, wenn ein Mensch in seiner Sozialisation sehr rigide auf die Grundfähigkeiten wie Pünktlichkeit, Ordnung, Sauberkeit, Höflichkeit etc. hin erzogen, ja geradezu dressiert worden ist und aufgrund seiner enormen Prägung neurotisch reagiert, da er sich im aktuellen Leben mit Unpünktlichkeit, Unordnung, Unsauberkeit, Ungerechtigkeit konfrontiert sieht.
Als ich mich 1976 entschloss, nach Deutschland zu reisen, um mein Studium der Psychologie fortzusetzen, gab mir mein Vater einen paar wohl gemeinte Empfehlungen. Er riet mir, dass ich in Deutschland auf Pünktlichkeit, Ordnung, Sauberkeit und Fleiß achten solle, um mit den Deutschen möglichst konfliktfrei zusammenzuleben und um so erfolgreich zu sein. Ich habe seinen Rat beherzigt und habe in den 31 Jahren kaum Konflikte gehabt, die ich nicht mit Hilfe von Achtsamkeit korrigieren konnte. An diesem persönlichen Beispiel lässt sich ein transkulturelles Phänomen verdeutlichen.
Kulturbedingte Aktualfähigkeiten können Vorurteile und Konflikte verursachen, die ein friedliches Zusammenleben von Menschen verschiedener Kulturen gefährden. Die bewusste Achtsamkeit der eigenen Aktualfähigkeiten und die einer anderen Kultur ermöglicht die gegenseitige Achtung, Integrationsfähigkeit und ein konfliktarmes, friedliches, bereicherndes Miteinander.
Die Aktualfähigkeiten sind in jeder Familie, Gruppe, Region, Nation, jedem Kulturkreis unterschiedlich und bedürfen im Sinne der präventiven Konfliktvermeidung der Aufmerksamkeit aller.

---

(1) Ebd., S. 45

Der *Schlüsselkonflikt* beschreibt einen Zwiespalt, der sich in einer Dichotomie zwischen zwei gegensätzlichen, jedoch sich ergänzenden Aktualfähigkeit befindet, im Sinne der Ganzheitlichkeit des Wertes.
Das nachfolgende Schema zeigt den Schlüsselkonflikt eines disbalancierten Menschen in seiner überbetonten Höflichkeit und der zu geringen Ehrlichkeit/ Offenheit im Vergleich zu einem Leben in Ausgewogenheit. (1)

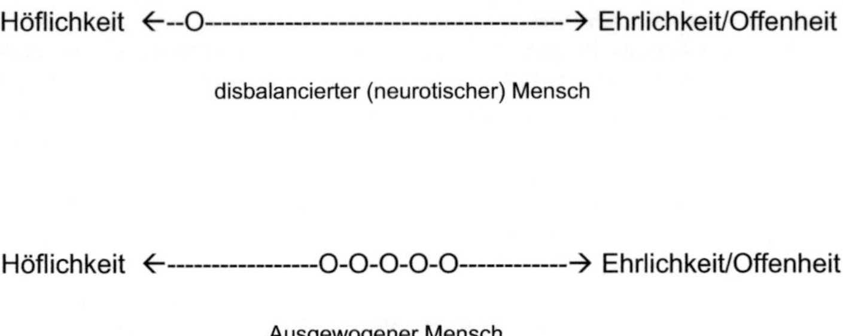


Die Positive Psychotherapie arbeitet im Sinne der Balance an der Entwicklung der Ehrlichkeit/Offenheit, um das innere Gleichgewicht herzustellen.
Ziel der Therapie ist nicht die Eliminierung der Höflichkeit und der vollkommene Ausbau der Ehrlichkeit, sondern eine für die Person stimmige Gewichtung beider Tugenden.
Der menschliche Organismus reagiert auf diese Ereignisse, Veränderungen und Konflikte mit biochemischen Prozessen auf der Ebene der hormonalen Veränderungen. Sowohl das zentrale als auch das vegetative Nervensystem nehmen am Phänomen der Konfliktverarbeitung aktiv teil. Emotionale Prozesse wirken aktiv auf die Funktion von Thalamus, limbischen System. Ebenso betroffen ist das periphere Nervensystem. Neuropeptide -Hypophysenhormone und hypothalamische Peptide- von endokrinen Zellen und endokrinen Drüsen hergestellte Hormone sowie vom zentralen und peripheren Neuronen produzierte Transmittersubstanzen haben ihre entsprechende Wirkung als Signalstoffe. Auf diese Weise entstehen bei einer Dauerbelastung, die Dauerproduktion von Substanzen, die der Körper nicht in dieser Menge benötigt. Die Folge sind Organ- und Psychosyndrome. (2)

Auf dem Hintergrund dieses Wissens fasst das Konfliktmodell der Positiven Psychotherapie die zuvor gemachten Ausführungen schematisch zusammen.

---

(1) Vgl. ebd., S.46
(2) Vgl. ebd., S.48

*Life-Events* und *Mikro-Traumen* lösen innerpsychisch beim Patienten einen *aktuellen Konflikt* aus, der auf den Körper und die Psyche entsprechende negative Auswirkung ausübt.
Je nachdem wie die Persönlichkeit des Menschen in der primären und sekundären Frühgenese geprägt worden ist, werden die konflikthaften Auswirkungen auf den Menschen unterschiedlich empfunden.
Hat ein Mensch in seiner Sozialisation den ungerechten Umgang der Eltern im Vergleich zu seinen Geschwistern erfahren, reagiert er im Verständnis von Aktual- und Grundkonflikt in seinem aktuellen Lebensbereich gegenüber Ungerechtigkeit entsprechend empfindlich bis symptomatisch.
Welche Bereiche von der Positiven Psychotherapie in ihrem Konflikt-Modell Berücksichtigung finden zeigt das folgende Schaubild. (1)

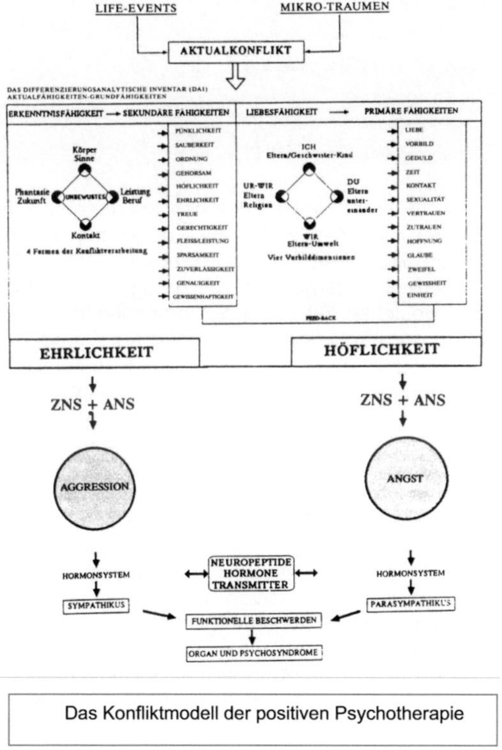


Das Konfliktmodell der positiven Psychotherapie

Durch das anhaltende Zusammenwirken von Aktual- und Grundkonflikt treten psychosomatische Symptome als Verarbeitung nicht gelöster Konflikte auf. Eine amerikanische Studie kommt zu dem Ergebnis, dass obgleich kleine interkulturelle Unterschiede hinsichtlich der Aktu-

(1) Ebd., S.48

alfähigkeiten wie Pünktlichkeit, Höflichkeit, Ordnung, Sparsamkeit, Geduld, Kontakt bestehen, Menschen in den USA, Schweden, den Niederlanden und Japan bei Life-Events ähnlich konflikthaft reagieren.

### II.5.4.1 Die Mikrotraumentheorie

Von Lao tse kennen wir folgende Weisheit,

*Achte auf deine Gedanken,*
*denn sie werden Worte.*
*Achte auf deine Worte,*
*denn sie werden Handlungen.*
*Achte auf deine Handlungen,*
*denn sie werden Gewohnheiten.*
*Achte auf deine Gewohnheiten,*
*denn sie werden dein Charakter.*
*Achte auf deinen Charakter,*
*denn er wird dein Schicksal.* (1)

Nach dem Motto: „Steter Tropfen höhlt den Stein" sorgen die sogenannten Nickeligkeiten des Alltags für die Entstehung von Symptomen. Allgemein können Menschen, bis auf schreckliche traumatische Katastrophen, mit anderen Problemen und Krisen relativ gut umgehen.
Die täglichen ärgerlichen Situationen, Verletzungen oder Misserfolge sind hingegen in der Lage, einen Menschen auf Dauer zur Symptomentwicklung zu bringen, da es sich um kleine Traumen handelt, denen ansonsten im Alltag kaum Beachtung geschenkt wird und die zunächst unbemerkt bleiben.
Von Mikrotraumen spricht die Positive Psychotherapie, wenn Eltern beispielsweise ihre Kinder immer wieder und zu jeder Tages- und Nachtzeit und ohne Ausnahme zur Pünktlichkeit, Ordnung, Gehorsam auffordern oder andauernd an ihnen Kritik üben, sie ständig korrigieren, anstatt sie in den Arm zu nehmen und sie öfters mal zu loben.
Ein Patient von mir, der sich mit tiefen Zukunftsängsten an mich wandte, berichtete, dass sein Vater einige Male am Tag zu ihm sagte: „Du hast den Kopf da oben auch wohl nur fürs Mützetragen."
Die täglichen, über Jahre kränkenden Äußerungen des Vaters führten beim Patienten zum massiven mangelnden Selbstvertrauen und Scheitern im Leben, was er mittels Angstzustände kompensierte.
Eine Angstpatientin erzählte, dass ihr Vater sie schon als kleines Kind bei jeder Gelegenheit massiv kritisierte, in dem er sagte: „Aus dir wird nie ein vernünftiger Mensch und du wirst in der Gosse landen. Dir gelingt ja doch nichts, die Schule ist viel zu schade für dich!"
Die wiederholten täglichen Kränkungen sorgten in ihrer Persönlichkeitsentwicklung für erhebliche chronische Selbstzweifel mit Autoaggressionen. Die Patientin war eine normal intelligente Frau und über-

(1) Diese Weisheit begleitet mich und meine Patienten seit Jahren. Ihre Quelle weiß ich nicht mehr zu benennen.

nahm unkritisch die Einstellung des aggressiven, kränkenden Vaters und glaubte an dessen Behauptung.
Die ständige Sauberkeitsaufforderung lassen Zwangssymptome entstehen und verhindern, dass der Mensch sein Leben genießen kann, wenn z.B. einige Krümmelchen auf dem Boden liegen.
Bei den Mikro-Traumen handelt es sich um regelmäßige symptomatische Impulse während der Sozialisation eines Menschen, die große seelische Narben hinterlassen und selbst Mammutbäume zu Fall bringen, wie folgende Geschichte zeigt.

*Die Riesen des Waldes*

*Die Mammutbäume, diese Riesen des Waldes, überleben Generationen von Menschen.*
*Kein Sturm, kein Hagel, kein Blitzschlag kann ihnen etwas anhaben.*
*Ja, selbst Feuer und Erdbeben haben sie überstanden.*
*Sie stehen Jahr um Jahr, Jahrzehnt um Jahrzehnt, ganze Jahrhunderte*
*Jahrhunderte und trotzen den Unbilden der Natur in ihrer mächtigen Gestalt.*
*Es scheint, als könne nichts diese Giganten zu Fall bringen.*
*Doch es gibt kleine, winzige Insekten, die Termiten, die kommen*
*und beginnen, den Baum mit winzigen Bissen nach und nach zu zerfressen.*
*Und schließlich schaffen, diese vielen kleinen Winzlinge das,*
*was keine Naturkatastrophe vermag:*
*Sie bringen den Riesen zu Fall.* (1)

Die Positive Psychotherapie befasst sich intensiv und focusiert mit den Mikrotraumen. Sie bemüht sich, in Kooperation mit dem Patienten, die Entstehung der Mikro-Traumen bewusst zu machen um positive und adäquate Alternativen zu entwickeln und einzuüben, um die bestehende neurotische Haltung des Patienten zu behandeln. Als hilfreich bei diesem Anliegen erweisen sich Geschichten, die verschlüsselte Botschaften zu senden wissen.

### II.5.4.2 Die vier Formen der Konfliktverarbeitung

Menschen gehen in ihrer Einzigartigkeit, gleich welcher kulturellen und gesellschaftlichen Herkunft, in ihrer Konfliktbewältigung unterschiedliche, in der Regel unbewusst gewählte Wege.
Nach der Positiven Psychotherapie lassen sich die Konflikverarbeitungswege in vier Richtungen fassen, die sich das Balance-Modell mit seinen vier Hauptlebensbereiche in Körper (Sinne/Empfindungen), Leistung/Beruf (Verstand), Kontakt/ Beziehung (Tradition) und Fantasie/Spiritualität (Intuition) anlehnen.(2)

(1) Nossrat Peseschkian, Steter Tropfen höhlt den Stein. Mikrotraumen - Das Drama der kleinen Verletzungen, Frankfurt a.M. Januar 2005, S. 11
(2) Vgl. das in Kapitel II.5 der Arbeit beschriebene Balance-Modell.

Das folgende Schema weisen vier Formen der Konfliktverarbeitung bzw. der Fluchtreaktionen auf. (1)

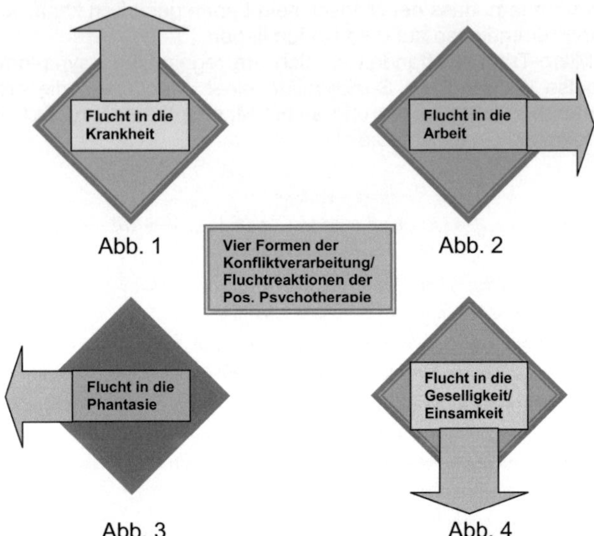


Jeder Mensch entwickelt unbewusst, bewusst bzw. halbbewusst gemäß eigener Präferenz einen Konfliktverarbeitungsweg.
Im ersten Abbild wählt der Mensch den Weg in die Krankheit um der Konfliktsituation zu entkommen. Vorrangig handelt es dabei um somatische Krankheiten wie Alkoholsucht, Adipositas, Magenbeschwerden, Rücken-Nacken-Verspannungen, Herzrasen, etc.
Die zweite symptomatische Verarbeitungsmöglichkeit aus der Krise ist die Flucht in Leistung und Arbeit, mit anschließenden Burn-out-Syndrom. Dieser Weg ist die Kompensation der nicht adäquat gelösten Konfliktsituation durch Leistungserhöhung, um von den eigentlichen Konflikten abzulenken. Neben der Leistungsüberhöhung existiert deren Verweigerung. Die Lethargie ist vielfach verbunden mit sozialer Isolation oder Entwicklung somatischer Krankheitsbilder.
Der dritte Verarbeitungsweg der Konflikte zielt auf exzessive soziale Kontakte, nach dem Motto: überall und nirgendwo. Die überbetont geleb-ten sozialen Kontakte dienen der Verdrängung der bestehenden Kon-flikte, begleitet von der Unfähigkeit allein sein zu können. Alleinsein wird mit diversen körperlichen Reaktionen wie Zittern, Schweißaus-brüchen, Verspannung am ganzen Körper, Kopfdruck, Herzrasen etc.
beantwortet. Sozialer Rückzug ist eine andere Variante des dritten Weges, häufig von Selbstmitleid und einer langsam entwickelnden Depression flankiert.

(1) Nossrat Peseschkian, Udo Boessmann, Angst und Depression im Alltag. Eine Anleitung zur Selbsthilfe und positiver Psychotherapie, 5. Aufl. Frankfurt a.M. Oktober 2003, S.123

Der vierte Verarbeitungsweg lenkt den Menschen in die Fantasie, Träumerei, letzten Endes in die Psychose, d.h. Flucht in eine Fantasiewelt ohne Bezug zur Realität. Der Mensch entwickelt in seiner Fantasie Lösungsmöglichkeiten, die sich zwischen Aggression gegen die Konfliktsituation und Autoaggression bewegen, suizidale Fantasien durchaus eingeschlossen.
In diesem Verarbeitungsweg kommt es vor, dass der Mensch in seiner Fantasie, die Konfliktlösung in der Delegation an Gott sucht.

### II.5.4.3 Das Konfliktmodell zur Entstehung psychosomatischer Symptome in der Positiven Psychotherapie

Psychosomatik war und ist von alters her Thema der Menschen gewesen, wie der kluge Arzt aus seinem Alltag zu berichten weiß.

*Der kluge Arzt*

*Es war einmal in alten Zeiten eine Frau in Bagdad, die war so dick,*
*dass sie nicht gehen konnte.*
*Eines Tages fasste sie den Entschluss, zu einem Arzt zu gehen.*
*Der sollte ihr eine Medizin gegen ihre Fettleibigkeit geben.*
*Sie ging zum Haus des Arztes. Als sie dort angekommen war,*
*winkte der Arzt sie zu sich und sagte:„ Tritt näher!"*
*Sie setzte sich hin und der Arzt fragte, wie es ihr geht. Die Frau antwortete:*
*„ Ich danke, ganz gut. Ich bin gekommen, damit du mich untersuchst."*
*Und er fragte sie:„ Was hast du denn?" Die Frau antwortete:„Ich möchte,*
*dass du mir eine Medizin machst gegen meine Fettleibigkeit."*
*Der Arzt sagte:„ Wenn Gott will. Aber ich muss zuerst das Orakelbuch fragen,*
*damit ich sehe, welche Medizin für dich passt. Geh jetzt nach Hause.*
*Morgen komm wieder und hol die die Antwort."*
*Die Frau sagte: „ Wenn Gott will" und ging nach Hause.*
*Am folgenden Tag kam sie wieder, um die Antwort zu holen.*
*Der Arzt sagte ihr: „Liebe Frau, ich habe in dem Buch nachgesehen;*
*ich fand darin, dass du in sieben Tagen sterben wirst. Deshalb, meine ich,*
*brauchst du keine Medizin, wenn du sowieso stirbst."*
*Als die Frau die Worte des Arztes hörte, fürchtete sie sich sehr.*
*Sie kehrte nach Hause zurück, aß nicht, trank nicht und war sehr traurig*
*und wurde sehr mager. Es vergingen sieben Tage, aber sie starb nicht.*
*Sie erreichte den achten Tag, aber sie starb nicht.*
*Da ging sie zum Arzt und sagte zu ihm: „Heute ist der achte Tag und*
*ich bin nicht gestorben." Der Arzt fragte: „Bist du nun dick oder dünn?"*
*Sie sagte:„Ich bin dünn, vor Todesfurcht ganz abgemagert."*
*Der Arzt ging zu ihr:„Das eben war die Medizin, die Furcht."*
*Und die Frau ging nach Hause.* (1)

(1) Ebd., S. 101

Zu den wichtigsten Körperfunktionen zählt die Sauerstoffversorgung durch die Lunge. Das Herz pumpt das Blut in die Blutgefäße, die Leber filtriert die Schadstoffe, Nieren und Blase kontrollieren den Wasserhaushalt im Körper, die Därme sorgen für Zersetzung und Verarbeitung der Nahrung und ihre Aufnahme. Was so einfach klingt, ist natürlich viel komplizierter, doch der Mensch ist mehr als eine Summe von Organfunktionen.

Neben der körperlichen, physischen oder somatischen Verfassung spielt die seelische, psychische Verfassung des Menschen eine große Rolle. Eine dauerhaft seelische Anspannung, allgemein als Stress verstanden, ist häufig die Ursache für zahlreiche körperliche Beschwerden und ernsthafte Erkrankungen. Das Wechselspiel der Einflüsse zwischen der Seele, Psyche und dem Körper, Soma findet sich in dem Fachbegriff Psychosomatik.

Psychosomatische Erkrankungen werden durch problematische Verhältnisse zwischen Menschen, ihrer Umwelt und der ständigen Reizüberflutung der optischen und akustischen Reize verursacht. Sie sind Auslöser zahlreicher Symptome auf dem Hintergrund ständiger Anspannung, dem unter „Strom stehen“, dem Gefühl von getrieben und ausgeliefert sein, dem Gefühl, was Menschen schlichtweg als „Stress“ bezeichnen.

Stress löst im Körper Alarmreaktionen aus, Kraftreserven werden mobilisiert. Hormone wie Adrenalin und Noradrenalin aus dem Nebennierenmark, Kristol aus der Nebennierenrinde und diverse andere Hormone aus der Hypophyse sind an solchen Stressreaktionen beteiligt. Durch ihre Wirkung erweitern sich die Bronchien, das Herz schlägt schneller, der Blutdruck steigt. Alles ist darauf ausgerichtet, Organe und Bewegungsapparat mit so viel Sauerstoff zu versorgen, dass sie Höchstleistungen erbringen. Einer derartigen Hochspannung kann der Körper lediglich eine kurze Zeit standhalten. Werden diese Anspannungen zur Dauerbelastung, pendeln sich die Körperfunktionen, die Hormondrüsen und das Nervensystem auf einem höheren Anspannungsniveau ein. Die Folgen lassen nicht lange auf sich warten. Zuerst sind es vegetative Befindlichkeits- und Funktionsstörungen, aus denen sich psychosomatische Erkrankungen wie Rückenschmerzen, Bronchialasthma, Bluthochdruck, Magen- und Zwölffingerdarmgeschwüre, Blasenbeschwerden, Spannungskopfschmerz/ Migräne, Atembeschwerden, Störungen des Bewegungsapparates, gynäkologische Beschwerden, Potenzprobleme, Bauchschmerzen etc. entwickeln.

In diesem Zustand „spricht die Seele durch den Körper“.

Der Volksmund belegt die seelischen und sozialen Konflikte körperlicher Beschwerden mit

...mir läuft die Galle über,
...es geht mir unter die Haut,
...mir läuft die Laus über die Leber,
...das schlägt mir auf den Magen,
...ich bin sauer,
...das stößt mir sauer auf,
...ich zerbreche mir den Kopf,
...mir bricht das Herz,

...ich habe Schiss,
...mir bleibt die Luft weg ,
...ich bekomme Gänsehaut,
...ich habe die Nase voll,
...ich habe einen Kloß im Hals,
und vielen mehr.

Jeder kennt ähnliche Beschreibungen aus der Umgangssprache für die zahlreichen psychosomatische Beschwerden.
Eine Patientin, die als Verwaltungsangestellte arbeitete, sprach häufig von „Ich habe Schiss... ." In den Gesprächen klärte sich, dass sie auf Prüfungssituationen, in denen sie sich unter massiven Leistungsdruck fühlte, regelmäßig mit Durchfall reagierte.
Die Positive Psychotherapie fasst die Entstehung psychosomatischer Beschwerden folgendes Konfliktmodell:

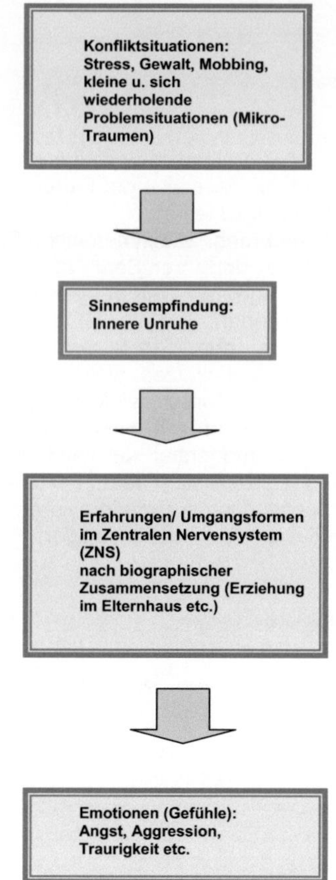

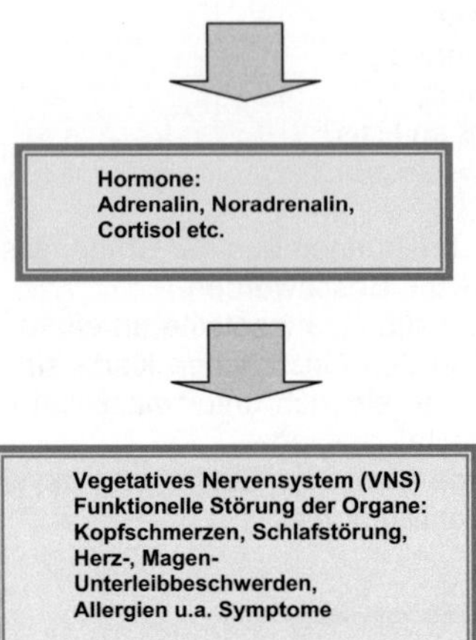


Das Konfliktmodell der Psychosomatik

In meiner Praxis verzeichne ich eine jährlich ansteigende Zunahme der psychosomatischen Symptome, so dass sich der Eindruck aufdrängt, in einem Zeitalter der Psychosomatik zu leben.
Ich beobachte dabei, dass immer mehr Menschen einen Entfremdungsprozess gegenüber ihrem Körper und ihrer Seele durchleben, in dem sie sich ausschließlich mit ihrer äußeren Welt befassen und ihre innere Welt vernachlässigen und ausblenden.
Den Partner-, Familienkonflikten, dem Stress am Arbeitsplatz, der Angst vor dem Verlust des Arbeitsplatzes steht eine zunehmende Unfähigkeit der Kommunikation, der Sprachlosigkeit gegenüber.
Die Individualisierung der Gesellschaft mit ihrer Übertonung materialistischer Ansprüche, ihrer Konsumorientiertheit verstärkt die Entwicklung hin zu Egoismus und Egozentrik. Diese Faktoren sind nach meinem Dafürhalten mitverantwortlich für die gravierende Zunahme psycho-somatischer Symptomen bei gleichzeitiger Abnahme der Konfliktfähigkeit der Menschen.

*Das passende Wort*

*Ein Herrscher aus alten Zeiten grübelte über die Fragen des Lebens nach Lebens nach. Weil ihm das Wesen von Gut und Böse beschäftigte, befahl er seinem Diener, die Organe zu bringen, die am besten, schönsten und wertvollsten seien.*
*Der Diener brachte das Herz und die Zunge eines Tieres.*
*Der Herrscher schaute sich die Organe an, dachte über deren Sinn, nach, den sie bedeuteten und schickte den Diener nun, die häßlichsten und schlechtesten Organe zu holen.*
*Der ging und brachte wiederum ein Herz und eine Zunge.*

*Erstaunt fragte der Herrscher seinen Diener:*
*„Du bringst Herz und Zunge als die besten Orange,*
*aber auch gleichzeitig als die schlechtesten, wie kommt das?"*
*kommt das?"*
*Der Diener antwortete bescheiden: "Wenn das, was ein Mensch fühlt und denkt, offen von Herzen kommt und die Zunge nur Wahres ehrlich sagt, sind Herz und Zunge die wertvollsten Organe. Der Mensch, dem sie gehören, fühlt sich gesund und glücklich. Wenn aber das Herz zu einer Mördergrube wurde, die Wünsche verleugnet, und die Zunge Unwahrheit und Falsches sagt, sind beide Organe die reine Strafe für den Menschen, dem sie gehören. Die Zwietracht, die er nach außen sät, erfüllt auch sein Inneres, und das Glück hat sich von ihm gewandt".* (1)

## II.6 Therapeutische Vorgehensweise der Positiven Psychotherapie

Das fünfstufige Behandlungsmodell der Positiven Psychotherapie versteht sich als praktisch, strukturierte Vorgehensweise für Therapeut und Patient.
In der Praxis bedeutet das für den Umgang mit Ängsten, dass in enger Abstimmung mit dem Patienten behutsam, achtend die positiven Botschaften der Ängste dechiffriert werden, um selbsttherapeutisch, präventiv mit diesen umgehen zu können.
Substantiell ist, Ängste als Botschaften aus der Tiefe der Seele verstehen zu lernen und nicht als zusätzlichen Furchtauslöser, denn wer sich seinen tiefen seelischen Anteilen verschließt, wird Angst vor sich selbst entwickeln.
Die Angst vor der Angst, mit der viele Menschen kämpfen, ist die Angst vor dem Fremden, der Fremdheit in uns selbst.
Der positive Ansatz eröffnet den Menschen die Perspektive, sich von sich fürchtenden zu mutigen Forschern ihrer inneren Welt zu entwickeln, um sich besser kennen zu lernen und dem Leben bewusster zu begegnen.
Wer sich gut kennt, seine inneren Botschaften versteht bzw. positiv übersetzen und annehmen kann, der lebt angstfrei, selbstsicher und seelisch gesund.
Die fünf Stufen der Positiven Psychotherapie lassen sich wie folgt umschreiben.
Der erste Schritt ist die Anlegung eines ansprechenden Heftes, in dem der Betroffene seine Schritte auf dem Weg der Selbstbehandlung in Form eines persönlichen „Angstbuches" sorgfältig dokumentiert.
Auf diese Dokumentation kann der Patient jederzeit zurückgreifen, um sich seiner Entwicklung bewusst zu werden, sie zu begreifen.
Weitere, zunächst nicht aktuelle Ängste können hier mit aufgenommen und bearbeitet werden.
Bei Interesse kann das „Angstbuch" durch den Schreiber anonymisiert und anderen als Wegweiser zur Verfügung gestellt werden. So wird

(1) Nossrat Peseschkian, Auf der Suche nach Sinn, a.a.O., S. 195

das „Angstbuch“ eine Hilfe zur Selbsthilfe, als Ermutigung auf dem Weg der Entwicklung und Veränderung.

### II.6.1 Beobachtung und Distanzierung

In der ersten Stufe definiert der Betroffene für sich, in einer Atmosphäre der Ruhe und Gelassenheit, folgende Fragen:

- Wovor genau habe ich Angst?
- Ist es eine Person, eine Situation oder ein Lebensabschnitt in der Vergangenheit, Gegenwart bzw. Zukunft, die in mir Angst auslösen?
- Wann genau tritt die Angst immer auf?
- Welche Person/en, Situation oder welchen Lebensabschnitt habe ich erlebt, genossen, als angenehm, liebevoll, ermutigend, sicher empfunden?
- Was empfinde ich in meinem Hier und Heute als positiv, was stärkt mich?

Diese Informationen sind präzise und sich gegenüber ehrlich zu notieren.
Zur näheren Erläuterung möchte ich eine Bildbetrachtung anführen.
Betrachtet man ein Bild direkt vor seiner Nase, so kann man dieses Bild kaum sehen. Unter großer Anstrengung müht man sich, einen Gesamteindruck zu gewinnen, schaut hektisch, verzweifelt suchend, doch bleibt es letztlich ein vergebliches Unterfangen. Zwar werden Details erkannt, doch die fehlende Distanz verstellt den Blick aufs Ganze.
Als Reaktion darauf folgen alsbald Symptome der Ungeduld, Unruhe, des Engegefühls im Brustkorbraum.
Würde in dieser Situation das Bild aus der Sicht nehmenden Nähe entfernt, so gelänge der Betrachter in die Position der beobachtenden Distanz. Einer Position, die ihn ohne Anstrengung die verschiedenen Teile des Bildes schauen lassen, ihm den Sinn des Ganzen offen legen.
Die Symptome wie Ungeduld, Unruhe und Engegefühl würden sich langsam relativieren und blieben gar ganz aus.
Der Sinn der Stufe der Beobachtung und Distanzierung ist eine bewusste, achtsame und gelassene Betrachtung der eigenen Ängste. Sie ermöglicht dem Betroffenen, nicht von der Angst beherrscht zu werden, sondern selbst aktiv, seine Angst unter Beobachtung und Kontrolle zu stellen. Gemäß dem Motto „Meine Angst ist keine selbstständige Lawine, die mich überrollt, sondern ich bin in der Lage, sie mit einer Kraft, Intuition zu stoppen, zu untersuchen und zu entschlüsseln.“
Sich in die Angst hineinzusteigern bedeutet, sich in deren Achterbahn zu begeben und sich ohne Ich-Kontrolle von der eigenen Angst führen und bestimmen zu lassen.

## II.6.2 Inventarisierung:

In der zweiten Stufe der Selbstbehandlung wird mit Hilfe des Balance-Modells eine persönliche Raute erarbeitet, wobei man auf folgendes umfangreiches Inventar an Fragen zurückgreift.

### Fragen zum Bereich Körper/Sinne

1. Welche körperlichen Beschwerden habe ich, welche Organe sind davon betroffen?
2. Wie beurteile ich mein Aussehen?
3. Empfinde ich meinen Körper als Feind oder als Freund?
4. Ist es für mich wichtig, dass mein Partner gut aussieht?
5. Welche der fünf Sinne (sehen, hören, riechen, schmecken und tasten) haben für mich größere Bedeutung?
6. Welche Eigenschaften von mir spielen bei meiner Angst/ meinen Ängsten eine Rolle? Auf welche Organe schlägt bei mir die Angst?
7. Wie reagiert mein Partner/ meine Familie, wenn ich krank bin? Wie verhalte ich mich, wenn mein Partner krank ist?
8. Wie viel Schlaf brauche ich?
9. Mache ich mir vor dem Schlafen Gedanken über den vergangenen und kommenden Tag? Welchen Einfluss haben Krankheiten und Ängste auf mein Lebensgefühl und die Beziehung zu meiner Zukunft?
10. Bin ich mit meinem Sexualleben zufrieden?
11. Legten meine Eltern/ Bezugspersonen großen Wert auf gutes Aussehen, sportliche Betätigung, körperliche Regeneration und Pausen? Wie stehe ich persönlich heute zu diesen Fragen?
12. Bin ich als Kind gestreichelt, geküsst oder zärtlich behandelt worden?
13. Welche Bedeutung hat Zärtlichkeit heute für mich? Vermisse ich Zärtlichkeit?
14. Wurde bei mir zu Hause auf gutes, reichhaltiges und gemeinsames Essen großer Wert gelegt?
15. Welche Bedeutung hat das Rauchen für mich? Wie reagiere ich, wenn mein Partner raucht?
16. Welche Bedeutung hat der Alkohol für mich, meinen Partner und meine Familie?
17. Welche Medikamente nehme ich zur Zeit? Wie gehe ich mit Medikamenten und ihre Haupt- und Nebenwirkungen um?
18. Welche Bedeutung haben Drogen für mich und meine Familie?
19. Wie reagierten meine Eltern, wenn ich mit meinem eigenen Körper spielte (z.B. Daumenlutschen, Selbstbefriedigung etc.)?
20. Wie wurde ich zu Hause bestraft, gab es Schläge, Schimpfe, Essens-, Liebesentzug, Verachtung, Rausschmiss?
21. Wie ernähre ich mich heute, eher vegetarisch, mit viel Fleisch, gemischt, Fastfood, regelmäßig, unregelmäßig, wenn ich dazu komme?
22. Wie erhole ich mich täglich, am Wochenende, vierteljährlich oder im Jahresurlaub?

### Fragen zum Bereich Leistung/ Beruf

1. Bin ich mit meinem Beruf zufrieden? Welche Tätigkeiten, welchenTraumberuf würde ich gern ausüben? Welche Tätigkeiten bereiten mir Schwierigkeiten? Welche persönlichen Eigenschaften von mir sind an diesen Schwierigkeiten beteiligt?
2. Ist es für mich sehr wichtig, immer erfolgreich zu sein? Wie komme ich mit Fehlern bei der Arbeit zu Recht? Welche persönlichen Eigenschaften von mir sind daran beteiligt?
3. Wo liegen meine Interessensschwerpunkte (körperliche, intellektuelle, künstlerisch-kreative oder Verwaltungsaufgaben etc.)?
4. Wie wichtig ist für mich die Intelligenz und das soziale Prestige eines anderen Menschen?
5. Wie fühle ich mich, wenn ich einmal nichts zu tun habe?

6. Fällt es mir leicht, die Leistungen anderer des Partners, der Kinder, Kollegen, Untergebenen etc. zu loben? Wie sind meine Eltern mit Lob und Anerkennung mit mir umgegangen?
7. Legten meine Eltern viel Wert auf Fleiß und Leistung? Wie wurde ich von meinen Eltern belohnt? Wurde ich bestraft, wenn ich Fehler machte?
8. Wie waren meine Leistungen in der Schule, Ausbildung, Studium etc.
9. Nehme ich es mir übel, wenn ich einen Fehler mache? Wie geht es mir dann? Wie gehe ich dann mit mir um?

## Fragen zum Bereich Kontakt/Beziehung

1. Halte ich mich für kontaktfreudig?
2. Habe ich Freunde, Bekannte? Wie fühle ich mich in einer Gesellschaft unter Menschen bzw. unter vielen Menschen?
3. Bei welchen Menschen fällt es mir leicht, Kontakte aufzunehmen und bei welchen schwer?
4. Was könnte mich eher davon abhalten, Gäste einzuladen:
   dass man zu wenig Zeit hat; dass Gäste Geld kosten; dass Gäste Unordnung machen; dass man auf manche Gäste warten muss; dass man meint, Gästen nicht genügend bieten zu können; dass ich von der Arbeit erschöpft bin und meine Ruhe haben will?
5. Wie oft lache ich meine Familie, Kollegen, Nachbarn, Verwandten, Freunde und Bekannte etc. an?
6. Wie oft besuche ich das Kino oder andere Kulturveranstaltungen und mit wem?
7. Wie oft besuche oder lade ich meine Eltern, Geschwister, Verwandte und Freunde ein? Wie sind die Beziehungen - auch die meines Partners- zu den Eltern und Schwiegereltern?
8. Nehme ich besondere Rücksicht auf das, was „die Leute“ sagen oder denken (könnten)? Welche persönlichen Eigenschaften sind dabei beteiligt?
9. Wer ist in meiner Beziehung kontaktfreudiger, mein Partner oder ich?
10. Wer von meinen Eltern war kontaktfreudiger?
11. Wenn meine Eltern Besuch hatten, durfte ich dabei sein und mitsprechen?
12. Hatte ich als Kind und Jugendlicher Freunde oder war ich isoliert?
13. An wen konnte ich mich wenden, wenn ich Probleme hatte? An wen kann ich mich heute wenden?
14. Legten meine Eltern viel Wert auf „gutes Benehmen“ und „Höflichkeit“?

## Fragen zum Bereich Fantasie/Zukunft/Glaube

1. Haben mein Partner und/oder ich oft gute Einfälle? Wer in meiner Beziehung legt mehr Wert auf Fantasie? Halte ich mich selbst für optimistisch oder für pessimistisch?
2. Womit beschäftige ich mich in meinen Fantasien: mit dem Körper (Essen, Sexualität, Schlaf, Sport etc.), mit dem Beruf (Erfolge, Misserfolge etc.), mit dem Kontakt zu anderen Menschen, mit der Zukunft (Wunschvorstellungen, Utopien, Weltanschauung, Religion)?
3. Hänge ich gern und oft der Vergangenheit nach? Befasse ich mich mit der Zukunft? Lese ich gern Literatur darüber?
4. Lege ich Wert auf meine Träume? Nehme ich sie ernst und wahr, versuche ich sie positiv zu deuten?
5. Denke ich manchmal daran, wie das Leben mit einem anderen Partner wäre? Wie es wäre, einen anderen Beruf zu haben?
6. Wenn ich mit jemandem eine Woche den Platz tauschen könnte, mit wem würde ich tauschen? Warum? Wenn ich einen Tag lang unsichtbar wäre, wie würde ich die Zeit nutzen?
7. Welche Beziehungen habe ich zur Kunst, der Malerei, Musik, Literatur? Betätige ich mich in einer dieser Richtungen? Wie sind meine Ergebnisse?
8. Wer von meinen Eltern legte Wert auf Glaubensfragen? Waren meine Eltern sich In diesem Punkt einig? Wie verhielten sich meine Eltern in ihrer Umwelt bezüglich ihres Glaubens?
9. Wer von meinen Eltern hat gebetet? Wer hat mit mir zusammen gebetet? Haben

sich meine Eltern mit den Fragen wie dem Leben nach dem Tod, Sinn des Seins und der Gottesvorstellung beschäftigt? Welche Bedeutung haben diese Fragen und Themen für mich?
10. Was war das Lebensziel meiner Eltern? Was ist mein eigenes Lebensziel?
11. Wie stehe ich zu Mitgliedern anderer Glaubensgemeinschaften?
12. Glaube ich an ein Leben nach dem Tode? Wenn ja: wie stelle ich mir es vor?
13. Was würde ich tun, wenn ich keine Ängste mehr hätte? Wie würde ich leben? Welche Ziele habe ich in den nächsten 3-5 Jahren (Monaten, Wochen oder Tagen)? (1)

Aus der präzisen Beantwortung der voran gestellten Fragen ergibt sich die nächste, die zu klären ist:
Wer war in meinem Leben und in den vier Bereichen mein ganz persönliches Vorbild?
Anhand dieser Frage wird für den Patienten die Beziehung seiner Eltern zu einander bzw. untereinander deutlich, aber auch insbesondere die, der Beziehung seiner Eltern zu ihm.
Dem Patienten wird transparent, nach welchem Muster er erlernt hat, den verschiedenen Lebenssituationen zu begegnen, sie zu bewerten um dann darauf zu reagieren. Die unbewussten automatisierten Umgangsformen der Vergangenheit werden für ihn plausibel, begreifbar.
Wenn er versteht in welchen Situationen seine Mutter bzw. sein Vater ängstlich und unsicher reagiert haben, so hält er einen wichtigen Schlüssel in seinen Händen. Er wird sein eigenes Verhalten mit dem seiner Eltern vergleichen und für sich und sein Verhalten Rückschlüsse ziehen können.
Die verborgenen, verschütteten Ursachen seiner Ängste tauchen aus der Tiefe der inneren Welt an die Oberfläche des Bewusstseins und werden ein vertraut werdendes Stück Fremdheit der eigenen Lebensgeschichte.

### II.6.3 Situative Ermutigung

Die gemachten Schritte, auf dem Weg zur Relativierung der vermeintlich übermächtigen Ängste, setzen sich auf der dritten Stufe der situativen Ermutigung fort.
Sonnen- und Schattenseiten bestimmen das Leben nach ganzheitlichem Verständnis. Die Ausrichtung der Therapie auf die Sonnenseite impliziert, die Betonung der positiven Seiten des Patienten, der positiven Errungenschaften seines Lebens, mit dem Augenmerk der Analyse der darauf angewandten positiven Energien zur Etablierung dieser Seite.
Ziel ist es Kraft zu tanken und Mut zu fassen, um sich mit seinen zu korrigierenden persönlichen Charakterzügen zu befassen. Neue Verhaltensmöglichkeiten bzw. Einstellungsalternativen zu erarbeiten und einzuüben, um das Leben angstfreier und selbstsicherer zu gestalten, weiß auch der Hirsch zu erzählen.

(1) Vgl. Nossrat Peseschkian, Psychosomatik und Positive Psychotherapie, a.a.O., S. 81 - 84

*Der Hirsch*

*Ein mächtiger Hirsch betrachtete sich im klaren Wasser einer Quelle:*

*„Was für hässliche Läufe ich habe. Aber dafür ist mein Geweih um so prächtiger.*

*Es ist das schönste Geweih, das ein Hirsch in unserem Wald je hatte. Es ist stark, ausladend und hat viele kräftige Sprossen und Enden.“*

*Während er sich betrachtete, hörte er ein leises Knacken im nahen Unterholz.*

*Erschreckt drehte er sich um und sah einen Jäger, der ihm auf einem Pferd mit einem Spieß folgte.*

*Sofort ergriff er die Flucht in den Wald. Die Bäume wurden dichter und dichter, so dass schließlich der Hirsch mit seinem Geweih in den Ästen der Bäume hängen blieb und hilflos das Nahen des Jägers erwarten musste.*

*Keuchend sprach er vor sich hin:*

*„Das, worauf ich stolz war, hat mich in die Enge gebracht.*

*Das, was ich für hässlich und unwesentlich hielt, hätte mich retten können.* (1)

## II.6.4 Verbalisierung

Die kritische Reflektion und das Aufspüren positiver Alternativen, zu Gunsten der Abkehr von gewohnten negativen Umgangsformen, bilden die vierte Stufe, die der Verbalisierung.
Jeder besitzt die Stärke, sich kritisch zu reflektieren. Diese Stärke wird vielfach nicht wahrgenommen, sondern als unwiederbringlich verloren geglaubt.
Reflektion bedeutet simpel, sich im Spiegel sehen zu wollen, um auf die schiefsitzende Krawatte bzw. die nichtgekämmten Haare aufmerksam zu werden, ohne jedoch über das Gesehene gekränkt zu sein und sich deswegen gering zu schätzen. Reflektieren umschreibt also, die Fähigkeit und den Mut, problematische Anteile bei sich zu sehen und über die Entwicklung positiver Alternativen nachzudenken.
Diese Selbstkritik besitzen leider sehr wenige Menschen, mit der Folge unzähliger Missverständnisse, Probleme, Krisen und Krankheiten im alltäglichen Miteinander. Viele neigen dazu lieb gewonnene, veraltete, untaugliche Gewohnheiten und problematische Lebensdevisen weiterzuleben, im Verharren vermeintlicher Bequemlichkeit.
Der Natur entsprechend ist es unvermeidbar die alten, farbigen und letztlich unansehnlichen Blätter fallen zu lassen, um im Frühjahr neue, frische, lebensbejahende Blätter an den Zweigen zu erhalten, die einem Schutz gewähren.
Die Vierjahreszeiten der Natur leben uns permanente Veränderung im positiven Sinne vor, denen es zu folgen lohnt.
Wenn ein Mensch mit sich und seiner Umwelt in Einklang leben, Konflikte, Krisen und Krankheiten vermeiden möchte, kann ihm die Beobachtung aus der Natur hilfreich sein, auf dieser Stufe darüber nachzudenken, Verhaltensweisen und Umgangsformen in der partnerschaft-

(1) Vgl. Nossrat Peseschkian, Auf der Suche nach Sinn, a.a.O., S. 186

lichen Beziehung, der Familie, der Arbeitswelt und dem Freundeskreis zu überprüfen und einer Korrektur zu unterziehen.
Für diesen Schritt bedarf es des festen Willen und des Muts bekannte Ufer zu verlassen und neue Schritte zu wagen.
*„Wer nicht wagt, der nicht gewinnt“,* sagt ein bekanntes deutsches Sprichwort und das schließt sehr wohl mit ein, dass dieses Wagen nicht problemlos, nicht ohne Risiko ist, wenn es darum geht, althergebrachtes über Bord zu werfen. Friedrich Hebel weiß um die Beschwernis des Schrittes, wenn er sagt: *„Es gehört mehr Mut dazu, seine Meinung zu ändern, als ihr treu zu bleiben.*
Wer jedoch nichts ändert, sich selbst den Mut versagt, wird unter seiner derzeitigen Situation weiter leiden und sich selbst die Türen des Erfolgs verschließen oder aber den Sieg davontragen.

*Vom Mut, eine Probe zu wagen*

*Ein König stellte für einen wichtigen Posten den Hofstaat auf die Probe.*
*Kräftige und weise Männer umstanden ihn in Scharen.*
*„Ihr weisen Männer“, sprach der König, „ich habe ein Problem*
*und ich möchte sehen, wer von euch in der Lage ist, dieses Problem zu bewältigen.“*
*Er führte die Anwesenden zu einem riesengroßen Türschloss,*
*das so groß war, wie es keiner je gesehen hatte.*
*Der König erklärte: „Hier seht ihr das größte und schwerste Schloss,*
*das je in meinem Reiche war. Das Öffnen dieses Schlosses erfordert eine*
*gewisse Kunst. Wer von euch ist in der Lage, das Schloss zu öffnen?“*
*Ein Teil des Hofstaates schüttelte nur verneinend den Kopf.*
*Einige, die zu den Weisen zählten, schauten sich das Schloss näher an,*
*gaben aber zu, sie könnten es nicht schaffen.*
*Als die Weisen dies gesagt hatten, schüttelte auch der Rest des Hofstaates*
*verneinend den Kopf und gab zu, dass dieses Problem zu schwer sei, als dass*
*sie es lösen könnten.*
*Nur ein Wesir ging an das Schloss heran.*
*Er untersuchte es mit seinen Blicken und mit seinen Fingern, versuchte es*
*versuchte es in der verschiedenen Weise zu bewegen und zog schließlich*
*mit einem Ruck daran und siehe, das Schloss öffnete sich.*
*Das Schloss war nämlich, wie der König wusste, nur angelehnt und*
*es bedurfte nicht weiter als des Mutes und der Bereitschaft, dies zu begreifen*
*und beherzt anzufassen.*
*Der König sprach: „Du wirst die Stelle am Hof erhalten, denn du*
*verlässt dich nicht nur auf das, was du siehst oder was du hörst,*
*sondern setzt selber deine eigenen Kräfte ein und wagst eine Probe.“* (1)

---

(1) Nossrat Peseschkian, Positive Psychotherapie. Theorie und Praxis einer neuen Methode, Frankfurt a.M., August 1985, S. 273

### II.6.5 Zielerweiterung

Die Aufgabe der fünften und letzten Stufe besteht darin, sich auf die Zukunft vorzubereiten und zu überlegen, wie man künftig mit bisher schwierig empfundenen Situationen umgehen will.
Der chinesische Philosoph Lao tse mahnt: *„Wenn du dich ändern willst, tu es, aber jeden Tag!“*, im Sinn einer bewussten, konsequenten, tagtäglichen Anwendung neu erlernten Gewohnheiten und Umgangsformen. Wenn wir das neu erworbene Bewusstsein nicht permanent im Alltag praktizieren, werden wir schnell von den alten problematischen Gewohnheiten eingeholt, da sie durch jahrelange Übung so zu sagen in Fleisch und Blut übergegangen sind und jederzeit (unbewusst) automatisch abrufbar sind, wenn typische Situationen nach einer Reaktion verlangen.
Eine Patientin berichtete, dass sie in den Bergen unter permanenter Angst leide, von der Bergspitze hinab ins Tal zu stürzen.
Nach einigen Gesprächen zur momentanen familiären und partnerschaftlichen Situation kristallisierte sich heraus, dass die Patientin eine Affäre mit ihrem Arzt als Vertrauensperson führte und dadurch ihre Ehe massiv gefährdete. Weiter schilderte die Patientin, dass ihr Vater gravierende, u.a. sexuelle Konflikte mit seiner Ehefrau hatte, die er, statt sie mit ihr zu klären, ausagierte indem er sich mit anderen Frauen amüsierte. Im therapeutischen Gespräch wurde der Patientin transparent, dass sie unbewusst das Konfliktlösungsmodell des Vaters übernommen hatte und damit ihre eigenen Ehekonflikte zu klären suchte.
Die Verdrängung der eigentlichen Problematik der Patientin führte sie unbewusst zum symbolischen Angstzustand, dem Absturz in die Tiefe des Tals.
Die Patientin erlernte im Rahmen der Therapie, ihre Konflikte mit dem Ehemann mit Hilfe neuer Konfliktfähigkeiten zu bewältigen. Die Stufe der Zielerweiterung machte die Patientin für die künftige Umgangsweise in der Auseinandersetzung mit ihrem Ehemann sensibel.
Sie erkannte, dass das permanente Üben von Offenheit, die Auseinandersetzung mit entsprechender Literatur und die gelegentlichen Beratungsgespräche mit dem Therapeuten ihre neu gewonnene Konfliktfähigkeit stabilisieren würde und sie dadurch die alten problematischen automatisch abgerufenen Umgangsformen in den entsprechenden Konfliktsituationen verhindern könnte.
Es gelang der Patientin nicht nur die belastende Vergangenheit bzw. die unangenehme Gegenwart zu erkennen, sondern auch die Fantasie über eine positive Zukunft mit ihrem Mann anzuregen und darüber mit ihm ins Gespräch zu kommen. So plante sie im Rahmen der Therapie gemeinsame Reisen und individuelle Freizeitgestaltungen mit ihrem Ehemann, was eine weniger belastende Atmosphäre hervorrief.

*Glück ist kein Zufall,*
*kein Schicksal, keine Fügung.*
*Allein aus einer positiven Grundhaltung*
*erwächst das Lebensglück,*
*unabhängig von den äußeren Umständen.*
*Dalai Lama*

## III. Die Anwendung von Kurzgeschichten, Lebensweisheiten und Humor als Selbsthilfemaßnahmen

Geschichten begleiten und bereichern unseren Alltag, unser Leben.
Sie regen unsere Fantasie an, ermöglichen einen Zugang zu fremden Welten, die der Realität fern scheinen, lassen uns Weinen, Grübeln, Schmunzeln, Lachen, wenn sie uns ihre Botschaften erzählen.
Sie bedienen unsere Sehnsucht nach Ferne und Nähe, nach weisen Entscheidungen und Lösungen. Wir hören und lesen sie, gleich in welchem Alter und wer mit ihnen aufgewachsen ist, behält sie in seinem Herzen, die weisen, humorvollen Geschichten, die uns helfen, uns in dem Meer des Lebens zurecht zu finden.

### III.1 Was ist Humor?

Der Begriff *Humor* stammt aus dem Lateinischen und bedeutet „Feuchtigkeit, Flüssigkeit". Ursprünglich bezog sich dieser Begriff auf die Körpersäfte, *humores*, auf den Schleim, das Blut, die schwarze und gelbe Galle. In der Temperamentlehre der Antike, so die Überlieferung des römischen Arztes und Gelehrten Galen, kam diesen Körperflüssigkeiten und ihrem Wechselspiel große diagnostische Bedeutung zu, wie etwa in der typologischen Bestimmungen der Phlegmatiker, Sanguinitiker, Melancholiker und Choleriker.
Der humorige Mensch galt nach dieser Lehre als ein Mensch bei dem sich seine Körpersäfte in einem ausgeglichenen Zustand befanden.(1) Einem Menschen, der sich nicht so schnell aus der Bahn werfen, erschüttern lässt und das Lachen nicht aufgibt, auch wenn die Situation ernst erscheint.
Es gibt zwei wunderbare Weisheiten von Wilhelm Raabe und Nossrat Peseschkian, die diesen Humor so treffend beschreiben mit

*„Humor ist der Schwimmgürtel auf dem Strom des Lebens"* und
*„Humor ist die Fähigkeit, heiter zu bleiben, wenn es ernst wird."*

In meinem Leben verspüre ich die Neigung, es wie Raabe und Peseschkian zu handhaben und vieles aus dem Blickwinkel des Humors zu betrachten. Insbesondere in Krisensituationen habe ich die Erfahrung gemacht, wie hilfreich und positiv es sein kann Krisen „auf die Schip- pe" zu nehmen, um die Brisanz und bittere Ernsthaftigkeit derartiger Situationen zu entschärfen. Diese Sichtweise, die mir mein Elternhaus vermittelte, kommt mir in der therapeutischen Arbeit sehr entgegen.
Die von Humor geprägte Arbeit mit den Patienten eröffnet diesen eine Relativierung des „Schlimmen" in einer Krisensituation und bestärkt ihre Hoffnung auf Verbesserung.
Humor in der Therapie wurde zunächst belächelt, unter exotisch, nicht der Wissenschaft genügend abgebucht. Doch nach anfänglich kritisch-

(1) vgl. Michael Titze/ Christof T. Eschenröder ,Therapeutischer Humor – Grundlagen und Anwendungen, 4.Aufl. Frankfurt a.M. März 2003, S.11

skeptischer Reaktion seitens der westlichen Therapieschulen, fand der Gebrauch des Humors immer mehr Befürworter. Diese Entwicklung beschränkte sich Mitte der 90er Jahre vorerst auf die USA.
Anfang der 90er Jahre begründete der amerikanische Psychologe Joseph Dunn das *Humor and Health Journal* und referierte für die Fachwelt über die aktuellen Resultate der Gelotologie und deren Umsetzung. Es folgte der Sammelband „Handbook of Humor and Psychotherapy" der amerikanischen Psychologen William F. Fry und Waleed A. Salameh, die die Möglichkeiten des Humors in der angewandten Psychotherapie beschrieben.
Später wurden Fachverbände wie *American Association of Therapeutic Humor* ins Leben gerufen, die die Anwendung des Humors als wichtigen Ansatz postulierten.
In Europa wurde der Humor vereinzelt in der Therapie eingesetzt. Das Institut für Provokative Therapie in München setzte sich in Deutschland verstärkt für die Etablierung des Humors als Methode ein.
Es folgten Studien des Max Plank Instituts München zur Anwendung des Humors in der Medizin. In einer Untersuchung zur beschleunigten Heilung hatte man einer Gruppe frisch operierter Patienten humorvolle Zeitschriften und Filme zur Verfügung gestellt. Im Vergleich zur Kontrollgruppe, denen der „Humor" vorenthalten worden war, ließ sich feststellen, dass die Gruppe, die ihre Genesung von Humor begleitet sah, eine schnellere Heilung erfuhr.
Ähnliche Erfahrungen kann ich aus meinem Praxisalltag berichten.
Vor einigen Jahren kam ein katholischer Priester zu mir und bat um psychotherapeutische Hilfe. Sein Konflikt bestand darin, dass er zu drei jungen Frauen aus seiner Kirchengemeinde sexuelle Verhältnisse unterhielt und nun unter enormen religiösen Schuldgefühlen und panischen Ängsten litt, dass es öffentlich werden könne. Er fragte verzweifelt, angespannt nach einer Lösung. Ich lächelte ihn freundlich an und schlug ihm vor, zum Islam zu konvertieren, da er dort noch die Möglichkeit einer vierten Frau hätte. Er lachte plötzlich schallend und erwiderte, dass das eine interessante Alternative wäre, wenn er vom Geld der Kirche nicht abhängig wäre. Dieses Lachen ließ binnen Sekunden aus seinem besorgten, angespannten und schuldbeladenem Gesicht eine entspannte und gelöste Miene werden.

## III.2 Wie sollte Humor sein?

An seinem achtzigsten Geburtstag wurde Peter Ustinovs von einem Reporter zu seiner Lebensqualität befragt. In seiner unvergleichbaren Art und dem ihm eigenen Humor antwortete er mit: *„In meinem Alter mache ich mir weniger Sorgen um Qualität als um Quantität."* (1)
Humor ist eine Fähigkeit, die gelernt werden kann, vielleicht nicht in der Vollkommenheit eines Sir Peter Ustinows, jedoch so, dass sie uns lachend macht, uns ein Schmunzeln und Lächeln entlockt. Doch wie sollte dieser Humor sein, der das zu schaffen vermag?

---

(1) Peter Ustinov, Geflügelte Worte, Augsburg 2005, S.17

Aus meiner Erfahrung bezüglich der Anwendung des Humors in der Therapie habe ich folgende Erfahrungen eruieren können.

Humor sollte

- ... die Brisanz der Konflikte relativieren.
- ... in den Menschen Hoffnung erwecken.
- ... eine relative körperliche und seelische Entspannung herbeiführen
- ... die erstarrte Einstellung eines Menschen lockern.
- ... die Denk- und Handlungsfähigkeiten des Menschen in Konfliktsituationen flexibilisieren.
- ... die Fixierung veralteter Umgangsformen mit typischen Konflikten relativieren.
- ... einen Menschen toleranter machen.

Wie darf Humor nicht sein?
Humor

- ... darf einen Menschen nicht kränken, verletzen oder beleidigen.
- ... darf Menschen, Kulturen, Religionen u.ä. nicht herabwürdigen,
- diskriminieren.
- ... darf nicht die Realität der Konfliktsituationen verleugnen oder vergrößern.
- ... darf Menschen nicht entmutigen bzw. ängstigen.

In den unterschiedlichsten therapeutischen Settings von Einzeltherapien, Gruppentherapien, Selbsterfahrungsgruppen, themenzentrierten therapeutischen Arbeitgruppen bis hin zu Supervisionen und Coachings machten mir meine Klienten deutlich, wie mein Humor bei ihnen ankommt und wirkt. Um die Anwendung des Humors methodisch wirksam zu gestalten und zu verbessern, ist es unerlässlich, achtsam die Reaktion der Klienten zu beobachten und auszuwerten.
In meinem Praxisalltag wende ich den Humor methodisch in drei Formen an, die der situationsadäquaten Anekdote, der Lebensweisheit und der Karikatur.

- **Anwendung von situationsadäquaten Anekdoten:**

*Ein kluger Wesir*

*Ein Wesir hatte sich einst den Unwillen des Herrschers zugezogen.*
*Der Herrscher befahl einem seiner Männer, den Wesir zu töten und ihm dann dessen Haupt zu bringen. Der erfahrene Wesir bewegte den Gesandten aber dazu, ihn lebend zum Herrscher zu bringen.*
*Als der Herrscher den Wesir lebend vor sich stehen sah, war er wütend und wollte seinen ungehorsamen Gesandten bestrafen.*
*In diesem Augenblick sagte der Wesir zu ihm: „Mit mir bringe ich viele Weisheiten, Geschichten und Gleichnisse, o mein Herr. Wie könnte ich da meinen Kopf dem anderen anvertrauen? Darum bringe ich ihn dir selber auf meinen Schultern."*

*Der Herrscher war begeistert von der Weisheit und Klugheit des Wesirs und schenkte ihm nicht nur das Leben, sondern gab ihm auch seine hohe Stellung im Palast zurück.* (1)

- **Anwendung von passenden Lebensweisheiten**:

*Eigene Erfahrungen sind teuer –*
*Fremde Erfahrungen sind kostbar.* (2)

- **Anwendung von Karikaturen** (3):

DIE ABENTEUER DES WIKINGERS HÄGAR
DEIN PROBLEM IST, DASS DU GLAUBST, ALLE IN DER WELT SEIEN GEGEN DICH!
DAS STIMMT NICHT GANZ, HELGA ...
MEINE MUTTER IST NOCH UNENTSCHIEDEN!

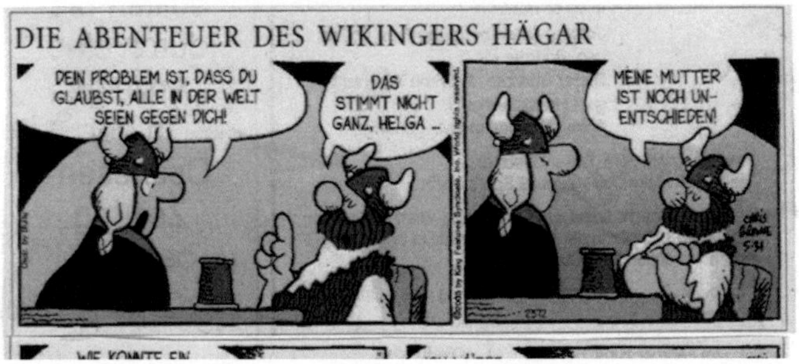

Humor ergibt sich darüber hinaus sehr häufig aus einer Situation, einem Dialog zwischen Patient und Therapeut.
Eines Tages erschien ein sehr ängstlich wirkender, unsicherer Patient zu einem Erstgespräch. Er erklärte, er sei ein sehr schwerer Fall und fragte, ob ich ihm überhaupt helfen könne. Ich antwortete ihm lächelnd: „Mein Familienname „Jabbarian“ bedeutet im Persischen der Allmächtige. Ich schaffe es, Ihnen zu helfen, wenn sie die dafür notwendige Geduld mitbringen.“ Der Patient lachte sehr herzlich und sagte: „Mit so einem Familiennamen habe ich keinen Zweifel mehr an Ihrer therapeutischen Hilfe.“ Nach dem Motto „So ein Name ist Programm.“
Die Initialbegegnung zwischen Therapeut und Patient erhielt durch die humorvolle Antwort, auf die von Angst geprägte Frage, die Note der Zuversicht hinsichtlich der gemeinsamen Arbeit.
Den Umgang mit Humor als festem Methodenbestandteil einer Therapiestunde erlernte ich, während der familientherapeutischen Ausbildung an der Wiesbadener Akademie. Peseschkian fasste die Bedeutung des Humors und Lachens für die Qualität einer Therapie, gleich welche Themen oder Konflikte es zu behandeln gelte, in seinen Ausbildungsstunden immer mit dem Hinweis zusammen, dass wenn in einer psychotherapeutischen Sitzung nicht mindestens 30% der Zeit gelacht würde, etwas in der Therapiestunde falsch laufen würde.

---

(1) Aus meiner umfangreichen Geschichtensammlung, ohne Quelle.
(2) Nossrat Peseschkian, Klug ist jeder. Der eine vorher, der andere nachher. Geschichten und Lebensweisheiten, 3. Aufl. Freiburg im Breisgau 2004, S. 18
(3) Ostfriesen-Zeitung 2006

Daraus ergibt sich für den Therapeuten die Notwendigkeit und Chance, sich mit den unterschiedlichsten Formen des Humors zu befassen und an den eigenen persönlichen Anteilen dieses Aspektes, der Schlagfertigkeit, der positiven Sicht zu arbeiten.
Humor begegnet uns überall, wenn wir erst einmal gelernt haben, die Dinge nicht nur analytisch, pessimistisch, sondern positiv mit einem gewissen Schuss an Humor zu betrachten, dann eröffnet sich uns eine ungeahnte Weite.
Arthur Schnitzler sagte einst, dass Lebensklugheit zwar bedeute, alle Dinge wichtig, aber keineswegs völlig ernst zu nehmen. Eine Auffassung, die sich in folgender Geschichte widerspiegelt.

*Der große Therapeut zum Patienten: „Als erstes muß ich Ihnen sagen, daß eine Konsultation bei mir hundert Mark kostet." -*
*„Ich weiß", sagte der Patient resigniert.*
*„Zweitens: Für dieses Honorar kann ich Ihnen nur zwei Fragen beantworten." -*
*„Hundert Mark für zwei Antworten – finden Sie das nicht ein bißchen teuer?" -*
*„Mag sein", antwortete der Therapeut, „und wie lautet ihre zweite Frage?"*

*E.C. Hirsch* (1)

## III.3 Entwicklungspsychologische Aspekte des Humors

In der Entwicklungspsychologie wird das unselektive Lächeln bei Neugeborenen in einem Alter von ca. zwei Wochen beobachtet. Das sozial selektive Lächeln beginnt in der Regel im vierten Lebensmonat und gilt den engsten Familienmitgliedern. Wie sich das Lächeln des Kindes gestaltet, ist maßgeblich auf den Umgang der Bezugpersonen mit dem Kind zurückzuführen, da die weitere Entwicklung des Lächelns bzw. Lachens beim Kleinkind durch die mimischen Ausdrucksformen des Anlächelns, Anlachens begleitet von Kitzeln und passender Sprache seitens der Bezugspersonen geprägt wird. Piaget geht davon aus, dass Kleinkinder bereits im fünften bzw. sechsten Lebensmonat in der Lage sind, ihre Mütter bzw. Bezugspersonen anhand eines Apperzeptionsschemas am Lächeln zu erkennen. Das lächelnde Gesicht der Mutter löst beim Neugeborenen einen „Erkennungsreflex" aus, das selektive Lächeln, begleitet von neurophysiologischen Reaktionen wie Entspannung, Bedürfnis und Lust auf Wiederholung dieses Gefühls. Montagau bezeichnet das Lächeln und Lachen des Kindes als natürliche Fähigkeit, nach dem Motto „In allem ist etwas komisches", wobei es ohne Belang ist, woher das Komische stammt. Bei unseren Kindern fand ich die Beobachtungen Piagets und Montagaus bestätigt.
Neben der, zunächst schwach ausgeprägten Wiedererkennung des Gesichts und der lächelnden Reaktion bei Neugeborenen, reagiert das Kind zunehmend auf akustische und taktile Reize. Je älter das Kind wird, desto mehr entdeckt es die visuelle und soziale Bedeutung des Lachens. Bekannt sind die Versteckspiele hinter der Hand, mit einem Tuch zwischen Mutter und einem vier Monate alten Kleinkind, das da-

(1) Michael Titze/ Christof T. Eschenröder, Therapeutischer Humor – Grundlagen und Anwendungen, a.a.O., S. 11

rauf vergnügt und lachend auf die lachende Mutter reagiert. (1)
Ab diesem Alter können völlig banale Dinge das Kind zum herzlichen Lachen bringen wie etwa das Herausstrecken der Zunge, das Verdrehen der Augen, das Kopfschütteln und andere Grimassen. Grundlage dafür ist nach Aussage Titze/ Eschenröder, dass ein Kind,

> *„...Verständnis für normale Ordnung der Dinge erworben hat, wird ihm die Wahrnehmung von einigen, die davon abweichenden (...inkongruenten...) zu einer besonderen Quelle belustigenden Vergnügens.“* (2)

Ein Ansatz, der von Piaget geteilt wird, indem er anfängliche Humorreaktionen beschreibt, die Kindern viel Freude bereiten, wenn sie bestimmten Objekten eine Bedeutung beimessen, die mit ihrem realen Wesen nichts zu tun haben, wie z.B. einem Blatt, dass als Telefonhörer ans Ohr gehalten, für großes Amüsement sorgt. Dieses Verhalten lässt sich etwa im Alter von drei und vier Jahren feststellen.
In der weiteren Sprachentwicklung wird das Kind in die Lage versetzt, diese humorige Reaktion auf der Sprachebene zu probieren und zu perfektionieren, so wird z.B. die Katze zum Hund und die Mama zum Papa.
Aus dem Schulalltag ist bekannt, dass Sprachschnitzer großes Gelächter und Freude bei Schülern auslösen. Beliebt sind Spiele wieTeekesselchen, die von Kindern das Erkennen und Benennen der Mehrdeutigkeit von Begriffen verlangt und Ansätze der Entwicklung ihres Humors in Richtung des Erwachsenenhumors aufweisen.
Unter tendenziöser Formen des Humors versteht McGhee (1979) in der frühen Genese Wortspiele und Verhaltensweisen, die das Kind selbst als tabuisiert ansieht. Gemeint sind die physiologischen Tätigkeiten des Urinierens und des Defäzierens. Rülpsen und Pupsen macht Kindern viel Spaß und zieht Lachen nach sich. Obgleich diese Verhaltensweisen in der Regel von den Eltern tabuisiert und als unsozial sozialisiert werden, haben die Kinder ab dem dritten Lebensjahr einen offensiven bzw. aggressiven Bezug dazu. Diese Tätigkeiten sind, nach Auffassung des Sexualforschers Bornemann (1980), mit einem Lustgewinn in Verbindung zu bringen, der das Verbotene und Schamhafte überwinden soll. (3)
Die Kinder übernehmen durch Beobachtung die Reaktionsweise der Eltern auf verschiedene Situationen. Gehen Eltern mit Konflikt- und Krisensituationen eher humorvoll um, so lernen die Kinder einen ähnlichen oder gleichen Umgang und integrieren diesen in ihr Lebenskonzept. An dieser Stelle muss auf den zunehmenden Einfluss der modernen Medien als gewichtige begleitende sozialisierende Kraft verwiesen werden, die Kinder und Jugendliche in nicht unerheblichen Maße beeinflussen und prägen.

---

(1) Vgl. ebd., S. 26 – 28
(2) Vgl. ebd., S. 28f.
(3) Vgl. ebd., S. 31f.

## III.4 Humor als soziale und lebensphilosophische Kompetenz

In der wissenschaftlichen Literatur wird Humor vielfach von Pädagogen und Psychologen als Fähigkeit des Umgangs mit neuen Situationen und als soziale Kompetenz definiert. McGhee (1989) bezeichnet den Humor bei Kindern als kommunikative Fähigkeit, als ein „soziales Schmiermittel". Nach meinem Verständnis, ist jemand der Humor besitzt und pflegt, souverän und kompetent neue Situationen zu bewältigen.

Humor relativiert die interaktiven Ängste und Unsicherheiten und begünstigt die Gestaltung einer angenehmen Atmosphäre der zwischenmenschlichen Beziehung. Humorvolle Kinder und Erwachsene ziehen das soziale Interesse auf ihre Person, was wiederum für ihre weitere Entwicklung von Bedeutung ist. Humorvolle Menschen haben zahlreiche Freunde und gute Kontakte, während aggressive und humorlose Kinder meist einsam bleiben und von anderen gemieden werden. Untersuchungen zeigen, dass humorvolle Kinder häufig nicht angepasst sind. Humorlose Kinder zeigen sich hingegen oftmals angepasst/ängstlich oder aber aggressiv/ störend. In der Pubertät haben es Jugendliche mit Humor leichter, diese für sie unruhige Phase erfolgreicher zu durchwandern. Sie sind beliebt, stehen häufig im Mittelpunkt der Aufmerksamkeit von Lehrern, Mitschülern, ihrer sozialen Gruppe, übernehmen häufig soziale Führungspositionen im Gemeinwesen, sind vielfach musikalisch und sportlich aktiv, vielseitig, teamfähig, können kompetenter mit Konflikt- und Stresssituationen umgehen.

Humorlose Jugendliche hingegen sind eher vom Alltagsstress betroffen, schneller verletzt und gekränkt, leiden unter Leistungsversagen bei der kleinsten Niederlage und Konzentrationsproblemen, sind häufiger krank und leiden öfters an Depressionen und Angstzuständen.

Innerpsychisch gilt Humor als bedeutende Fähigkeit des Bewältigungsmechanismus. In diesem Zusammenhang fordert Martin (1989) die Sozialisation mit „Sinn für Humor", damit Kinder und Jugendliche effektiver gegenüber Belastungssituationen reagieren können,

> *„Denn im Lachen baut sich ein Selbstwertgefühl auf, das einen jungen Menschen gegen nachteilige Folgen juveniler Entwicklungskrisen immunisieren kann. Die besondere Aufgabe des Erziehers besteht darin, einen >nicht-destruktiven<, realitätsbezogenen Sinn für Humor zu modellieren, der die Blickrichtung auf die spielhaften Aspekte gerade solcher Problemsituationen lenkt, die Niederlagen und Versagen nach sich ziehen."* (1)

## III.5 Theorien des Humors

In der Literatur wird unter Humor im weiteren Sinne Lachen, Lächeln, Heiterkeit, Komik, Witz, fröhliche Einstellung dem Leben gegenüber verstanden.

---

(1) Ebd., S. 36

Titze/Eschenröder handeln zahlreiche Theorien des Humors ab. Ich beschränke mich hinsichtlich der vielfältigen Erklärungsmodelle zur Theorie des Humors auf die vier Ansätze den psychophysiologischen, Überlegenheits-Aggressionsansatz, sozialen und Inkongrurenzansatz bezüglich der Anwendung des Humors in der Therapie.

### III.5.1 Psychophysiologischer Ansatz

Der psychophysiologische Ansatz, auch kathartische Theorie genannt, geht bis ins 19.Jahrhundert zurück, insbesondere auf die Untersuchungen von Darwin (1872), Hecker (1873) und Spencer (1860). Sie verweisen auf die positive Wirkung des Lachens auf den Organismus.

> *„Dieses beruht auf angeborenen Potentialen und erfüllt eine adaptive Funktion. So trage das Lachen zum homöostatischen Ausgleich innerhalb des Organismus bei, in dem es helfe, den Blutdruck zu stabilisieren, den Kreislauf anzuregen und insgesamt den Körper zu entspannen."* (1)

Mc Dougall vertritt die Auffassung, dass das Lachen ein Instinkt ist, der das emotionale Überleben des Menschen sichert, unter Befreiung körperlicher Verspannungen .
Nach Freud ist Lachen „...Phänomen der Abfuhr seelischer Erregung..." Andere Psychoanalytiker (Reik 1929) und (Stronzka 1976) beschreiben das Lachen

> *„...als einen gesunden und biologisch notwendigen Entlastungsprozess..., der innerpsychisch bedingt ist. Denn die Umwelt konfrontiert einen Menschen mit harten Realitätsanforderungen; sie stellt Barrieren auf, und sie lässt die Dynamik des Lustprinzips häufig in Versagungserlebnisse münden, die zeigen, wie unwirtlich und feindselig die Welt sein kann. Solche Hemmnisse und Versagungen auszugleichen, ist ein wesentliches Kennzeichen jenes Strebens nach Überwindung von Mangellagen, das nach Alfred Adler Kennzeichen der Lebensdynamik psychisch gesunder Menschen ist."* (2)

Humor in Therapie und Beratung ermöglicht bzw. erweitert das Fantasievermögen und die Sinnfindung des Patienten in seinem Umfeld. Gedankengänge werden durch gezielt eingesetzte Anekdoten positiv aktiviert und die mentale Kreativität angeregt. (3)
Wer seinen Alltag mit Humor meistert, wer mehr lacht, der hat nach Hendel mehr vom Leben, denn Humor befähigt die Betroffenen, absurdes, irrationales in ihrem Umfeld leichter zu erkennen, sich dabei selbst besser zu reflektieren und die sie stressende Monotonie des Alltags zu verlassen, was wiederum das Mentale stärkt und positives Handeln zu

---

(1) Ebd., S. 38
(2) Vgl. ebd., S. 38
(3) Vgl. Peseschkian, Nossrat, Wenn du willst, was du noch nie gehabt hast, dann du, was du noch nie getan hast. Geschichten und Lebensweisheiten, 2.Aufl. Freiburg i.Br. 2002, S.10 -13

forcieren. (1) Humor und Lachen bewirken physiologisch die Vertiefung und Verlängerung der Atemfähigkeit um das Drei- bis Vierfache, die durch Angst, Anspannung und Stress verkürzt und flach geworden ist. Der hohe Anteil an $CO^2$ zieht neuro-physiologische Konsequenzen wie Konzentrationsverminderung, Stärkung der Angstzustände (Angst vor der Angst), Gereiztheit, Engegefühl, Veränderung des Herzrhythmus, Aggressionen oder Depressionen an sich. Hingegen fördert der Humor mit Lachen einen guten stabilen Kreislauf, Entspannung der Gesichtsmuskulatur. Lachen und Humor lassen Schamgefühle überwinden, ermutigen die Menschen bei der Verfolgung ihrer Ziele und erhöhen die Hoffnung auf positive Veränderung. (2)

### III.5.2 Überlegenheits- Aggressionsansatz

Dieser Ansatz wird auf die Degradationstheorie von Aristoteles in der Antike zurückgeführt. Demnach, *„...regt die Wahrnehmung von Defekten, Deformierungen oder auch nur der Hässlichkeit eines Mitmenschen zum Lachen an..."* im Zusammenhang mit dem Lachen im Erleben eines „plötzlichen Triumphes" gegenüber einem minderwertig empfundenen Menschen. (3) In diesem Zusammenhang wird die wichtige Rolle der Aggressivität beim Lachen beschrieben.
Gregorgy (1924) schreibt dazu:

> *„Das Gelächter, das mit dem Menschen aus dem Nebel der Antike auftaucht, scheint einen Dolch in der Hand zu halten. Es gibt über Literatur der Antike über das Lachen so viele Beispiele für brutalen Triumph, Verachtung und Fußtritte gegen den Besiegten, dass wir annehmen dürfen, dass das ursprüngliche Lachen ausschließlich aggressiv gewesen ist."* (4)

Freud sieht in der Anekdote sexuelle und aggressive Neigungen des Charakters, die einer kulturellen Zensur unterlaufen ist. Eibel-Eibesfeld geht davon aus, dass das Lachen einst eine „Drohgebärde" gewesen ist. Im Zuge der Entwicklung der Menschheit wandelte sich die „Drohgebärde" in Form einer „Begrüßungszeremonie". Zur aggressiven Form des Humors zählt das Lächerliche. Aristoteles beschreibt, dass im „Kampf der Geister" das Gelächter „die Würde des Gegners" zerstören würde. Den alten Griechen bot die Komödie die Gelegenheit, in der sich der Sinn für das Komische entwickeln konnte. In der griechischen Komödie galt zunächst Wein- und Fruchtbarkeitsgott Dionysos die Aufmerksamkeit. Seine stark betrunkenen Anhänger, versehen mit einem überdimensionalen Phallus, singen obszöne Lieder und feiern überschwänglich mit viel Humor das Ende eines anstrengenden Arbeitsjahres. (5)

---

(1) Vgl. Claudia Hendl, Wer lacht, hat mehr vom Leben. Den Alltag mit Humor meistern. Wege zu einer positiven Lebenseinstellung. Mit zahlreichen Tests und Übungen -, Augsburg 1998, S. 7 – 11
(2) Vgl., ebd. S. 39 -41
(3) Michael Titze, Christof T. Eschenröder, Therapeutischer Humor, a.a.O., S. 39
(4) Georgy zitiert nach ebd., S.39
(5) Vgl. Michael Titze, Christof T. Eschenröder, ebd., S.40 – 42

In der Gelotophobie wird auf die gruppenkohäsive Bedeutung des Lachens verwiesen. Hier benutzt eine Gruppe die aggressive Form des Humors, indem sie das Lachen als Machtinstrument gegen andere einsetzt, um vermeintliche Gegner zu schwächen und sich dadurch selbst zu beweisen bzw. zu überhöhen. Der Ausgelachte wird zum Projektionsobjekt, das Lachen zur Waffe. (1)

### III.5.3 Der Soziale Ansatz

Im sozialen Ansatz wird das Lachen als ein wesentliches Phänomen der sozialen Kompetenz innerhalb und außerhalb einer Gruppe verstanden, mit dem Ziel der Herstellung bzw. Intensivierung der sozialen Interaktion. Als Beispiel werden Patienten in Krankenhäusern angeführt, die sich gegenseitig Witze über ihre Krankheiten erzählen.
In der frühkindlichen Entwicklung wird die „kohäsive Funktion" des Humors im wechselseitigen Lächeln zwischen dem Säugling und Elternteil als eine „interpersonale Brücke" sichtbar. Eine Brücke, die ihm seine Zugehörigkeit zur Familie gibt und für seine Sicherheitsgefühle und Entspannung Sorge trägt. (2)

### III.5.4 Inkongruenzansatz

Dass der Humor in Form der Erheiterung, des Lächelns und Lachens mittels kognitiver Prozesse „Bezugssysteme" entstehen kann, war bereits in der Antike bekannt. Es handelt sich hierbei um „logische Widersinnigkeiten" wie etwa den berühmten „Krokodilstränen" oder „das Dilemma des Kreters Epimenides, *„Alle Kreter sind Lügner... ."* (3)
In der Literatur existieren zahlreiche Paradoxien und Bisoziationen. An dieser Stelle sei auf das Beispiel der „Krokodilstränen" eingegangen.

> *„Es war einmal eine Mutter, die ging mit ihrem Kind am Nil spazieren. Und eh sie sich versah, hatte ein Krokodil ihr Kleines gepackt und wollte es verschlingen. Oh, wie die Mutter da weinte und jammerte! Schließlich war das Krokodil ganz gerührt und, in dem er ein paar Krokodilstränen zerdrückte, sprach es: >Liebe Mutter, ich habe zwar schrecklichen Hunger und würde dein Baby gar zu gerne auffressen, aber du sollst es wiederhaben, wenn du erraten kannst, was ich tun werde: fressen oder zurückgeben.<*
> *Da besann sich die Mutter lange und sagte schließlich: >Du wirst mein Kind auffressen.< Denn sie dachte: >Dann muss mir das Krokodil mein Kind zurückgeben - -denn: habe ich seine Absicht erraten, so bekomme ich es sowieso zurück, nach der Verabredung. Habe ich aber falsch geraten, so wird es mir also das Kind nicht fressen, sondern zurückgeben.<*
> *Das Krokodil aber sagte: >Du magst aber meine Absicht erraten haben oder nicht – ich werde dein Kind auf jeden Fall fressen. Denn: Hast du richtig geraten, nun,*

(1) Vgl. ebd., S.46f.
(2) Vgl. ebd., S.48f.
(3) Vgl. ebd., S.50f.

*so werde ich dein Kind fressen. Hast du falsch geraten, so fresse ich es ebenfalls, entsprechend der Verabredung.< Und so streiten sich die beiden noch heute.“* (1)

Nach Köster (1990) entsteht die Humorreaktion hierbei durch „...das Wesen solcher Paradoxien auf die >Bisoziation< logisch unvereinbarbarer Bezugssysteme...“. Gewöhnlich geschieht das sogenannte normale Denken, das man als gesunden Menschenverstand bezeichnet, im Rahmen eines sich logisch in sich verständlichen Zusammenhangs, der inkongruente Ansatz des Humors hingegen verläuft unsystematisch, unlogisch und verblüffend.

> *„Wenn zwei von einander unabhängige Wahrnehmungs- oder Denksysteme aufeinandertreffen, ist das Resultat entweder ein Zusammenstoß, der im Lachen endet oder eine Verschmelzung zu einer neuen geistigen Synthese (=Kreativität).“* (2)

Im 18. Jahrhundert wurde der inkongruente Ansatz von britischen Philosophen aufgegriffen und zusätzlich als Inkonsistenz- bzw. Kontrasttheorien definiert.

> *„Lachen ergibt sich aus der Beachtung von zwei oder mehreren inkonsistenten, unpassenden oder inkongruenten Bestandteilen oder Sachverhalten, von denen man annimmt, dass sie eine gegenseitige Beziehung aufrechterhalten.“* (3)

In diesem Zusammenhang erinnere ich mich an ein Gespräch mit einem stark übergewichtigen „Bierbauch-Patienten“. Als ich ihn fragte, ob er nicht im Sinne seiner körperlichen Gesundheit etwas abnehmen wolle, antwortete er mir schmunzelnd : *„Herr Jabbarian Sie wissen ja, ein Mann ohne Bauch ist wie der Himmel ohne Sterne!“* In diesem Moment lachten wir beide herzlich.

## III.6 Zur Physiologie des Lächelns und Lachens

Für uns Therapeuten ist es wichtig zu wissen, welche physiologischen Auswirkungen Humor körperlich in einem Menschen hervorrufen. Denn wenn wir uns der herausragenden Bedeutung des Lächelns, Lachens, der allgemeinen Erheiterung bewusst sind, umso unerlässlicher wird die Anwendung des Humors in der Psychotherapie. Die Psyche und der Körper befinden sich in einem sehr komplizierten und faszinierenden Miteinander und bewirken einander, im Guten wie im Schlechten. Bereits in der Antike ging man davon aus, dass in einem gesunden Körper, ein gesunder Geist wohne. Die traditionelle Ganzheitsmedizin Chinas verschreibt sich ebenso dieser Erkenntnis um die Auswirkung der seelischen Befindlichkeit auf den körperlichen Zustand. Gemäß der Prämisse, eine gute Behandlung beeinflusst Körper und Geist unmittelbar in seiner Gesamtheit.

---

(1) Vgl. ebd. S. 50f.
(2) Vgl. ebd., S.51
(3) Ebd., S.51

### III.6.1 Veränderung der Muskeltätigkeit und Atemfunktion durch den Humor

Die Auswirkungen des Lächelns und des Lachens auf den Körper sind zahlreich. Wie heißt es doch in einem Sprichwort

> *„Lächeln geht nicht durch die Kehle,*
> *doch erfreulich in die Seele."* (1)

Rubinstein (1985) bezeichnet Lachen als

> *„...eine willkürliche körperliche Reaktion auf eine als angenehm empfundene Emotion. (...) Diese Körperreaktion besteht aus einer Reihe von kleinen aber heftigen Atembewegungen, die von unwillkürlichen Kontraktionen der Gesichtsmuskeln anhängen. Sie werden immer von einer Vokalisierung begleitet, die durch heftiges Ein- und Ausatmen mit Hilfe des Zwerchfels gebildet wird. Gleichzeitig lockern sich die übrigen Muskeln mehr oder weniger stark."* (2)

Das Lachen verbreitet sich wellenartig in der gesamten Körpermuskulatur. Insbesondere die flache Gesichtsmuskulatur in den Bereichen von Stirn, Schläfen, kleinem und großem Jochbein, Lippen und Augenlidern zeigt sich davon betroffen. Die Brustmuskulatur wird aktiviert und die Lungenfunktion stark gefördert. Durch die starke Aktivierung des Zwerchfells erhöht sich die Atemkapazität. Die gesamten willkürlichen und unwillkürlichen Muskeln werden durch das Lachen in Bewegung versetzt. Der Herzrhythmus steigt, die Muskeln der Blutgefäße werden entspannt und erhöhen ihr Volumen, mit der Folge der Druckreduzierung auf die Blutbahnen, wodurch die Organe entlastet werden.

Die Bedeutung des Lachens wird in der Forschung besonders bei der Intensivierung der Atmung hervorgehoben, da sich durch deren Aktivierung die Sauerstoffaufnahme erhöht. Es kommt zur Sauerstoffanreicherung im Blut, die wiederum für die Verbrennungsprozesse des Körpers bedeutend ist. Der Stoffwechsel erfährt eine Förderung und der Abtransport der Abfallprodukte, wie etwa der Kohlensäure erfolgt. Daraus resultierend ergibt sich die nicht zu unterschätzende Auswirkung des Lachens in der Gesundheitsprävention. (3)

Meine Patienten berichten durchgängig, dass nach einem Lachen ihre Probleme und Krisen längst nicht mehr so schlimm sind wie zuvor. In diesem Zusammenhang mache ich die Beobachtung, dass Lachen den Blick den Konfliktsituationen gegenüber positiv verändert und diese relativiert.

---

(1) Vgl. Rubinstein zitiert in ebd., S.19
(2) Ebd., S. 145
(3) Vgl. ebd., S.17f.

### III.6.2 Humor und die neurohormonale Veränderung

Humor ruft komplizierte neurophysiologische Vorgänge hervor. Der Neurophysiologe Olds fand 1953 das Lustzentrum im limbischen System des Gehirns lokalisiert. Einem Zentrum in dem auch Affekte wie Aggressionen entstehen. Im vegetativen Nervensystem erfolgt die Übertragung der Affektreaktionen mittels Neurotransmitter, die zwischen den Synapsen aktiv sind. Besondere Hormone *Neuromodulatoren (Endorphine, inneres Morphium und Enkephaline)* übernehmen die Maximierung bzw. Minimierung der Funktion von Neurotransmittern.

Untersuchungen des Neurologen Fry (1989, 1993) stellen heraus, dass ausgiebiges Lachen die Hormonproduktion im Körper deutlich steigert und sich für einige Stunden Immunsubstanzen im Blutkreislauf nachweisen lassen.(1)

> *„Herzhaftes Lachen übt auf das neurovegetative System eine Schockwirkung aus, die das gesamte Herz-Kreislauf-System aktiviert. Zunächst kommt zu einer Beschleunigung des Herzschlags. Daran schließt sich eine längere Phase der Entspannung an, die unter der Dominanz des Parasympathicus steht. Der Herzrhythmus verlangsamt sich und der Blutdruck wird gesenkt."* (2)

Walsch (1928) stellt die These auf, dass das Immunsystem eines Organismus gegen Erkrankungen stabilisiert und gestärkt wird, wenn Menschen häufiger und regelmäßiger lachen.

Der US-Wissenschaftsjournalist Norman Cousins gründete, auf Grund seiner Erkrankung an Spondylarthristis, mit einigen anderen Wissenschaftlern eine Forschungsinitiative namens *Gelotologie*, abgeleitet vom Griechischen *gelos = lachen*.

Mit seiner Krankheit waren starke Schmerzen verbunden, die bei Fortschreiten eine degenerative Entartung der Grundsubstanz der Gelenke und der Wirbelsäule hervorruft. Die Prognose einer Genesung war sehr negativ. Cousins kannte aus der Wissenschaftsdiskussion den negativen Einfluss negativen Denkens und Fantasierens auf den Gesundheitszustand. Durch einen Umkehrschluss versuchte er der innerpsychischen Instabilität entgegen zu wirken. Er beschloss, täglich humorvolle Filme zu sehen, lustige Bücher zu lesen und bewusst zu lachen. Nach kurzer Zeit bemerkte er, dass seine Schmerzen deutlich abnahmen, wenn er ca. 10 Minuten lang herzhaft gelacht hatte. Seine Schlafqualität verbesserte sich. Die Entzündungen im Bereich der Wirbelsäule nahmen ab. Seine subjektive Befindlichkeit wurden wissenschaftlich untersucht und es wurde festgestellt, dass nach jedem Lachtraining die Sedimentationsrate nachweisbar zurückging.(3)

Forscher der Gelotologie fanden den wissenschaftlichen Beweis für dieses Phänomen:

---

(1) Vgl. ebd., S.21
(2) Ebd., S.21
(3) Vgl. ebd., S.21f.

*„Beim Lachen werden bestimmte köpereigene Hormone, die sogenannten Katecholamine Adrenalin und Noradrenalin, in den Blutkreislauf ausgeschüttet. Sie rufen eine wirksame Entzündungshemmung hervor.“* (1)

Nach Berk (1994, 1996) ließen sich nach einem ausgiebigen Lachen signifikante neuroendokrinologische Bewegungen ermitteln.
Dieser Untersuchung zur Folge stiegen die aktiven T-Lymohozyten mit einer positiven Auswirkung gegen Krebszellen und kardiovaskuläre Krankheiten, indem sich die Menge der natürlichen Killer-Zellen erhöht, die eine bedeutende Rolle hinsichtlich des körpereigenen Immunsystems spielen. Berk stellte ferner fest, dass

*„...die Aktivität und Anzahl dieser natürlichen Killer-Zellen nach einem intensiven Lachen ansteigen (...) Es ist erstaunlich, etwas so Einfaches wie ein heiteres Lachen es ermöglichen kann, eine so signifikante immunologische Zelle wie die natürliche Killer-Zelle zu modulieren (...) Offensichtlich modifiziert heiteres Lachen die Physiologie und die Chemikalien, die die natürlichen Zellen affizieren und es steigert ihre Anzahl und ihre Aktivität“* (2)

Nach Studien der amerikanischen Psychiaterin Kathleen M. Dillon wiesen Versuchspersonen nach einigen Filmkomödien eine signifikante Steigerung der Immunglobuline im Blut auf. Diese Erkenntnis ist umso bedeutender, wenn man bedenkt, dass Stress und eine negative psychische Befindlichkeit die Menge der Immunglobuline reduzieren und den Menschen somit für alle möglichen Krankheitserreger anfällig werden lässt.
In meinem Praxisalltag mache ich ähnliche Beobachtungen. Meine Erfahrung zeigt, dass Patienten durch die Miteinbeziehung des Humors im Therapieprozess wesentlich schneller und leichter genesen. Humor relativiert die Fixierung auf die Krankheit, nimmt ihnen die Schwere des pathologischen Schicksals und führt ihren Blick positiv auf die Gegenwart und in die Zukunft. Insbesondere Angst- und Depressionspatienten reagieren ausgesprochen positiv auf Humor. Auch bei frühkindlichen Persönlichkeitsstörungen mit enormen Übertragungsaktivitäten und Widerständen hilft Humor bei der Relativierung der Widerstände und sorgt für eine Entspannung der seelischen und körperlichen Befindlichkeit.

## III.7 Zur Funktion der Kurzgeschichten, Lebensweisheiten und des Humors in der Positiven Psychotherapie

An dieser Stelle möchte ich verschiedene Funktionen der Lebensweisheiten, Kurzgeschichten und des Humors in Beratung und Therapie sowie der Hilfe zur Selbsthilfe anhand einiger Beispiele vorstellen:

(1) Ebd., S.22
(2) Vgl. ebd., S.22

- Spiegelfunktion

Die Darstellung in den Geschichten und Lebensweisheiten vermitteln dem Betroffenen bildhaft ihre Inhalte und ermöglichen ihm die Identifikation mit ihnen. Der Betroffene kann seine Situation auf die Geschichte oder Weisheit übertragen und die Aussagen in einer Form für sich be-„greifen", die der eigenen gegenwärtigen Konfliktlage bzw. Thematik entspricht.
Dazu eine orientalische Weisheit als Kostprobe.

*„Den Wert von Menschen und Diamanten kann man erst erkennen, wenn man sie aus der Fassung bringt."*

- Modellfunktion

Kurzgeschichten, Lebensweisheiten bzw. Anekdoten können für Betroffene ein Modell bilden, in dem sie Konfliktsituationen wiedergeben und Lösungsmöglichkeiten eröffnen.
Folgende Geschichte verdeutlicht diese Anwendung:

*Der Sonnenrufer*

*Auf dem Hühnerhof erkrankte der Hahn so schwer, dass man nicht damit rechnen konnte, dass er am nächsten Morgen krähen werde. Die Hennen machten sich daraufhin große Sorgen und fürchteten, die Sonne werde an diesem Morgen nicht aufgehen, wenn das Krähen ihres Herrn und Meisters sie nicht rufe. Die Hennen meinten nämlich, dass die Sonne nur aufgehe, weil der Hahn kräht.*
*Der nächste Morgen heilte sie von ihrem Aberglauben. Zwar blieb der Hahn krank, zu heiser, um krähen zu können, doch die Sonne schien; nichts hatte ihren Gang beeinflusst.* (1)

- Mediatorfunktion

Zur Relativierung der Brisanz eines Konfliktes oder zur Auflockerung der Vehemenz der Konfrontation zwischen Konfliktparteien (Dyade) tragen der Situation entsprechende Geschichten bzw. Anekdoten als Medium bei.
Die entstehende Triade lockert die Konfliktvehemenz auf, wie die nachfolgende orientalische Lebensweisheit zeigt.

*„Du kannst nicht die eine Hälfte eines Huhnes zum Eierlegen und die andere Hälfte zum Suppenkochen haben."*

(1) Nossrat Peseschkian, Der Kaufmann und der Papagei, a.a.O., S. 48

- <u>Depotwirkung</u>

  Die Bildhaftigkeit von Geschichten, Parabeln bzw. Anekdoten lassen sich gut und prägnant speichern, so dass sie sich gegebenenfalls leicht abrufen lassen. Der Klient kann durch das Herstellen der „Sinnhaftigkeit“ der Geschichte und der Konfliktsituation den angemessenen Umgang konstruieren.

  *„Teurer Freund!*
  *Etwas Schreckliches ist passiert!*
  *Ihr Idol, J. P. Sartre ist tot!*
  *Was? J. P. Sartre tot?*
  *Tot? Tot?*
  *Hurra, ich habe Sartre überlebt!*
  *Ich habe Sartre überlebt!“* (1)

- <u>Geschichten und Lebensweisheiten als Traditionsträger</u>

  Geschichten, Anekdoten bzw. Weisheiten ermöglichen den Betroffenen, veraltete Einstellungen und Verhaltensweisen zu reflektieren und sich auf das Erarbeiten neuer Konzepte einzulassen, wie die persische Geschichte zeigt.

*Von der Schwierigkeit es allen recht zu machen*

*Ein Vater zog mit seinem Sohn und einem Esel in der Mittagsglut durch die staubigen Gassen der Teppichstadt Kaschan in Südpersien. Der Vater saß auf dem Esel, den der Sohn führte. „Der arme Junge“, sagte da ein Vorübergehender. „Seine kurzen Beinchen versuchen mit dem Tempo des Esels Schritt zu halten. Wie kann man so faul auf dem Esel herumsitzen, wenn man sieht, dass das kleine Kind sich müde läuft.“ Der Vater nahm sich dies zu Herzen, stieg hinter der nächsten Ecke ab und ließ den Jungen aufsitzen. Gar nicht lange dauerte es, da erhob schon wieder ein Vorübergehender die Stimme: „So eine Unverschämtheit. Sitzt doch der kleine Bengel wie ein Sultan auf dem Esel, während sein armer, alter Vater nebenherläuft.“ Dies schmerzte den Jungen und er bat den Vater, sich hinter ihn auf den Esel zu setzen. „Hat man so etwas schon gesehen?“ keifte eine schleierverhangene Frau, „solche Tierquälerei! Dem armen Esel hängt der Rücken durch und der alte und der junge Nichtsnutz ruhen sich auf ihm aus, als wäre er ein Diwan, die arme Kreatur!“*

---

(1) Nossrat Peseschkian, Auf der Suche nach Sinn, a.a.O, S. 56
Diese Geschichte wird unter IV.23 der Arbeit ihre Anwendung finden, wenn die Angst einer Kassiererin vor dem Verrücktwerden vorgestellt wird.

*Die Gescholtenen schauten sich an und stiegen beide, ohne ein Wort zu sagen, vom Esel herunter. Kaum waren sie wenige Schritte neben dem Tier hergegangen, machte sich ein Fremder über sie lustig: „So dumm möchte ich nicht sein. Wozu führt ihr denn den Esel spazieren, wenn er nichts leistet, euch keinen Nutzen bringt und noch nicht einmal einen von euch trägt?" Der Vater schob dem Esel eine Hand voll Stroh ins Maul und legte seine Hand auf die Schulter seines Sohnes. „Gleichgültig, was wir machen", sagte er, „es findet sich doch jemand, der damit nicht einverstanden ist. Ich glaube wir müssen selbst wissen, was wir für richtig halten."* (1)

- Weisheiten und Geschichten als transkulturelle Vermittler

In einer Zeit, in der die Welt kleiner zu werden scheint, angesichts der weltumspannenden Technik in Form des Internets (u.a.), des Warenaustausches, der Begegnung der Menschen aus den unterschiedlichsten Kulturkreisen, all dessen, was sich heute unter dem Schlagwort der Globalisierung findet, eröffnen uns Geschichten und Lebensweisheiten anderer Kulturen mit ihren darin verborgenen Mentalitäten, Denkweisen, Normen und Lebenskonzepten, die Chance das eigene Repertoire an Wertvorstellungen und Konfliktlösungsmodellen zu erweitern, den Kontakt zu anderen Kulturen zu optimieren und am Schatz anderer Kulturen teilhaben zu dürfen. (2)

*„Die kleinen Zimmer oder Behausungen lenken den Geist zum Ziel, die großen lenken ihn ab."*
*Leonardo da Vinci*

*„Der Frieden kommt durch Verständigung, nicht durch Vereinbarung."*
*Arabische Weisheit*

*„Der größte Reichtum ist Selbstgenügsamkeit.*
*Die größte Frucht der Selbstgenügsamkeit ist die Unabhängigkeit."*
*Epikur von Samos 341-271v. Ch.*

*„Alle unseren Streitigkeiten entstehen daraus, dass einer dem anderen seine Ansichten aufzwingen will."*
*Mahatma Ghandi*

---

(1) Nossrat Peseschkian, Der Kaufmann und der Papagei , a.a.O., S.130

(2) Die nachfolgenden Sprüche entstammen meiner Spruchsammlung, die ich mir in den Jahren geschaffen habe.

*„Höflichkeit ist wie ein Luftkissen:
Es mag wohl nichts drin sein, aber sie mildert die Stöße des Lebens."*

*A. Schopenhauer*

*„Wer andere besiegt, hat Muskelkräfte.
Wer sich selbst besiegt, ist stark."*

*Laotse 4.-3. Jh. V. Ch.*

- Geschichten als Gegenkonzepte

Mit Geschichten und Lebensweisheiten bietet der Therapeut dem Patienten Gegenimpulse an, die dem Klienten, durchaus auch kontrovers, seine Problematik aus einer veränderten Perspektive schauen lässt, um eine eigene, der Situation angemessene, neue Vision zu entwickeln, anstatt in seiner veralteten Vorstellung verhaftet zu bleiben.

*„Lass dir von keinem Fuhrmann imponieren, der dir erzählt: „Lieber Freund, das mache ich schon seit zwanzig Jahren so!"
Man kann eine Sache auch zwanzig Jahre lang falsch machen."*

*Kurt Tucholsky*

*„Wenn Sie jemand motivieren kann, dann kann er Sie auch demotivieren."* (1)

- Geschichten und Weisheiten als Standortwechsel

Der mentale Standortwechsel führt zu Aha-Erlebnissen und Überraschungen, indem erlernt wird, Konflikte und ihre Lösungsmöglichkeiten aus einem bzw. mehreren Blickwinkeln zu betrachten. Der Betroffene kann mit Hilfe von Parabeln, Anekdoten oder Geschichten, humorvoll und indirekt seine einseitige Sichtsweise der Dinge erweitern bzw. die Fixierung auf seine veraltete Ansicht auflösen.

---

(1) Reinhard K. Sprenger, Die Entscheidung liegt bei dir! Wege aus der alltäglichen Unzufriedenheit. 8.Aufl. Frankfurt/Main; New York 1999, S. 143

*Die Schaulustigen und der Elefant*

*Man hatte einen Elefanten zur Ausstellung bei Nacht in einen dunklen Raum gebracht.*

*Die Menschen strömten in Scharen herbei.*

*Da es dunkel war, konnten die Besucher den Elefanten nicht sehen und so versuchten sie seine Gestalt durch Betasten zu erfassen.*

*Da der Elefant groß war, konnte jeder Besucher nur einen Teil des Tieres greifen und es nach seinem Tastbefund beschreiben.*

*Einer der Besucher, der ein Bein des Elefanten erwischt hatte, erklärte, dass der Elefant wie eine starke Säule sei; ein zweiter, der die Stoßzähne berührte, beschrieb den Elefanten als spitzen, waffenartigen Gegenstand; ein dritter, der das Ohr des Tieres ergriff, meinte, er sei einem Fächer nicht unähnlich; der vierte, der über den Rücken des Elefanten strich, behauptete, dass der Elefant so grade und flach sei wie eine Liege; und schließlich der fünfte berichtete, nach dem Berühren des Rüssels, es sei eine tanzende Schlange.* (1)

Die geschilderten Beispiele sollen den Leser auf den „Geschmack“ bringen, nach einer entsprechenden Literatur Ausschau zu halten.
Es gibt mittlerweile eine Fülle an Büchern die Interessierten neue, humor- volle, positive Denkanstöße vermitteln, um sich auf diese Weise von veralteten und nicht mehr tauglichen Gewohnheiten zu verabschieden bzw. zu befreien. (2)
Bekannt ist das 20 Sekunden Lachen einer körperlichen Anstrengung von drei Minuten schnellem Rudern entsprechen und US-Forscher kommen gar zu dem Ergebnis, dass häufiges Lachen die Infarktgefahr um die Hälfte senkt. Also lachen wir doch, für unsere Gesundheit und unser Seelenheil und gegen die Unwegbarkeiten des Lebens.

*Der Dieb, der Pech hatte*

*Ein Dieb drang in das Zimmer des Mollas ein. Geschwind versteckte sich der Molla im Schrank.. Der Dieb suchte überall und fand nichts im Zimmer.*

*Da sah er den Schrank und dachte bei sich, daß man die Kostbarkeiten wohl im Schrank versteckt habe.*

*Mit Mühe machte er den Schrank auf und sah plötzlich den Molla darin sitzen.*

*Da erschrak der Dieb und fragte stotternd:*

*„Was machst du hier?“ „Da ich nichts für dich zu stehlen habe, verstecke ich mich vor Scham im Schrank.“, sagte der Molla.* (3)

---

(1) Nossrat Peseschkian, Der Kaufmann und der Papagei, a.a.O., S.107

(2) Da meine Patienten meine „Geschichtenmacke“ kennen und in meiner Praxis ganze Sammlungen von Weisheiten, Anekdoten und Geschichten ausliegen, beginnen sie vielfach selbst, sich ein Repertoire anzulegen. Oft partizipiere ich von der „neuen Leidenschaft“ und bekomme mir unbekannte Geschichten, etc. geschenkt.

(3) Djafar Mehrgani (Hrsg.), Geschichten um Molla, o.O. 1982, S.77

## IV. Das Wiesbadener Inventar zur Positiven Psychotherapie & Familientherapie (WIPPF)
### - Ein Instrumentarium zur Datenerhebung und Diagnostik -

Die Positive Psychotherapie entwickelte Ende der achtziger Jahre ein Instrumentarium zur Erhebung und Erfassung der Patientendaten und Erstellung einer diagnostischen Orientierung. Mit Hilfe dieses Instrumentariums werden therapeutische Orientierungen (Therapieziele) in einer inhaltlichen Form auch für den Patienten verdeutlicht. Anhand der individuellen Ergebnisse, dem Ist-Zustand, werden Therapieziele als Arbeitsprojekte vorgestellt, die mit Hilfe von hierzu geeigneten Anekdoten, Lebensweisheiten oder Kurzgeschichten schriftlich festgehalten und partiell seitens des Patienten für die darauffolgenden Therapiesitzungen bestimmt werden. Er erhält mit Hilfe dieses Instrumentariums einen „Hubschrauberblick" über sich und seinem Verhältnis gegenüber seiner Umwelt sowie seinen Konfliktbereichen. Darüber hinaus wird die Herkunft der Konfliktinhalte transparent. Durch eine psychoedukativ orientierte Erörterung mit dem Patienten gelingt es ihm, sich seiner Fähigkeiten und Errungenschaften als auch seiner defizitären Bereiche, die die Positiven Psychotherapie als „zu trainierende Bereiche" bezeichnet, bewusst zu werden. Die positive Terminologie „zu trainierende Bereiche" gründet sich im Prinzip der Hoffnung.
Die Hauptfragen des Instrumentariums beziehen sich auf zwei Richtungen:

a: Wie etwas geschieht > Konfliktprozess
b: Was geschieht > Konfliktinhalt

Von großer Bedeutung ist dabei, die genaue Betrachtung und Analyse der Aktualfähigkeiten im Zusammenhang der vier Vorbilddimensionen sowie der vier Formen der Konfliktverarbeitung.

Das Instrumentarium (WIPPF) ist das Ergebnis einer 19 jahrelangen Zusammenarbeit einer psychiatrisch, psychotherapeutisch und psychosomatischen Praxis und Tagesklinik von Professor Dr. Nossrat Peseschkian in Zusammenarbeit mit dem Diplom Psychologen H. Deidenbach in Köln. (1)

### IV.1 Die vier Teile des WIPPF

Die Aufgabe des WIPPF ist, durch gezielte Abfrage der Aktualfähigkeiten und Lebenskonzepte eines Menschen, die Konfliktinhalte transparent zu machen. Durch Klärung der Konfliktinhalte können zwischenmenschliche Konflikte besser identifiziert und vor allem die Ursachen in der Sozialisation deutlicher werden. Dieses Verfahren verhilft dem Patienten, sich und seine Lebensgeschichte, sowie seine Konflikte

(1) Vgl. Nossrat Peseschkian, Wiesbadener Inventar zur Positiven Psychotherapie und Familientherapie WIPPF unter Mitarbeit von H. Deidenbach. Berlin; Heidelberg; New York; London; Paris; Tokyo1988, S. V.

besser verstehen zu lernen, um entsprechende Schritte für die Entwicklung neuer Prägungen der Aktualfähigkeiten zu unternehmen.

Das WIPPF besteht aus den vier folgenden Teilen:

- Dem Fragebogen zum **Erstinterview**, der vom Therapeuten ausgefüllt wird.

- Dem Fragebogen **Wiesbadener Inventar zur Positiven Psychotherapie und Familientherapie (WIPPF),** der vom Patienten und seinen Familienmitgliedern beantwortet wird.

- Ein **Beobachtungs- und Trainingskalender der seelischen Gesundheit.** Er ist konstruiert für die Selbsteinschätzung im Laufe der Fünfstufentherapie und wird vom Patienten und anderen Angehörigen geführt.

- Ein **Faltkalender für den Therapeuten in der Interaktion.** Er ermöglicht dem Therapeuten, eine Selbsteinschätzung im Sinne der Eigensupervision bzw. Reflektion, um mögliche negative Gegenübertragungen zu vermeiden.

## IV.2 Das Erstinterview in der Positiven Psychotherapie - der Anamnesefragebogen -

Dieser Teil wird vom Therapeuten im Gespräch mit dem Patienten durchgeführt und ausgefüllt. Ziel dieses Interviews ist, in einer angstfreien, gleichberechtigten, partnerschaftlichen Gesprächsatmosphäre die Situation und den Therapeuten wahrzunehmen, um mit dem Patienten, seiner Familie oder dem Lebenspartner über die konfliktträchtigen, inhaltlichen Determinanten in den Austausch zu kommen. Dabei ist es erforderlich ein „warming up“ zu starten nach dem Motto: *„...haben Sie meine Praxis leicht gefunden? ...sind Sie schon mal beim Therapeuten gewesen? ...fühlen Sie sich in diesem Raum wohl? ...ich freue mich, Sie kennenzulernen! ...herzlichen Dank für Ihr Vertrauen! ...mit einer guten Zusammenarbeit gelingt es Ihnen, Wege für ihre Probleme zu finden! ...etc.“*
Ziel der Positiven Psychotherapie ist, dass der Patient sich wie ein Gast fühlt, um seine Offenheit für die Therapie zu aktivieren, seine Eingangsängste zu relativieren und seine Hoffnung auf eine Verbesserung zu erhöhen. Dieses explorative Verfahren hat zusätzlich folgende Funktionen:

- differentialdiagnostische Hinweise zur Abklärung psychosozialer Anteile der Ätiologie
- Grundlage für ein therapeutisches Gespräch außerhalb einer psychotherapeutischen Praxis z.B. am Arbeitsplatz oder als Hausbesuch etc.
- Indikationshilfe bei der Behandlungsplanung bzw. Modalität

- Basis für eine konfliktzentrierte Psychotherapie wie der Einzel-, Gruppen-, Familien-, Partnertherapie
- Ansätze für präventive, interkurrente oder posttherapeutische Maßnahmen.

Das Anamnesegespräch, auch Erstinterview genannt, erfolgt in fünf Schritten.

1. *Einleitungsfragen im Sinne des positiven Vorgehens*
   Hierzu gehören die positiven Symptomdeutungen im ganzheitlichen Sinn. Patienten leiden nicht nur unter ihren Störungen und Konflikten, sondern häufig auch unter der unverständlichen Diagnose des Therapeuten, die sie in Hoffnungslosigkeit geraten lässt.
   Allein die Frage: *„Verstehen Sie die positive Botschaft ihrer Probleme und Symptome?"* hilft dem Patienten, sich zum Forscher seiner Symptome und deren Hintergründe zu machen. Diese und ähnliche Fragen, so meine Erfahrung, vermitteln dem Patienten, dass er sich mit seinen Problemen nicht in einer aussichtlosen Situation befindet, sondern dass es ihm durch ein Umdenken gelingen wird, seine Symptome, Konflikte und Krisen als „Kompass" seiner Selbstfindung zu sehen. Diese Methode führt zur Progredierung des Patienten, zur positiven Aktivierung der eigenen Fantasie, anstatt sich in eine Regression zu begeben.

2. *Daten in Kurzform*
   Es handelt sich hierbei um eine erste Orientierung über den Patienten wie etwa Anschrift, Geburtsdatum, Tätigkeit, bisherige Therapien, Familiensituation, Konfession, Elternsituation etc.

3. *Gegenwärtige Lebenssituation*
   An dieser Stelle werden medizinische Daten, psychologische Auslöser, Grund der Therapie, überweisender Hausarzt bzw. Facharzt etc. erhoben.

4. *Entwicklung der Beschwerden in den letzten 5 Jahren*
   Im vierten Schritt findet sich der Hauptteil des Erstinterviews mittels einer kurzen psychoedukativen und graphischen Darstellung.
   Der Patient und seine Begleiter, wie etwa Familienmitglieder oder Partner, erteilen die hierfür notwendigen Informationen.
   Die vier Formen der Konfliktverarbeitung des Patienten werden schematisch am Flipchart festgehalten. Die Erörterung der Vier-Vorbilddimensionen dient der Sensibilisierung des Patienten hinsichtlich einer systematische Vorgehensweise. Um sich explorieren zu können, ist der Patient auf eine Methode angewiesen, die ihm anhand der schematischen Darstellungen nahe gebracht wird. dies Diese Psychoedukation ermöglicht Therapeut und Patient eine gemeinsame Sprache, im Sinne einer störungsfreien therapeutischen Kommunikation. Zur Anwendung kommen dabei, je nach Thematik, Lebensweisheiten, Anekdoten und Kurzgeschichten, um den Patienten für eine positive Patient-Therapeut-Beziehung zu motivieren und zu gewinnen. Ferner wird der Patient auf die Methodik der Positiven Psychotherapie vorbereitet. Um den Monolog ein-

seitigen Befragens zu entgehen und eine aktive Mitarbeit des Patienten zu erreichen, wird auf Formulierungen wie: *„Was hat Sie angesprochen?"* oder *„Was war besonders wichtig für Sie?"* zurückgegriffen. Dem Patienten werden die fünf Stufen der Therapie sowohl im Gespräch als auch schematisch erklärt, um seine kognitive Anwesenheit in der Therapiesitzung auf „wachen" Zustand zu halten, mit dem Ziel seine Achtsamkeit in der Interaktion mit dem Therapeuten zu halten, als auch der Einübung der inneren Exploration.

5. *Soziodemographische Daten*
   Im fünften und letzten Schritt werden Daten, die das soziale Umfeld des Patienten näher und präziser darstellen, eruiert. Dabei werden Fragen nach den Eltern und ihrer Lebenssituation, die Beziehung zu ihnen, ihre Berufe sowie ihre Krankheiten oder Todesursachen beleuchtet. Fragen zur Beziehung zum Partner, seinem Alter und Beruf, dem Verhältnis zu den Schwiegereltern, Kindern, ihrem Alter, ihrem Gesundheitszustand und ihre Schulbildung gehören ebenso dazu. Um den Patienten in seinem gesamten sozialen Umfeld begreifen zu lernen, erfolgt die nähere Beschreibung dessen Berufstätigkeit- bzw. zufriedenheit, Traumberuf und Perspektiven. (1)

## IV.3 Der Wiesbadener Fragebogen als diagnostisches Verfahren

Die Diagnostik der Positiven Psychotherapie unterscheidet sich von der traditionellen psychotherapeutischen, psychiatrischen Diagnose. Es handelt sich dabei nicht um eine pathologieorientierte Diagnose, wie sie etwa dem WHO bzw. German-ICD-Schlüssel zu Grunde liegt, sondern um die Exploration der Energieverteilung der Vierbereiche des Lebens, dem Balance-Modell bzw. Vier-Vorbilddimensionen, sowie dem Wechselspiel zwischen den Aktualfähigkeiten. Eine standardisierte Diagnose wie etwa eine reaktive Depression leichten Grades, ICD-10 F32.0 findet keine Anwendung.

### IV.3.1 Zur Entwicklungsgeschichte

1974 begann die Aufbauarbeit des WIPPF. Grundlage des Fragebogens bildeten etwa 1000 Aussagen aus rund 500 Patientenkarteien und der Zuordnung der Patientenaussagen in 18 Kategorien, den acht primären und zehn sekundären Fähigkeiten, in Anlehnung an die von Peseschkian beschriebenen Aktualfähigkeiten.1979 untersuchten Psychologen weitere 300 Patientenkarteien auf Aussagen der Patienten, die sich für die Klassifizierung der vier Formen der Konfliktverarbeitung eigneten. Als Beispiel wurden 30 Patientenaussagen zum Thema „Treue" ermittelt. Die etwa 1300 Patientenaussagen fassten die Psychologen in die Form als Items in einen Fragebogen. Die Fortentwick-

(1) Vgl. ebd.,S.14

lung des Fragebogens als diagnostisches Inventar durchlief mehrere wissenschaftliche Kriterien der damals geltenden Testentwicklungsmodalitäten ähnlich dem Freiburger Persönlichkeitsinventar (FPI).
Die entstandene Itemsammlung wurde von drei Psychologen unabhängig von einander nach folgenden Kategorien geordnet:

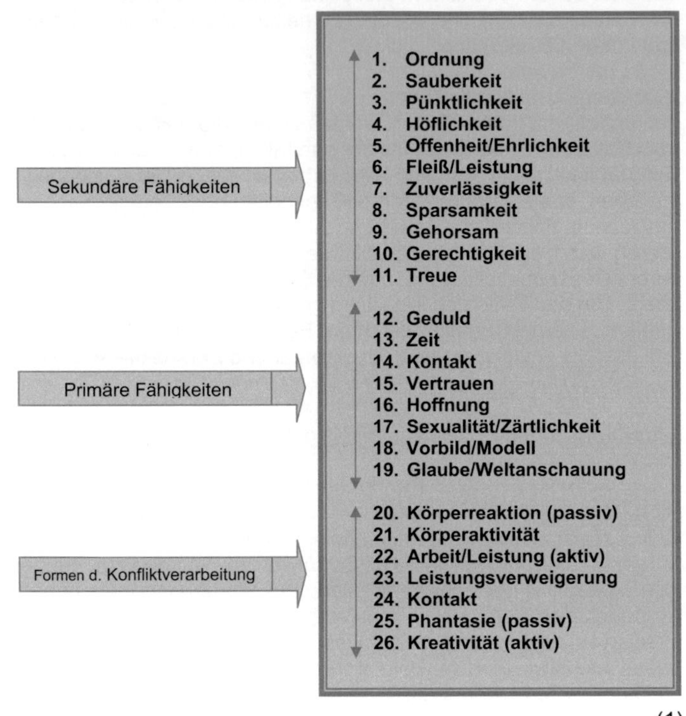


(1)

## IV.3.2 Die Fragebögen des WIPPF

Das WIPPF besteht aus den zwei Fragebögen der Form A und B. Beide Fragekataloge sind von ihrer Validität gleichgewichtig und beinhalten jeweils 57 Fragen, die alle vier Bereiche der Vorbilddimension als Information erheben. Die Halbformen A und B fungieren als Kon-

---

(1) Vgl. ebd., S.31
An dieser Stelle sei darauf verwiesen, dass es nicht Ziel meiner Arbeit ist, eine methodisch vollständige Darstellung der Entwicklung des Fragebogens, im Sinne seiner Testentwicklung, Skalierung etc. vorzustellen. Meine Bemühung zielt viel mehr, auf den fertigen Fragebogen, seine Anwendung und Interpretation in seiner Entwicklung und seinem Aufbau. Die Bedeutung der einzelnen Fragen im Fragebogen werde ich zum besseren Verständnis vorstellen.

trollerhebung für die Vor- und Nachtherapie, um die Ergebnisse der Therapie unabhängig von einander vergleichen zu können. Auf Grund der Plausibilität der gemessenen Aktualfähigkeiten in ihrer Gewichtung verwende ich den Test gern, da er für den Patienten einerseits eine verständliche diagnostische Klärung darstellt und andererseits nachvollziehbare Ziele der Therapie bzw. Lebensziele über die Therapie hinaus aufzeigt. Mit Hilfe der Ergebnisse des Auswertungsbogens wird der Patient zum interessierten, aktiven Forscher seiner zu trainierenden Bereiche und der Therapeut zum wissenschaftlichen Begleiter. „Traditionelle" Therapien hingegen wissen diese sogenannten „negativ" Bereiche als *Defizite* zu benennen. Die Positive Psychotherapie fördert den Patienten bewusst in seiner Sichtweise keine Angst und Hilflosigkeit gegenüber *Defiziten* zu entwickeln, sich nicht als „psychisches Wrack" zu fühlen, sondern sich seiner Ressourcen bewusst zu werden, diese zu aktivieren und bisher zu kurz gekommene Fähigkeiten zu trainieren. Ohne den Fragebogen idealisieren zu wollen, sind meine langjährigen Erfahrungen mit ihm in der partnerschaftlichen Zusammenarbeit der Interaktion von „Forscher" und „wissenschaftlichen Begleiter", getragen von gegenseitigem Respekt klar, produktiv, positiv erfolgsversprechend. (1)

#### IV.3.2.1 Aufbau und Auswertung des Profilbogens

Der Profilbogen geht von vier Aussagebereichen aus. Der Aufbau ähnelt einem Baum, der sich aus Wurzeln, Stamm, Ästen und Blättern zusammensetzt. Die Vorbilddimensionen, das Elternhaus bestimmen die Herkunftsprägung, die Wurzeln eines Menschen. Der Bereich Konfliktreaktion zeigt wie stabil bzw. instabil im Emotionalen und Kognitiven der Mensch in Konfliktsituationen ist, zu welchen der vier Konfliktverarbeitungen er neigt. Der Bereich der primären Fähigkeiten stellt die Prägungsstärke der Aktualfähigkeiten in der Frühgenese dar. Der Bereich der sekundären Fähigkeiten drückt die Besetzung der sozialen Interaktionen und deren Prägung in der Spannbreite aus.

In dieser Reihenfolge erörtere ich den Auswertungsbogen mit meinen Patienten. Die Besprechung des Auswertungsbogens kann zwei, drei oder mehr Sitzungen umfassen, da sich aus der Beobachtung der unterschiedlichen Prägungen der einzelnen Fähigkeiten, Erörterungen und vielfach weitere Fragen hinsichtlich eines partiellen Rückblicks bezüglich der Lebensgeschichte ergeben.

Die Auswertung des Fragebogens erfolgt mittels einer dafür entwickelten Schablone. Die dabei gewonnenen Rohwerte werden addiert und als Rohwertzahl auf den Auswertungsbereich 3 bis 12 eingetragen. Die Verbindung der angekreuzten Skalen stellt das Profil des Patienten zum gegenwärtigen Zeitpunkt des Behandlungsbeginns dar.

Die Auswertung der einzelnen Skalen erfolgt im waagerechten Beschreiben, der Skalen Minimum – Mittel – Maximum.

---

(1) Im Anschluss dieses Kapitels finden sich für eine nähere Betrachtung beider Hälften des Fragbogens. Sie sind Nossrat Peseschkian, Wiesbadener Inventar zur Positiven Psychotherapie und Familientherapie WIPPF, a.a.O., o.S. entnommen.

Alle erreichten Punkte im Mittelbereich zeigen die Ressourcen und die sich im Gleichgewicht befindlichen Fähigkeiten. Die erlangten Werte in den Streifen Minimum und Maximum zeigen eine Unter- bzw. Überbetonung der Fähigkeiten, die als neurotisch und zu korrigieren gelten.

Die Rückseite des Auswertungsbogens verdeutlicht, insbesondere dem Patienten, die stabilen und zu bearbeitenden Themen seiner Lebensgeschichte. Der Patient kennt bereits das Balance-Modell aus dem Beginn der Therapie. Die erreichten Rohwerte werden summiert und in die jeweiligen Felder als (-) d.h. unterbetont und zu bearbeiten bzw. (+) als überbetont und auch zu bearbeiten eingetragen. Das Mittelfeld als stabile Fähigkeiten wird mit dem Zeichen (Ø) vermerkt.
In die kleinen Kreise der nebenstehenden Rauten werden jeweils (-) oder (+) bzw. (Ø) eingetragen, um die Bereiche der Konfliktreaktion noch transparenter darzustellen. Bei den vier Vorbilddimensionen unter Punkt 4 wird ähnlich gehandelt. Unterschied ist bei der Raute (rechts) die Bezeichnung der Elternbewertung. Die mit (-) oder (+) gekennzeichneten Kleinkreise gelten als Therapie- bzw. Bearbeitungsziele.

In der Auswertungsphase erklärt der Patient, mit welchem Bereich und mit welcher ungleichgewichtigen Aktualfähigkeit er beginnen möchte, ganz im Sinne der Maxime von Kardinal Saliège,

> *Willst du einem Menschen helfen, dann suche ihn vor allem da, wo er steht.* (1)

Die Ziele seiner Wahl werden von ihm schriftlich festgehalten. Die autonome Entscheidung der Priorisierung seiner Ziele vermittelt ihm eine aktive und Ich stärkende Rolle, wobei er die Verantwortung für seine seelische, körperliche Gesundheit übernimmt. Die regelmäßige Nachfrage der Therapieschritte sensibilisieren seinen Stand im Entwicklungsprozess. Jeder Schritt, der erreicht ist, wird auf dem Therapieplan abgehakt. Die enge, offene, konzentrierte, aber durchaus warmherzige, interessierte, annehmende Zusammenarbeit führt zu einem ständigen aktuellen Entwicklungsstand der Therapie. Das Erreichen wichtiger Therapieziele, während einer Erfolgsbesprechung, wird mit einem gemeinsamen Cappuccino genossen. Damit wird die erfolgreiche Kooperation „gefeiert". In der Positiven Psychotherapie ist die Rolle der Anerkennung und Achtung der Bemühungen des Patienten von großer Bedeutung. Ein gesundes Verhältnis zwischen Lob und Kritik ist unerlässlich. Bei der Ausübung der Kritik wird ein „kommunikatives Anklopfen" praktiziert. Das bedeutet, dass der Patient vorher gefragt wird, ob er die Meinung des Therapeuten hören möchte. Erst nach der Einwilligung des Patienten wird die Kritik geäußert.
Das kommunikative Anklopfen sorgt in der Interaktion zum Patienten für die Achtung seiner Person, seine autonome Einwilligung zum Annehmen der Kritik und dem Schutz seines noch nicht stabilen „ICHs". Das kommunikative Anklopfen gehört zur allgemeinen Umgangskultur der Positiven Psychotherapie.

(1) Aus meiner Sprüchesammlung, o.O.

# WIPPF

**Profilbogen**

X —— X PATIENT

Name / Code-Nr. ____________ ○ —— ○ PARTNER **Halbform A B**

| SKALA | Rohwerte | | | eher | Minimum 3 | 4 | 5 | 6 | Mittel 7 | 8 | 9 | Maximum 10 | 11 | 12 | eher |
|---|---|---|---|---|---|---|---|---|---|---|---|---|---|---|---|
| 1 | | Sekundäre Fähigkeiten | Ordnung | nachlässig | ○ | ○ | ○ | ○ | ○ | ○ | ○ | ○ | ○ | ○ | pedantisch |
| 2 | | | Sauberkeit | ungepflegt | ○ | ○ | ○ | ○ | ○ | ○ | ○ | ○ | ○ | ○ | steril |
| 3 | | | Pünktlichkeit | unpünktlich | ○ | ○ | ○ | ○ | ○ | ○ | ○ | ○ | ○ | ○ | überpünktlich |
| 4 | | | Höflichkeit | rücksichtslos | ○ | ○ | ○ | ○ | ○ | ○ | ○ | ○ | ○ | ○ | überangepaßt |
| 5 | | | Offenheit Ehrlichkeit | unaufrichtig | ○ | ○ | ○ | ○ | ○ | ○ | ○ | ○ | ○ | ○ | redselig |
| 6 | | | Fleiß Leistung | faul | ○ | ○ | ○ | ○ | ○ | ○ | ○ | ○ | ○ | ○ | überaktiv |
| 7 | | | Zuverlässigkeit | unzuverlässig | ○ | ○ | ○ | ○ | ○ | ○ | ○ | ○ | ○ | ○ | perfektionistisch |
| 8 | | | Sparsamkeit | verschwenderisch | ○ | ○ | ○ | ○ | ○ | ○ | ○ | ○ | ○ | ○ | geizig |
| 9 | | | Gehorsam | antiautoritär | ○ | ○ | ○ | ○ | ○ | ○ | ○ | ○ | ○ | ○ | autoritär |
| 10 | | | Gerechtigkeit | ungerecht | ○ | ○ | ○ | ○ | ○ | ○ | ○ | ○ | ○ | ○ | Gerechtigkeitstick |
| 11 | | | Treue | untreu | ○ | ○ | ○ | ○ | ○ | ○ | ○ | ○ | ○ | ○ | fixiert |
| 12 | | Primäre Fähigkeiten | Geduld | ungeduldig | ○ | ○ | ○ | ○ | ○ | ○ | ○ | ○ | ○ | ○ | Geduldsengel |
| 13 | | | Zeit | überfordert | ○ | ○ | ○ | ○ | ○ | ○ | ○ | ○ | ○ | ○ | unterfordert |
| 14 | | | Kontakt | kontaktarm | ○ | ○ | ○ | ○ | ○ | ○ | ○ | ○ | ○ | ○ | kontaktsüchtig |
| 15 | | | Vertrauen | mißtrauisch | ○ | ○ | ○ | ○ | ○ | ○ | ○ | ○ | ○ | ○ | blind vertrauend |
| 16 | | | Hoffnung | hoffnungslos | ○ | ○ | ○ | ○ | ○ | ○ | ○ | ○ | ○ | ○ | naiv optimistisch |
| 17 | | | Zärtlichk. Sexualität | abwehrend | ○ | ○ | ○ | ○ | ○ | ○ | ○ | ○ | ○ | ○ | abhängig |
| 18 | | | Liebe | fordernd | ○ | ○ | ○ | ○ | ○ | ○ | ○ | ○ | ○ | ○ | verzärtelnd |
| 19 | | | Glaube Relig. Sinn | indifferent | ○ | ○ | ○ | ○ | ○ | ○ | ○ | ○ | ○ | ○ | verabsolutierend |
| 20 | | Konfliktreaktionen | Körper Sinne | psychosom. ungestört | ○ | ○ | ○ | ○ | ○ | ○ | ○ | ○ | ○ | ○ | psychosom. gestört |
| 21 | | | Beruf Leistung | leistungsverweigernd | ○ | ○ | ○ | ○ | ○ | ○ | ○ | ○ | ○ | ○ | Flucht in die Leistung |
| 22 | | | Kontakt | Flucht in die Einsamkeit | ○ | ○ | ○ | ○ | ○ | ○ | ○ | ○ | ○ | ○ | Flucht in die Kontakte |
| 23 | | | Phantasie Zukunft | phantasielos grübelnd | ○ | ○ | ○ | ○ | ○ | ○ | ○ | ○ | ○ | ○ | Flucht in die Phantasie |
| 24A | | Vorbild-Dimensionen | Ich – Mutter | abgewandt | ○ | ○ | ○ | ○ | ○ | ○ | ○ | ○ | ○ | ○ | zugewandt |
| 24B | | | Ich – Vater | abgewandt | ○ | ○ | ○ | ○ | ○ | ○ | ○ | ○ | ○ | ○ | zugewandt |
| 25 | | | Du | gegeneinander | ○ | ○ | ○ | ○ | ○ | ○ | ○ | ○ | ○ | ○ | symbiotisch |
| 26 | | | Wir | verschlossen | ○ | ○ | ○ | ○ | ○ | ○ | ○ | ○ | ○ | ○ | kontaktabhängig |
| 27 | | | Ur-Wir | indifferent | ○ | ○ | ○ | ○ | ○ | ○ | ○ | ○ | ○ | ○ | verabsolutierend |



Quelle: Nossrat Peseschkian, Wiesbadener Inventar zur Positiven Psychotherapie und Familientherapie WIPPF, a.a.O.

## 4 Konfliktreaktionen

20 Körper Sinne

| 3–5 | 6–9 | 10–12 |
|---|---|---|
| – | Ø | + |

21 Leistung Beruf

| 3–5 | 6–9 | 10–12 |
|---|---|---|
| – | Ø | + |

22 Kontakt

| 3–5 | 6–9 | 10–12 |
|---|---|---|
| – | Ø | + |

23 Phantasie Zukunft

| 3–5 | 6–9 | 10–12 |
|---|---|---|
| – | Ø | + |

20 Körper Sinne
23 Phantasie
21 Leistung
22 Kontakt

## 4 Vorbilddimensionen

**24 Ich:** Eltern – Kind – Geschwister

| | 3–5 | 6–9 | 10–12 |
|---|---|---|---|
| A Mutter | – | O | + |
| B Vater | – | O | + |

| | | Mutter | | Vater | |
|---|---|---|---|---|---|
| | | | Ja Nein | | Ja Nein |
| Geduld | FormA | 37 | ○○○○ | 20 | ○○○○ |
| | FormB | 34 | ○○○○ | 19 | ○○○○ |
| Zeit | FormA | 67 | ○○○○ | 72 | ○○○○ |
| | FormB | 64 | ○○○○ | 75 | ○○○○ |
| Vorbild | FormA | 7 | ○○○○ | 60 | ○○○○ |
| | FormB | 84 | ○○○○ | 49 | ○○○○ |

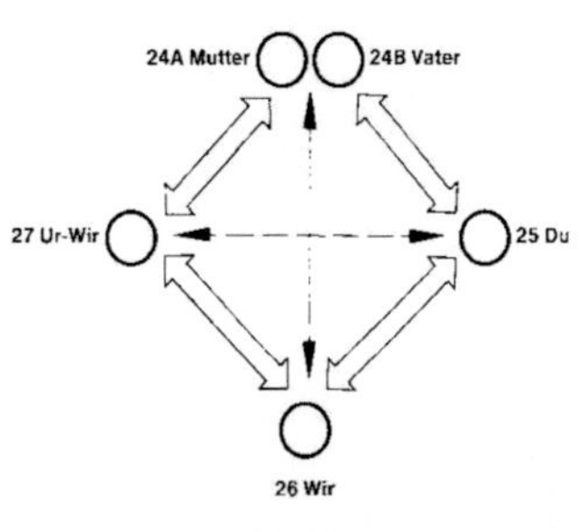


**25 Du:** Eltern untereinander

| 3–5 | 6–9 | 10–12 |
|---|---|---|
| – | O | + |

**26 Wir:** Eltern Umwelt

| 3–5 | 6–9 | 10–12 |
|---|---|---|
| – | O | + |

**27 Ur-Wir:** Eltern Religion Weltanschauung Sinn

| 3–5 | 6–9 | 10–12 |
|---|---|---|
| – | O | + |

Quelle: Nossrat Peseschkian, Wiesbadener Inventar zur Positiven Psychotherapie und Familientherapie WIPPF, a.a.O.

### IV.3.2.2 Auswertungsgespräch mit einem Patienten anhand des Profilbogens

Die interaktive Besprechungsatmosphäre des Auswertungsbogens wird durch den Therapeuten angstfrei und humorvoll gestaltet. Der Patient gewinnt dadurch den Eindruck, dass es sich nicht um eine Stigmatisierung oder Beurteilung seiner Person, sondern um sein persönliches Projekt handelt. In diesem Rahmen hat er die Möglichkeit sich seiner Stärken bewusst zu werden und seine zu trainierenden Bereiche zu benennen. Mit Hilfe eines vertrauensvollen Wegbegleiters kann er nun die Ungleichgewichte in der Polarität der Aktualfähigkeiten zu Gunsten stabiler Mittelwerte entwickeln.
Primäres Ziel dabei ist, dass der Patient sich zunächst über seine stabilen und gut besetzten Aktualfähigkeiten informiert, um Mut und Hoffnung zu schöpfen. Erfahrungsgemäß fällt es dem Patienten dann leichter, über das Ungleichgewicht der Aktualfähigkeiten nachzudenken bzw. diese als zu entwickelnden Bereiche anzunehmen.
Nach der bewussten Betonung der intakten Aktualfähigkeiten werden die zu bearbeitenden Ungleichgewichte gemeinsam mit dem Patienten als Therapieziele notiert.
Ein Patient mit einer Angst- und Depressionssymptomatik fand auf dem Auswertungsbogen folgende Therapieziele zur Bearbeitung.

Vorbilddimensionen:
Die ausgewiesenen Maximumpunkte in der Beurteilung des Vaters bzw. der Eltern sprechen für eine Idealisierungstendenz. Hier ist mit therapeutischer Hilfe eine neue Betrachtung der beiden Skalen anzustreben. Der Patient berichtet, dass seine Mutter Alkoholikerin ist und sein Vater sich hilflos fühlt und zum Co-alkoholischen Verhalten neigt. Dieses wird von ihm als gute Beziehung der Eltern untereinander bezeichnet. Die zu Behandlungsbeginn gemachten anamnestischen Erhebungen, sind an dieser Stelle wichtige Indizien in der Auswertungserörterung.

Konfliktreaktionen:
Zwei Skalen weisen Maximumauffälligkeiten auf. Der Patient reagiert in Konfliktsituationen mit Flucht in die Arbeit und sozialen Kontakte, anstatt sich den Konflikten zu stellen. Seine Kompensationsmuster haben ständige Müdigkeit, Konzentrationsprobleme und Ruhelosigkeit zur Folge.

Primäre Fähigkeiten:
Der Patient weist in diesem Bereich drei überbetonte Fähigkeiten auf, die ihm Enttäuschungen in der partnerschaftlichen Beziehung einbringen, die er nicht versteht. Sein überbetontes Bedürfnis nach Sexualität und Zärtlichkeit überfordern die Partnerin und sorgen für sich ständig wiederholende Konflikte mit ihr. Darüber hinaus ist der Patient leichtgläubig und vertraut unkritisch jedem, der ihm freundlich begegnet. Er lässt dabei die Schattenseite der Menschen außer Acht und quält sich häufig mit Enttäuschungen durch Menschen in seinem Umfeld. Seine Neigung zur überbetonten Geduld führt dazu, dass er sich nicht recht-

zeitig gegenüber Störungssituationen abgrenzt und sich entsprechend massiv ärgert.

Sekundäre Fähigkeiten:
Bei den sekundären Fähigkeiten fällt auf, dass der Patient in Beziehungen jeglicher Art überangepasst, überaktiv und perfektionistisch ist. Die Neigung zur autoritären Art entspricht eher einem Wunschbild des Patienten, das unbewusst durch die Fragen ermittelt worden ist.

Gesamtprofil:
Bei einer Gesamtbetrachtung aller ermittelten überbetonten Skalen ist eine Korrelation der überbetonten Fähigkeiten in allen vier Bereichen festzustellen. Die unkritische, idealisierende Haltung den Eltern gegenüber zeigt sich ebenfalls in allen anderen Beziehungen. Die überangepasste Neigung und Überbetonung der Geduld, sowie die Tendenz der Dependenz in der partnerschaftlichen Beziehung, stehen im Zusammenhang.

Vorderseite des Profilbogens des vorgestellten Patienten mit Angst- und Depressionssymptomatik

WIPPF — Pat. ♂ 28J. ledig, Metalbauer → Angst-Depression — Profilbogen

Name/Code-N

X —— X PATIENT
O —— O PARTNER

Halbform A (B)

| SKALA | Rohwerte | Bereich | | eher | Minimum 3 4 5 | Mittel 6 7 8 9 | Maximum 10 11 12 | eher |
|---|---|---|---|---|---|---|---|---|
| 1 | 333 | Sekundäre Fähigkeiten | Ordnung | nachlässig | | | | pedantisch |
| 2 | 421 | | Sauberkeit | ungepflegt | | | | steril |
| 3 | 443 | | Pünktlichkeit | unpünktlich | | | | überpünktlich |
| 4 | 344 | | Höflichkeit | rücksichtslos | | | | überangepaßt |
| 5 | 441 | | Offenheit Ehrlichkeit | unaufrichtig | | | | redselig |
| 6 | 444 | | Fleiß Leistung | faul | | | | überaktiv |
| 7 | 334 | | Zuverlässigkeit | unzuverlässig | | | | perfektionistisch |
| 8 | 133 | | Sparsamkeit | verschwenderisch | | | | geizig |
| 9 | 433 | | Gehorsam | antiautoritär | | | | autoritär |
| 10 | 243 | | Gerechtigkeit | ungerecht | | | | Gerechtigkeitstick |
| 11 | 144 | | Treue | untreu | | | | fixiert |
| 12 | 433 | Primäre Fähigkeiten | Geduld | ungeduldig | | | | Geduldsengel |
| 13 | 441 | | Zeit | überfordert | | | | unterfordert |
| 14 | 314 | | Kontakt | kontaktarm | | | | kontaktsüchtig |
| 15 | 443 | | Vertrauen | mißtrauisch | | | | blind vertrauend |
| 16 | 144 | | Hoffnung | hoffnungslos | | | | naiv optimistisch |
| 17 | 444 | | Zärtlichk. Sexualität | abwehrend | | | | abhängig |
| 18 | 313 | | Liebe | fordernd | | | | verzärtelnd |
| 19 | 431 | | Glaube Relig. Sinn | indifferent | | | | verabsolutierend |
| 20 | 441 | Konfliktreaktionen | Körper Sinne | psychosom. ungestört | | | | psychosom. gestört |
| 21 | 444 | | Beruf Leistung | leistungsverweigernd | | | | Flucht in die Leistung |
| 22 | 444 | | Kontakt | Flucht in die Einsamkeit | | | | Flucht in die Kontakte |
| 23 | 134 | | Phantasie Zukunft | phantasielos grübelnd | | | | Flucht in die Phantasie |
| 24A | 341 | Vorbild-Dimensionen | Ich – Mutter | abgewandt | | | | zugewandt |
| 24B | 444 | | Ich – Vater | abgewandt | | | | zugewandt |
| 25 | 344 | | Du | gegeneinander | | | | symbiotisch |
| 26 | 134 | | Wir | verschlossen | | | | kontaktabhängig |
| 27 | 133 | | Ur-Wir | indifferent | | | | verabsolutierend |

Rückseite des Profilbogens des vorgestellten Patienten mit Angst- und Depressionssymptomatik

## 4 Konfliktreaktionen

| | 3–5 | 6–9 | 10–12 |
|---|---|---|---|
| **20 Körper Sinne** | – | **Ø** | + |
| **21 Leistung Beruf** | – | Ø | **+** |
| **22 Kontakt** | – | Ø | **+** |
| **23 Phantasie Zukunft** | – | **Ø** | + |

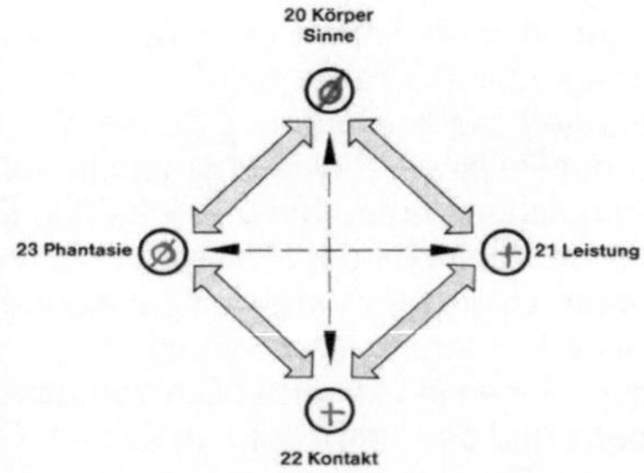


## 4 Vorbilddimensionen

**24 Ich:** Eltern – Kind – Geschwister

| | 3–5 | 6–9 | 10–12 |
|---|---|---|---|
| A Mutter | – | **Ø** | + |
| B Vater | – | Ø | **+** |

| | | Mutter | Ja | Nein | Vater | Ja | Nein |
|---|---|---|---|---|---|---|---|
| Ge-duld | FormA | 37 | OO | OO | 20 | OO | OO |
| | FormB | 34 | OO | OO | 19 | OO | OO |
| Zeit | FormA | 67 | OO | OO | 72 | OO | OO |
| | FormB | 64 | OO | OO | 75 | OO | OO |
| Vor-bild | FormA | 7 | OO | OO | 60 | OO | OO |
| | FormB | 84 | OO | OO | 49 | OO | OO |

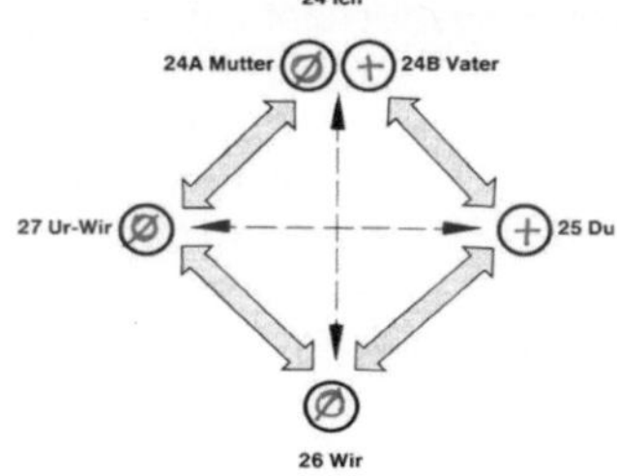


| | 3–5 | 6–9 | 10–12 |
|---|---|---|---|
| **25 Du:** Eltern untereinander | – | Ø | **+** |

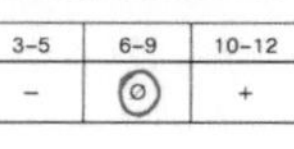

| | 3–5 | 6–9 | 10–12 |
|---|---|---|---|
| **26 Wir:** Eltern Umwelt | – | **Ø** | + |
| **27 Ur-Wir:** Eltern Religion Weltanschauung Sinn | – | **Ø** | + |

## IV.4 Wirksamkeitsnachweis der Positiven Psychotherapie im Rahmen der Qualitätssicherung

Zwecks der Qualitätssicherung und des Nachweises der Wirksamkeit der Methode der Positiven Psychotherapie wurde eine bundesweite Studie in unzähligen psychotherapeutischen Praxen durchgeführt. (1) Im Rahmen des Nachweises entwickelte die Wiesbadener Akademie für Positive Psychotherapie, anerkannt als tiefenpsychologisch fundierte Psychotherapie durch die Landesärztekammer Hessen, ein anwenderfreundliches Softwareprogramm, das sich sowohl für Kliniken als auch für ambulante Praxen eignet.

Die zentrale Fragestellung der Studie galt der Untersuchung der Wirksamkeit der Positiven Psychotherapie in der alltäglichen Praxistätigkeit. Die Untersuchung erbrachte u.a. folgende Ergebnisse:

- die mit der Methode der Positiven Psychotherapie behandelten Patienten zeigten im Vergleich zur Kontrollgruppe eine signifikant deutliche Minderung ihrer Symptome
- ebenso wiesen sie ein erheblich verbessertes positives Bild des Erlebens und des Verhaltens (VEV) am Ende der Behandlung auf.
- In diesem Zusammenhang zeigt ein Querschnittvergleich stabile Effekte zwischen prospektiv erfassten und katamnestisch untersuchten Patienten.

Diese katamnestische Untersuchung ist fünf Jahre gültig.(2)

1997 wurde Prof. Dr. Nossrat Peseschkian für die oben angeführte Studie der computergestützten Qualitätssicherung mit dem Richard-Merten-Preis ausgezeichnet. (3)

*Wahre Weisheit*

*Der König wusste, dass sein Sohn eines Tages seinen Platz einnehmen würde. Er holte die weisesten Männer des Landes und bat sie, seinen Sohn alles zu lehren. Die Lehrer arbeiteten gründlich mit dem Prinzen und der König war sehr erfreut und beschenkte sie mit Gold. „Wir haben unser Bestes getan. Jetzt weiß der Prinz alles über die Vergangenheit, doch ein wahrer weiser Mann soll auch etwas über die Zukunft wissen." So ließ der König nach einem Wahrsager schicken, der seinen Sohn darin unterrichten sollte. Um seinen Sohn zu testen, lud er den besten Gelehrten des Landes ein. „Das ist ein einfacher Test", sagt der Gelehrte, „aber der Test sagt viel über deinen Sohn." Der Gelehrte hielt etwas in der Hand, das nur der König und alle anderen sehen durfte, nicht aber der Prinz und fragte ihn: „Was verberge ich in meiner Hand?" Der Junge erfasste die Hand des Weisen, überlegte und sagte: „Es ist hart und weiß, rund und hat ein Loch in der Mitte. Es muss ein Bergkristall sein." Alle lachten, denn es war eine Perle und kein Bergkristall. Der Weise sagte: „Wahre Weisheit ist nicht, über alles Bescheid zu wissen, sondern das Beste aus dem Wissen zu machen."* (3)

---

(1) Als einzige Praxis in Nordwestdeutschland hatte ich die Möglichkeit an dieser Studie teilzunehmen.

(2) Vgl. Klaus Jork/ Nossrat Peseschkian (Hrsg.), Salutogenese und Positive Psychotherapie. Gesund werden – gesund bleiben, Bern 2003, S.142f

(3) Bearbeitet nach Nossrat Peseschkian, Klug ist jeder. Der eine vorher, der andere nachher, a.a.0, S. 95f

## V. Angst aus der Sicht der Positiven Psychotherapie unter Berücksichtigung ausgewählter psychotherapeutischer Ansätze

### V.1 Definition der Angst nach dem Positiven Ansatz

Das Wort *Angst* leitet sich aus dem Lateinischen *angustia* ab und bebedeutet soviel wie *Enge, Beengung, Bedrängnis. Angustia* wiederum geht auf *ango* zurück, *zuschnüren* oder *beklemmen*. Beide implizieren Gefühle der Gefahr und der Bedrohung.
Peseschkian unterscheidet zwischen Angst und Furcht.

> *„Angst ist eine unbestimmte, gegenstandslose, anonyme, unmotivierte Emotion, Furcht hingegen eine bestimmte auf einen bedrohlichen Gegenstand oder eine Situation bezogene Gefühlslage. Wenn jemand sich eines bedrohlichen Objekts oder einer bedrohlichen Situation bewusst ist, sollte man lieber von Furcht als von Angst sprechen."* (1)

Mittlerweile werden unzählige Formen von Angst, Furcht und Phobien diskutiert. Manche Literatur spricht gar von über 200 verschiedenen Ängsten.
Die Philosophen im Orient sprechen von den Ur-Ängsten, die sie in drei Arten klassifizieren, der Angst vor der Vergangenheit, der vor der Gegenwart und vor der Zukunft. Alle anderen Ängste, denen wir in unserem Leben begegnen, sind in diese drei Arten zu untergliedern.
Nach dem Verständnis der Positiven Psychotherapie bedeutet Angst:

> *„Die Fähigkeit, den als bedrohlich empfundenen Situationen und Objekten auszuweichen. Der Aufwand von Energie ohne eine Zielrichtung. Angst ist demnach die Fähigkeit, sich unbewusst oder bewusst zu schützen."* (2)

Angst ist ein Warnsignal, eine Botschaft, die uns eine wichtige Information vermitteln will. Daher ist es in erster Linie wichtig, die Angst als eine „Informationsquelle der Seele" zu begreifen und nutzen zu lernen, um den Angstzustand nicht zu verschlimmern oder zu dramatisieren. Man spricht in derartigen Angstsituationen vom „in sich Hineinsteigern in die Angst" im Sinne der Angstverstärkung.
Schauen wir in die Kindererziehung, in ihr bringen wir unseren Kindern Angst bei, in dem wir sie vor der heißen Herdplatte, vor den Gefahren des Straßenverkehrs, etc. warnen. Ziel unserer Erziehung ist, dass Kinder lernen, sich durch Angst vor Gefahren zu schützen und diese besser einschätzen lernen. Stellen wir uns den Fall vor, dass wir keine Angst vor Gefahren hätten. Vermutlich würden noch mehr Unfälle zu beklagen sein, die auf mangelnde Angst und Furcht, sowie einer unrealistischen Einschätzung der Situation zurückzuführen sind.

---

(1) Nossrat Peseschkian, Psychosomatik und Positive Psychotherapie.Transkultureller und interdisziplinärer Ansatz am Beispiel von 40 Krankheitsbildern, a.a.O.,S.183
(2) Ebd., S. 183

Dabei sei ausdrücklich darauf verwiesen, dass die Angst „im Rahmen" bleibt, uns nicht blockiert oder uns an der Teilhabe am aktiven Leben hindert.

Die nachfolgende orientalische Geschichte eines Hakims, also eines Arztes, schildert die Botschaft der Angst und Not eines Schiffreisenden in einer amüsanten Art und Weise.

*Die Weisheit des Hakim*

*Ein Sultan war mit einem seiner besten Diener auf einem Schiff.*
*Der Diener, der noch nie eine Seereise gemacht, mehr noch, der als Sohn der Berge noch nie die Wüste des Meeres erblickt hatte, saß im hohlen Bauch des Schiffes und schrie, jammerte, zitterte und weinte.*
*Alle waren gütig zu ihm und versuchten, seine Angst zu besänftigen.*
*Doch die Güte erreichte nur sein Ohr, nicht aber sein angstgepeinigtes Herz.*
*Der Herrscher konnte das Geschrei seines Dieners kaum mehr hören, und die Seefahrt über das blaue Meer unter blauem Himmel machte ihm keine Freude mehr.*
*Da trat der weise Hakim, sein Leibarzt, an ihn heran:*
*„Königliche Hoheit, wenn Ihr es gestattet, kann ich ihn beruhigen."*
*Ohne zu zögern, gab der Sultan die Erlaubnis.*
*Der Hakim befahl nun den Seeleuten, den Diener ins Meer zu werfen, was diese mit dem Schreihals nur gern taten. Der Diener strampelte, schnappte nach Luft, klammerte sich an der Bordwand fest und flehte darum, wieder ins Schiff aufgenommen zu werden.*
*An den Haaren zog man ihn herein. Von nun an saß er ganz ruhig in der Ecke.*
*Kein Wort der Angst war aus seinem Munde zu vernehmen.*
*Der Sultan wunderte sich und fragte den Hakim: „Welche Weisheit steckte in dieser Handlung?"*
*Der Hakim antwortete: „Er hat noch nie das Salz des Meeres gekostet.*
*Er wusste auch nicht, wie groß die Gefahr ist, die ihm im Wasser begegnet, daher konnte er auch nicht wissen, wie kostbar es ist, die festen Planken eines Schiffes unter sich zu haben. Den Wert der Ruhe und Gelassenheit kennt erst der, der einmal der Gefahr ins Auge geblickt hat.*
*Du, der du satt bist, weißt nicht, wie das einfache Brot des Landes schmeckt. Das Mädchen, das du nicht schön findest, ist meine Geliebte.*
*Es besteht ein Unterschied zwischen dem, der seine Geliebte bei sich hat, und dem, der wartend ihr Kommen ersehnt.*

*Nach Saadi"* (1)

Angst ist ein derart starkes Gefühl, dass es einerseits Selbsterhaltungskräfte freizusetzen weiß, andererseits den Menschen in Starrheit und Ohnmacht führt und ihn handlungsunfähig werden lässt.

Wie in der Farblehre mit ihren Komplementärfarben oder in der Lehre der Fotografie, wo es schwarz/weiß, orange/blau, rot/grün etc. gibt, so

---

(1) Nossrat Peseschkian, Der Kaufmann und der Papagei, a.a.O., S.64

stehen sich die verschiedenen Gefühle im Menschen komplementär gegenüber, Freude/Leid, Ärger/ Zufriedenheit, Wut/Liebe, Angst/Mut oder Leidenschaft.
Sind in der Lebensgeschichte eines Menschen die Leidenschaft und der Mut zu kurz gekommen oder haben gar gefehlt, so ist davon auszugehen, dass der Mensch Angst entwickeln wird. Nach dem Motto „Wo keine Leidenschaft, da gibt es Angst." Emotionale Gleichgültigkeit hingegen schließt Angst aus. Sie entsteht immer dann, wenn ein Mensch nicht gelernt hat, angemessen und leidenschaftlich mit einer Situation umzugehen.
Ein Mensch, der nicht gelernt, hat seine Zukunft für sich zufrieden stellend zu gestalten, wird ein Gefühl der Zukunftsangst empfinden, vielleicht weil bisher alles für ihn geplant und organisiert wurde und er Eigeninitiative nicht entwickeln konnte oder wollte. Nun vor die Situation gestellt, die Zukunftsplanung zu übernehmen, beschleicht ihn ein Gefühl der Angst in Form der Botschaft, „Dafür hast du gar nicht die Kompetenz." Setzt er jedoch seine Fantasie ein, zeigt Initiative, Mut und Leidenschaft, bemüht sich um die Realisierung seiner Wünsche und versteht die Symbolik seiner Angst, so wird diese zunehmend weichen.
Daraus resultierend komme ich zu der Auffassung, dass sich Angst nicht abbauen lässt, sondern dass sie sich selbst durch die Stärkung der Komplementärgefühle Leidenschaft/Mut relativiert, wenn man die Botschaft zu entschlüsseln weiß.
Eine Botschaft, wie wir sie in der nachfolgenden arabischen Lebensweisheit finden.

*Es gibt zwei Wege aus der Dunkelheit:*
*Entweder du machst Licht dort,*
*wo du bist,*
*oder*
*du gehst in die Sonne.*
arabische Lebensweisheit

Angst umfasst in ihrer Vielschichtigkeit viele positive Facetten.
Angst...

- befreit vom Hochmut.
- übt Toleranz und Geduld gegenüber anderen und sich selbst.
- lässt einen die kleinen Freuden des Lebens besser erkennen und genießen.
- schützt vor zu großen Anstrengungen und Überforderungen.
- fördert das Verständnis gegenüber Minderheiten.
- mindert die Neigung zum Perfektionismus.
- schärft den Blick für das Wesentliche.
- macht ehrlich – sich und anderen gegenüber.
- lässt die echten Freunde von den falschen besser unterscheiden.
- bringt die Menschen dazu, auch einmal über sich selbst nachzudenken. (1)

---

(1) Meine Beobachtungen aus dem Praxisalltag habe ich mit denen von Nossrat Peseschkian/ Udo Boessmann, Angst und Depression im Alltag, a.a.0., S. 94 ergänzt.

An dieser Stelle bietet es sich an, den Patienten als Betroffenen nach seinen Ängsten zu befragen.

- Welche Bedeutung(en) finden Sie für ihre Angst/ Ihre Ängste in der angeführten Liste der Angstdefinitionen.
- Was würden Sie machen, wenn Sie keine hindernden Ängste hätten.

Dazu nehmen Sie das Balance-Modell und orientieren sich an den vier Bereichen des Lebens Körper/Sinne, Beruf/Leistung, Kontakt/Beziehung, Fantasie/Zukunft/Glaube. Schreiben Sie dazu all Ihre positiven Fantasien auf.

Hauptproblematik bei Angstpatienten ist vielfach ihr hartnäckig verfolgter negativer Gedankengang.
In meiner Arbeit mit Angstpatienten habe ich die Erfahrung gemacht, dass es sich bei ihnen häufig um sehr fantasiereiche Menschen handelt, die gelernt haben, sich permanent negative Vorstellungen zu machen, an die sie fest glauben, nach dem gemäß „Glaube versetzt Berge" und sich dadurch selbst in eine Angst- oder Paniksituation bringen. Angstpatienten glauben mit Vehemenz an das Nichtgelingen. Ihnen fehlt die Lust und Leidenschaft, positiv zu denken und an eine positive Wendung der Dinge zu glauben. Die für sie ungewohnte positive Sicht bedarf einer täglichen Übung.

Wenn ein Patient denkt, er werde mit hundertprozentiger Sicherheit Atemnot bekommen, wenn er zur Arbeit fährt, so wird ihn diese auch wirklich „überfallen". Der feste, unerschütterliche Glaube sorgt für das Wahrwerden des Gedachten und Fantasierten.
Durch die tägliche Übung der Autosuggestion mittels positiver Gedanken, wird es dem Betroffenen gelingen, seine Ängste zu relativieren. Hilfreich ist zu Beginn eine therapeutische Begleitung, die die regelmäßigen Übungen gemeinsam mit dem Betroffenen erarbeitet und praktiziert.

Genau so wie die Begeisterung über eine positive Erfahrung die Menschen ermutigt, kräftigt und ihnen Hoffnung schenkt, so kann ein problematisches oder traumatisches Erlebnis sie ängstigen und ihre gesamte Gedanken- und Gefühlswelt negativ stimmen, ja ihnen letztlich den Mut und die Zuversicht rauben. Die Ausprägung der traumatischen Erlebnisse bestimmen fortan das gesamte Alltagsleben des Menschen und verändert es bis hin zur Qual.

Zur täglichen Einübung neuer, positiver Gedanken eignen sich die nachfolgenden Lebensweisheiten in ihre Prägnanz und Eingängigkeit und stoßen bei den Angstpatienten auf große Akzeptanz.

- Ein Schiff ist im Hafen sicher, dafür wurde es aber nicht gebaut.
- Es kommt nicht darauf an dem Leben mehr Jahre zu geben, sondern den Jahren mehr Leben.
- Neue Ziele erreicht man nicht auf alten Wegen.
- In jeder Minute, die man mit Angst verbringt, versäumt man 60 glückliche Sekunden.

- Um Wunder zu erleben, musst du an sie glauben.
- Nicht, weil es schwer ist, wagen wir es nicht, sondern weil wir es nicht wagen, ist es schwer.
- Das Leben ist wie das Wasser des Flusses: mal sanft, mal schnell, mal glatt mal holprig, aber immer in Bewegung.
- Wenn du es eilig hast, gehe langsam. (1)

Diese Lebensweisheiten, bereichern die Gedanken, ohne den moralischen Zeigefinger zu erheben und ermöglichen mit ihren Ideen und Aussagen eine positive Sicht unseres Alltags, denn

*Wer das Ziel kennt, kann entscheiden.*
*Wer entscheidet, findet Ruhe.*
*Wer Ruhe findet, ist sicher.*
*Wer sicher ist, kann überlegen.*
*Wer überlegt, kann verbessern.*

Lebensweisheit aus China

## V.2 Das Angst-Modell der Positiven Psychotherapie

Das Angst-Modell der Positiven Psychotherapie orientiert sich an der Raute des Balance-Modells mit den dazu gehörigen vier Bereichen bzw. Qualitäten des Lebens: Körper/ Sinne, Beruf/Leistung, Kontakt/ Beziehung und Zukunft, Fantasie sowie Sinn des Lebens.
Es ordnet die Ängste der Menschen in vitale, Versagens-, soziale und Existenzängste.

Unter **vitalen Ängsten** versteht man Ängste um die körperliche Gesundheit.
Bereiche wie Ästhetik, Sport/ Bewegung, Ernährung, Schlafrhythmus, Sexualität, Körperkontakt und Krankheiten geben dabei Aufschluss über den Umgang mit dem eigenen Körper.
Der Mensch fühlt sich zwar körperlich unwohl und krank, doch sieht er sich außerstande, für eine gesunde Pflege seines Körpers zu sorgen. Er weiß nicht, wie und wo er anfangen soll. Die ungesunden Alltagsgewohnheiten als „unbewusste Steuermänner" führen ihn zu krankmachenden Verhaltenweisen wie etwa dem Rauchen, unregelmäßigen, kalorienreduzierten oder übermäßig kalorienreichen Essen, Alkoholkonsum, Schlafmangel, Bewegungsmangel, Fehlen von Erholung etc.

**Versagensängste** treten im Bereich Leistung vorwiegend im Berufsleben auf, wie der Angst vor dem Arbeitsplatzverlust, der Nichterfüllung der Leistungsanforderungen, dem mangelndem Perfektionismus etc.
Dem zutrauenden Kontakt der Eltern im Umgang mit dem Kind kommt an dieser Stelle eine stabilisierende Rolle zu. Ein Kind, Jugendlicher oder junger Erwachsener entwickelt Selbstsicherheit, Zutrauen und letztlich Vertrauen in die eigene Leistung durch eine angemessene

(1) Aus meiner Weisheitensammlung

vertrauensvolle, bestätigende Haltung der Eltern bzw. anderer Kontaktpersonen in ihrer Funktion als Autoritäten. Die einseitige Leistungsanforderung als auch Gleichgültigkeit gegenüber Leistung oder permanente Kritisierung der Leistungen bzw. Erfolge, ohne die emotionale Unterstützung in Form von Anerkennung, Lob und Zuwendung würde die Entstehungsbedingungen von Versagensängsten fördern und verstärken.

Bei den **sozialen Ängsten** hingegen handelt es sich um verschiedene Ängste in der zwischenmenschlichen Beziehung wie der Angst vor dem Mobbing in der Firma, vor der Trennung, vor der Begegnung mit dem Chef, vor neuen Kontakten, vor Ausländern, vor dem Alleinsein, dem Unbekannten.
Als Hintergrund dieses Bereichs gelten die instabilen sozialen Kontakte innerhalb der Kernfamilie. Je unsicherer, unpersönlicher und desinteressierter die Beziehungen im Elternhaus ist, umso häufiger und größer sind die sozialen Ängste. Dem Umgang der Eltern unter einander und der mit ihren Kindern in Fragen der familiären Konflikte und Probleme, kommt eine entscheidende Rolle in der Entstehung der Ängste im sozialen Umfeld zu.

**Existenzängste** umfassen Ängste der Hoffnungslosigkeit, Negierung der Fantasietätigkeit, Ratlosigkeit, Orientierungslosigkeit und den Sinnverlust.
Hier geht es um die Art und Weise, wie Menschen gelernt haben, ihre Konflikte und Probleme zu betrachten, zu deuten und zu bewerten. Je problematischer die im Elternhaus erlebten Umgangsformen sind, desto größer und intensiver sind die Ängste.
Als Beispiel ist der Umgang mit dem Tod eines nahen Angehörigen zu nennen. Je unvorbereiteter und spirituell undifferenzierter ein Mensch ist, desto ängstlicher und vehementer wird er reagieren, wenn der Verlust des Angehörigen aktuell wird. Die Lebenseinstellung, Ethik, Moral und die innere Haltung zum Leben sind für Menschen von existenzieller Bedeutung, wobei die Angst vor der Einsamkeit zu den häufigsten existenziellen Ängsten zählt. Die Vehemenz der Ängste in diesem Bereich ist abhängig von einer unreifen und instabilen Lebensphilosophie und unklaren zukunftsorientierten Vorstellung.

Zur besseren Veranschaulichung der zuvor beschriebenen vier Ängste, fasst Peseschkian diese in seinen Vorlesungen und Seminaren zu einem Angst-Modell der Positiven Psychotherapie zusammen. (1)

(1) Das nachfolgende Modell zeichnete ich in den Seminaren, während meiner vierjährigen Ausbildung in der tiefenpsychologisch fundierten Positiven Psychotherapie und Familientherapie in Wiesbaden (1993-97) auf Anregung von Herrn Peseschkian.

**(Vitale Ängste)**
Die Fähigkeit auf gesundheitsfördernde Maßnahmen aufmerksam zu werden.
**(Existentielle Ängste)**
Die Fähigkeit auf den Ausbau Glaube, Sinn des Lebens, Fantasiefähigkeit und Zukunft zu achten.
**(Versagensängste)**
Die Fähigkeit auf persönliches Zutrauen, Eigenliebe und -lob zu setzen.
**(Soziale Ängste)**
Die Fähigkeit auf eigene positiven Seiten aufmerksam zu werden und diese in soziale Kontakte fließen zu lassen.

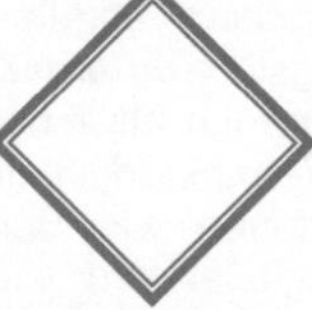

Das Angst-Modell der Positiven Psychotherapie

## V.3 Vier Dimensionen der Angst und deren positiven Betrachtung

Angst hat viele Gesichter und umfasst viele Dimensionen, die es in einigen Facetten zu beleuchten gilt, von einer weiß Saadi zu berichten.

*Die gute Lüge*

*Einst, so habe ich gehört, sollte auf Befehl des Königs ein Gefangener getötet werden. Da begann dieser Verurteilte in seiner Verzweiflung den König zu lästern und zu beschimpfen - wie ja gesagt worden ist: sein Innerstes verrät, wem der Tod vor Augen steht. „Was redet er da?" verlangte der König zu wissen.*

*Einer der Wesire, ein Mann, in dessen Herzen die Güte wohnte, erwiderte: „Er sagt, o Majestät, dass Gott mit jenen ist, die ihren Zorn überwinden und den Menschen vergeben." Darauf erbarmte sich der Herrscher auch wirklich des Verurteilten und begnadigte ihn. Ein anderer Minister, der das gehört hatte und in allem das Gegenteil jenes ersten war, ergriff schnell Gelegenheit und Wort und erklärte: „Es steht unseresgleichen nicht wohl an, in der Gegenwart von Majestäten etwas anderes zu äußern als nur die reine Wahrheit und in Wahrheit hat dieser Kerl die Majestät mit Schmähreden beleidig!." Was geschah hierauf? Änderte der König seine Meinung vom Neuen? Nun, er verzog wohl das Gesicht, doch galt sein Ärger nicht dem ersten, sondern dem zweiten Wesir, und er sprach: „In diesem Falle ist mir die Lüge lieber gewesen als die Wahrheit; denn diese wurzelt in Böswilligkeit, während jene Gutes stiften wollte. Und es sagten doch die Weisen: Besser ist die wohlgemeinte Lüge, als dass Wahrheit böse Wunden schlüge."* (1)

---

(1) Saadi, Hundertundeine Geschichte aus dem Rosengarten. Ein Brevier orientalischer Lebenskunst. Auswahl und Übersetzung aus dem Persischen von Rudolf Gelpke, München November 2004, S.9

**1. Angst im engeren Sinne**

Angst ist zunächst einmal ein Gefühl, eine Energie ohne Zielrichtung. Sie entsteht auf Grund konflikthafter Erfahrungen im Elternhaus und im Leben und entscheidet darüber, wie man mit neuen, herausfordernden Situationen zukünftig umgeht. Fehlende Erfahrung, Unsicherheit hinsichtlich der richtigen, der Situation angemessenen Entscheidung, werden im Unterbewusstsein ängstlich verarbeitet.

Angst im engeren Sinne verstehe ich als einen konkreten Gefühlszustand, der eine dazugehörige Vermeidungshaltung auslöst und in der Regel von körperlichen Reaktionen wie Schweißausbruch, Zittern, Herzrasen, Anspannung etc. begleitet wird, wie sie z.B. bei der Angst vor Hunden oder der Angst vor einem möglichen Unfall zu beobachten sind. Hierbei handelt es sich um konkrete negative Erfahrungen, die vom Menschen als unangenehm bedrohlich erfahren worden sind und nun in Form des Selbstschutzes zum Vermeidungsverhalten führen.

So wird beispielsweise die Begegnung mit Hunden gemieden, kein Auto mehr gefahren oder nur noch übertont vorsichtig.

Die positive Deutung, Entschlüsselung dieser Ängste wird von der Positiven Psychotherapie als bewusste Chancenwahrnehmung zum neuen Erlernen eines angstfreien Umgangs z.B. mit Hunden oder dem Autofahren verstanden. Die sichtbare Angst vermittelt dem Betroffenen, dass er sich ein herausforderndes Lebensprojekt schuldig ist und sich dieses Projektes mit Hilfe therapeutischer Begleitung annehmen soll, um seine Energie ohne Zielrichtung, in eine positive und befreiende Richtung zu verändern. Auf diese Weise erweitert der Mensch sein Horizont und seinen Bewegungsraum.

**2. Angst im übertragenen Sinne**

Neben der offen sichtbaren Angst begegnet sie uns in Botschaften des Unterbewusstseins, die es zu entschlüsseln gilt, um Einsicht in ihre positive Dimension zu gewinnen.

Die häufige Angst vor Spinnen erscheint im ersten Eindruck als konkrete Angst, obgleich bei näherer Befragung die negative Erfahrung mit Spinnen fehlt. Die Entschlüsselung der positiven Botschaft der vermeintlichen Spinnenphobie ergibt die Klärung der konflikthaften partnerschaftlichen Beziehung. Die Spinnenangst macht somit auf ein Beziehungsproblem aufmerksam, das vom Patienten lange Zeit verdrängt worden ist.

Die wichtigsten Fragen, die sich bei dieser Angstdimension ergeben, lauten:

- „Was will mir meine Angst eigentlich mitteilen?"
- „Worauf will mich meine Angst aufmerksam machen?"
- „Welche Herausforderung will mir meine Angst in ihrer Bedeutung vermitteln?"
- „Welche menschliche Seite von mir ist erneuerungsfällig?"

Diese Fragen können sich Betroffene stellen, um ihre Ängste und deren Botschaften im übertragenen Sinne kennen und positiv verstehen zu lernen.

In der Arbeit mit Angstpatienten fällt auf, dass diese ihre reiche Fantasie lediglich negativ zu nutzen wissen. Durch die positive Sicht ihrer Ängste gewinnen sie an Ruhe, anstatt sich weiter in ein Angstszenario hinein zu steigen. Mittels der aufgeführten Fragen gelingt es ihnen, unter therapeutischer Begleitung ihre Ängste als interessante Forschungsprojekte zu betrachten und die konflikthaft verlaufenen Lebensabschnitte im Sinne von Zuversicht und Mut sowie Offenheit und Auseinandersetzungsfähigkeit neu zu ordnen.

**3. Angst im weiteren Sinne**

Angesichts einer vielfältigen Medienlandschaft, die jederzeit von allen möglichen Krisen, Katastrophen, Kriegen etc. zu berichten weiß und uns mit entsprechenden Informationen versorgt, nach dem Motto „Nur eine schlechte Nachricht ist eine gute Nachricht," scheint das Heer der Menschen mit Ängsten „beängstigend" zu steigen.

Diese ernstzunehmenden Ängste bezeichne ich als gesellschaftlich verursachte Ängste, deren Entstehung in den sozialen, politischen und wirtschaftlichen Entscheidungsprozessen der Verantwortlichen liegen. Menschen haben Angst vor sozialem Abstieg, entwickeln gegenüber ihnen nahe stehenden Mitmenschen Schamgefühle, die im Unterbewussten als Angst verarbeitet werden. Gesellschaftliche und ökonomische Konflikte wie den West-Ost-Differenzen, dem Nord-Süd-Gefälle, dem Fundamentalismus in Orient und Okzident, den Minderheitskonflikten oder dem vermeintlich moralischen Überlegenheitsanspruch von Nationen und Religionen können rasch Ängste in Menschen hervorrufen, die ihren Niederschlag im Ausagieren von Vorurteilen, Misstrauen bis hin zu kriegerischen Auseinandersetzungen finden.

Der Anstieg fundamentalistischer Lösungsstrategien und Gewaltanwendungen als Antwort auf die bestehenden Probleme einer globalisierten Welt nehmen zu und sind u.a. das Ergebnis einer fehlenden Argumentationskompetenz, Bildungsferne und mangelnden Toleranz gegenüber Andersdenkenden, die wiederum viele Menschen in Hilflosigkeit und Ängste versinken lässt.

In Folge der Ereignisse des 11. September 2001 hat sich eine neue Angst vor dem islamischen Fundamentalismus verbreitet, einhergehend mit Ängsten und Feindbildern auf beiden Seiten, die das friedliche Zusammenleben der Menschen auf dieser einen Welt empfindlich stören und gefährden.

Die Bevölkerung der orientalischen Welt von Marokko bis zu den Philippinen, die seit Jahrhunderten kaum eine Chance hatten, in demokratischen Verhältnissen zu leben, explodiert und richtet ihre Wut und Unzufriedenheit in einer sinnlosen(meist männlichen) Zerstörung gegen vermeintliche Feinde aus dem Westen oder Angehörige anderer Religionen. Diktatorische Gesellschaftsverhältnisse unterbinden die Ausübung einer freien Meinungsäußerung und die friedliche Konfliktlösung mangels demokratischer, toleranter und freiheitlicher Werte und fördern die Gewalt ohne Zielrichtung, dabei ist die freie Meinungsäußerung durch soziale, politische Gruppen und Parteien Forum zur Entwicklung eines angstfreien und toleranten Umgangs miteinander.

Das Verbot sozial-politischer Aktivitäten und die vielfach verordnete Bildungsferne in diesen Ländern ist der Nährboden von Intoleranz und Gewaltbereitschaft. Die Menschen sind in ihrer Würde gekränkt, gedemütigt, unsicher ängstlich. Sie sind manipulierenden, machtbesessenen politisch-ideologischen oder religiösen Führern ausgeliefert, bedingt

verführ- und instrumentalisierbar. Die religiösen Führer des Fundamentalismus lenken die Unzufriedenheit der Menschen vom eigentlichen Konflikt der Menschen ab und stellen ihnen kompensatorisch andere Zusammenhänge vor, die aus mangelnder Autonomie häufig unkritisch übernommen werden. Es werden Ängste vor Amerikanern, Dänen, Deutschen, Afghanen, Arabern, Türken, Iranern oder Israelis u.a. geschürt und mobilisiert, die den Weltfrieden gefährden und die Gewaltbereitschaft bzw. Gewaltanwendung als Weg der Konfliktlösung begünstigen, anstatt in einen gleichberechtigten Dialog der gegenseitigen Achtung zu treten.
Ausgehend von der menschlichen Sehnsucht nach Frieden und Sicherheit und der Betonung der Gemeinsamkeiten, anstatt zunächst immer auf das Trennende zu verweisen, könnten positive Schritte auf dem reifen Weg der Konfliktlösungen hin zum Dialog und der gegenseitigen Achtung sein, denn Intoleranz verbunden mit Feindbildern und die Verletzung der Menschenrechte, also der Rechte aller, ob Mädchen oder Junge, Frau oder Mann bringen nur unsägliches Leid und Angst, wie Dafur uns z.B. täglich auf so schmerzliche Weise zeigt. Angst die sich über Generationen tradiert und Menschen in ihrer Entwicklung gefangen hält.

**4. Angst im umfassenden Sinne:**
Unter ihr verstehe ich Ängste von Menschen, die auf Naturkatastrophen oder Krankheiten wie etwa Krebs, Aids etc. zurückzuführen sind.
Die großen Naturkatastrophen wie etwa der Sunami im Südostasien, das Erdbeben in Bam im Südiran, der Oder-Bruch oder die Überschwemmungen in New Orleans etc. führten zur Traumatisierung, begleitet von Ängsten vor Tod, Verlust und der Zukunft.
Angesichts des Ausgeliefertseins stellt sich den Menschen die Frage, wo auf diesem Planeten Sicherheit zu finden ist.
Die Flutkatastrophe in Ostdeutschland 2002 ist noch nicht in Vergessenheit geraten. Sie hat viele betroffene Ostdeutsche an den Rand ihrer Existenz gebracht und in ihnen existentielle Ängste hervorgerufen. Diese Ängste haben dazu geführt, dass sowohl bei den betroffenen Menschen in den Katastrophengebieten als auch bei den politisch Verantwortlichen Fragestellungen zur positiven Vorbeugung diskutiert werden. Keine weitere Begradigung der Flüsse, Vermeidung flussnaher Bebauungsgebiete, Ausweisung der Poldergebiete, werden zumindest angedacht. Sunamifrühwarnsysteme wurden in Südostasien installiert.(1) Japan, im Erdbebengürtel der Welt, hat sich der Etablierung einer erdbebensicheren Architektur verschreiben. Trotz all dieser Bemühungen und Anstrengungen bleibt die Angst vor dem Ungewissen und dem vielfach verdrängten Bewusstsein um die nur bedingte Sicherheit.
Das Thema Leben, Sterben, Tod, der Abschied von dieser Welt hat die

(1) An dieser Stelle sei die Frage erlaubt, ob diese Anstrengungen auch unternommen worden wären, wenn bei der Katastrophe Weihnachten 2006 keine Europäer umgekommen wären. Die jährlich sich wiederholenden riesigen Flutkatastrophen in Bangladesch, mit ihren unzähligen Toten, haben nie ein derartiges Spendenaufkommen auslösen können- oder kam es nur dazu, weil Weihnachten, das „Fest der Liebe“ war?

Menschen in allen Kulturen und zu allen Zeiten von jeher nachhaltig beschäftigt, wie uns die faszinierenden Kulte und Zeremonien im Umgang mit dem Tod beweisen. Hier kommt die Spiritualität ins Spiel mit der Frage nach dem Sein, „Was passiert mit mir? Wohin gehe ich?“
Viele Menschen in meiner Praxis und meinem Bekannten- bzw. Freundeskreis haben hierzu nur unzureichend konkrete Vorstellungen. Dieser tabuisierte Bereich der Endlichkeit des Lebens bleibt unklar und löst vielmehr Angst und Unbehagen aus. Die seelische und körperliche Blockade, die die Angst nach sich zieht, verhindert, dass Menschen sich gelassen und neugierig auf die Suche nach einer Antwort begeben. Viele Menschen pflegen unbewusst die Mentalität der Unsterblichkeit und sind in der materiellen Welt fest verhaftet. Der Gedanke, an ein Ende ihres Daseins versetzt sie in Angst und Schrecken. Statt eine Antwort auf die Angst zu suchen, wird diese innerpsychisch permanent verdrängt und durch das starre Festhalten materieller Werte, überkommener Normen und letztlich durch die Entwicklung von Krankheiten kompensiert. Wenn man dem entgehen will, ist es unerlässlich sich mit den Ängste vor dem Sterben und Tod auseinander zu setzen und diese positiv deuten zu lernen.
Meditation und offene Gespräche über den Abschied vom Leben sind dafür geeignete Möglichkeiten, wobei sich der Austausch über die Sicht anderer Kulturen als hilfreiche Horizonterweiterung auf dem Weg zur eigenen Spiritualität erweist, im Bewusstsein, dass wir alle nur Gast und Reisende dieser Welt sind und irgendwann die Reise sich einer anderen Dimension annimmt.
Die aktive Begegnung mit Menschen verschiedener Kulturen, Religionen, philosophischer Ausrichtungen hat für mich nie an Faszination verloren, sondern von je eine beglückende Bereicherung dargestellt, mit dem Ergebnis, dass ich meiner weiteren Reise und ihrem Ende mit dem Satz: „Ich bin gespannt und neugierig!“ folge.

## V.4 Mikrotraumen und Angst

„*Steter Tropfen höhlt den Stein.*“ - eine Lebensweisheit, die wir alle kennen und uns die unsägliche Kraft einer Winzigkeit umschreibt.

*„Die Mammutbäume, diese Riesen des Waldes, überleben Generationen von Menschen. Kein Sturm, kein Hagel, kein Blitzschlag kann ihnen etwas anhaben.*
*Ja, selbst Feuer und Erdbeben haben sie überstanden.*
*Sie stehen Jahr um Jahr, Jahrzehnt um Jahrzehnt, ganze Jahrhunderte und trotzen den Unbilden der Natur in ihrer mächtigen Gestalt.*
*Es scheint, als könne nichts diese Gestalten zu Fall bringen.*
*Doch es gibt kleine, winzige Insekten, die Termiten, die kommen und beginnen, den Baum mit winzigen Bissen nach und nach zu zerfressen.*
*Und schließlich schaffen diese vielen kleinen Winzlinge das, was keine Naturkatastrophe vermag:*
*Sie bringen den Riesen zu Fall.“* (1)

---

(1) Nossrat Peseschkian, Steter Tropfen höhlt den Stein. Mikrotraumen - Das Drama der kleinen Verletzungen, a.a.O., S.11

Die Geschichte vom Mammutbaum und den winzigen Termiten erzählt von einer Kraft, die die Psychotherapie mit dem Fachbegriff *Mikrotrauma* versieht, den *„winzigen seelischen Verletzungen".* Nicht die großen Konflikte und Probleme, sondern vielmehr die sogenannten Kleinigkeiten, führen über Jahre zu seelischen Krisen und Symptomen, die tagtäglichen ärgerlichen Situationen, regelmäßigen Überlastungen, Kränkungen, Befürchtungen, Enttäuschungen.
Bei der Betrachtung der Lebensgeschichten meiner Patienten fiel mir auf, dass kaum die großen, schrecklichen, gewalttätigen Ereignisse den Hintergrund der seelischen Erkrankungen bildeten, sondern die vielen kleinen, anscheinend bedeutungslosen Gewohnheiten, Lebenskonzepte oder Lebensmotten, die verkrampft, überholt und konflikthaft ständig Anwendung fanden und Ursache zahlreicher Konflikte waren.
Ständige kleine Kränkungen in der Kindheit oder in späteren Lebensabschnitten wirken wie kleine Nadelstiche auf die Seele und lassen den Menschen krank werden.
Sätze wie
...dafür bist du noch zu klein.
...du machst es nicht schnell genug.
...du erledigst es nicht gut genug.
...deine Arbeit ist nicht sauber genug.
...du hast den Kopf für die Mütze.
...dumm geboren und nichts dazu gelernt.
...du schaffst es sowieso nicht.
...wir sind kleine Leute und große Ziele kannst du doch nicht erreichen.
...schon wieder alles falsch.
etc. sind die Ursachen.

Eine derart negativ gefärbte Kommunikation prägen nachhaltig das Persönlichkeitsbild und Lebenskonzept der damit konfrontierten Menschen und führen zu Krisen und Ausbildung von Beschwerden, die wiederum ein Symbol der Notwendigkeit zur Überprüfung erlebten Konzepte sind.
Die arabische Lebensweisheit *„Wende dein Gesicht der Sonne zu, dann bringst du den Schatten hinter dich"* macht auf die positive Betrachtung bzw. Wendung unserer Lebensgewohnheiten aufmerksam.
Viele Patienten berichten von vorsichtigkeitsmahnenden und sie ängstigenden Äußerungen ihrer Eltern, wenn sie eine Veränderung, einen neuen Entwicklungsschritt anstreben.
Ein Abiturient erzählte, dass seine Eltern ihn während der gesamten Schuljahre immer wieder davon zu überzeugen versuchten, dass er eine Ausbildung am Wohnort der Eltern absolvieren und in der Nähe eine Arbeitsstelle suchen solle. Er solle nicht in die Fremde gehen. Unter Fremde verstanden die Eltern die 70 Kilometer entfernt liegende Universitätsstadt. Der junge Mann, der so gerne Maschinenbau studieren wollte, entwickelte heftige Schuldgefühle und innere Ängste, da er bei Realisierung seines Wunsches seine Eltern „allein" lassen bzw. sie „verlassen" musste. Die innere Zwiespalt quälte ihn so sehr, dass er therapeutische Hilfe suchte. Die kleinen ängstigenden Impulse wirkten beim Abiturienten krisenvorbereitend und nahmen ihm zunehmend das Selbstvertrauen. Sie erschwerten ihm den Ablösungs-

prozess vom Elternhaus in Richtung der Selbstständigkeit und des Erwachsenwerdens.
Eine persische Lebensweisheit beschreibt die Situation des jungen Mannes sehr treffend mit *„Tropfen für Tropfen sammelt sich das Regenwasser, bis sich zu guter Letzt ein Meer bildet."*
Der positive Umgang mit Mikrotraumen ist die Überprüfung der bisherigen Gewohnheiten, Lebenskonzepte und Verhaltensautomatismen im Sinne einer gesundheitsfördernden Korrektur.
George Orwell gibt den Rat, sich seiner Freiheit zu bedienen, einer Freiheit, die sowohl das „Ja" als auch das „Nein" umfasst.

*Du bist frei, weil du auch Nein sagen kannst.*
*Wenn Freiheit überhaupt Etwas bedeutet,*
*dann vor allem das Recht,*
*anderen Leuten zu sagen,*
*was sie nicht hören wollen.*

*George Orwell* (1)

Erfolg und Veränderung gibt es jedoch nicht zum Nulltarif, entspringt nicht einer *just for fun* Einstellung. Erfolg setzt den Willen des Erreichenwollens voraus und bedarf der Beständigkeit des Arbeitens an sich und der positiven Sicht.
Um ein Musikinstrument in seiner ganzen Schönheit spielen zu können, werden wir über Jahre mit großer Ausdauer und Beharrlichkeit üben müssen. Erst das tägliche Berühren, Üben des Musikinstrumentes, die Umsetzung der Noten führt nach Monaten, ja Jahren zum guten, professionellen Spiel des Instrumentes. Der Leistungssportler erreicht seinen Erfolg bei Wettbewerben durch jahrelanges Training unzähliger, notwendiger Übungsprogrammen. Der beruflich auf dem Höhepunkt stehende Mensch erlangt seine Position durch stetes konsequentes Arbeiten, Lernen, sich Fort- und Weiterbilden.
Positive Ergebnisse werden sich erst dann einstellen, wenn wir das Motto *„ Kleine Taten verändern die Welt"* oder *„Es ist noch kein Meister vom Himmel gefallen"* beherzigen und die negativen Schritte der konflikthaften Verletzungen verlassen.

## V.5 Angst als Kraft nach Butollo

Butollo definiert Angst als ein *„...wichtiges, lebenserhaltendes Gefühl (...), das den Menschen zur Bewältigung von realen Bedrohungen antreibt."* (2)
Er geht davon aus, dass Angst ein Gefühl ist, das eine Stimmungslage des Unbehagens körperlicher und seelischer Natur auslöst und den Menschen zur Vermeidung der Angstsituation treibt. Wenn die realen Bedingungen eine unmittelbare und schnelle Bewältigung der Angst nicht ermöglichen bzw. Menschen „radikale und riskante Bewältigungsmaßnahmen" nicht zulassen, greift dieser zu irrationalen Möglichkeiten der Angstlösung.

(1) Aus meiner Sprüchesammlung, o. Quelle.
(2) Willi Butollo, Die Angst ist eine Kraft. Über die konstruktive Bewältigung von Alltagsängsten, München 1984, S.19

Nach meinem analytischen Verständnis der Psyche findet die Kreativität des Unbewussten die komplexesten irrationalen Konzepte im Umgang mit der Angst.
In seiner Angstbeschreibung vertritt Butollo ein transpersonales, soziologisches und psychotherapeutisches Erklärungsmodell. Er spricht von der *„Stärke des Herzens“* als Mut im kompetenten Umgang mit der Angst. Je „schwächer das Herz“ umso stärker melden sich demnach die Ängste. Die Vermeidung bedrohlicher, angstbesetzter Situationen spricht er einer natürlichen Instinkttendenz zu.
In seiner Auffassung von der *„Angst als Kraft“,* die dem Menschen inne wohnt , deckt er sich mit der von Peseschkian. Diese Kraft vermag Menschen zu sabotieren, zu aktivieren und zu mobilisieren.
Die Angst, *„...ist dann eher ein Signal, das unsere Aufmerksamkeit auf jene Denkfehler lenkt, mit denen wir den Verlust des Vertrauens in Gang setzen.“* (1)

In seiner Beschreibung des Mutes als *„Stärke des Herzens“* macht Butollo deutlich, dass er bei der Betrachtung und Erklärung seelischer Phänomene einen ganzheitlichen Ansatz vertritt, in dem er die Polarität zweier intrapsychischer Phänomene Mut ← O → Angst thematisiert.
Er geht davon aus, dass Mut nicht trainiert werden kann, sondern durch die meditative Achtsamkeit auf die Angst zu erfahren ist, die sich wiederum in Frieden und Mut entfaltet, d.h. die Akzeptanz und Betrachtung der Angst im eigenen Selbst. (2)
Angst obliegt somit nicht nur der Therapie, sondern der Entscheidungsfähigkeit des Menschen. Der Therapeut vermag dem Patienten nicht die Angst zu nehmen, vielmehr kann er ihn höchstens auf einem spirituellen Weg der Achtsamkeit hin zu einer Entscheidung begleiten.

> *„Die Kraft des Herzens ist ansteckend, und die Kraft, die sich in der Angst verbirgt, weist den Weg.“* (3)

Der Erklärung des Angstphänomens legt Butollo soziopolitische sowie soziogeographische Aspekte zu Grunde. Er schildert sowohl die Naturkatastrophen, die den Menschen in ihrer Existenz massiv bedrohen, als auch die nuklearen Erstschlagkonzepte der Großmächte in ihrer Bedrohung für die Menschheit.
Bis heute hat sich an diesem Bedrohungspotential kaum etwas geändert, lediglich ihre inhaltliche und lokale Ausrichtung mögen sich verändert haben. Der Zugang vieler Staaten und politischer Mächte zur Atomtechnik löst Angst und Unsicherheit aus. Der Ruf nach umfassenden Sicherheitsmaßnahmen zum Schutz der Bevölkerung und vermeintlich wichtiger Einrichtungen scheinen immer notwendiger. Die Hilflosigkeit und Angst vor Selbstmordattentätern wächst. Es entwickelt sich ein geradezu paranoides Angstgefühl vor dunkelhäutigen Menschen mit Bart und Koffer in der Hand. Die Überwachung öffentlicher Einrichtungen wie Bahnhöfen, Flughäfen, großen Kaufhäusern, staatlichen Einrichtungen etc. sind zur Hauptaufgabe der okzidentalen Staaten geworden. Die Globalisierung zeigt hier ihre Verletzlichkeit und

---

(1) Vgl. ebd., S.10
(2) Vgl. ebd., S.10
(3) Vgl. ebd., S.11

ihr bedrohendes und destruktives Gesicht. Per Internet ist die Verbreitung der Sprengstoffherstellung im Nu weltweit und Menschen jeglichen kriminellen Potenzials, unter dem Deckmantel der Politik und Religion, frei zugänglich. Diese Bedingungen sind meines Erachtens keine geeigneten Voraussetzungen zur Integration im Sinne eines gemeinsamen, toleranten und pluralistischen Miteinanders, sondern sie leisten Misstrauen, Angst, Unsicherheit, Hilflosigkeit und Feindbildern Vorschub.

Butollo definiert Angst aus psychotherapeutischen Gesichtspunkten als einen

> „...*Sammelbegriff für eine Vielzahl von Gefühlen. Sie reichen von unspezifischem „Angstgrauen“ bis zu konkreter Furcht. All diesen Gefühlen sind einige Aspekte gemeinsam. Im Vordergrund steht dabei das Unlustgefühl, das sich vermutlich aus einer Mischung von Druck- und Temperaturempfinden in der Magengegend, Anspannung und Enge in der Herz- und Halsgegend und dem Gefühl der Bewegung des nach unten durchsackenden Magens ergibt.*“ (1)

Nach Butollo ist Angst nicht nur unangenehm, sondern sie wird in besonderen Situationen als *„Angstlust“ „„thrill“* empfunden. Als Beispiel führt er das Bangi-Springen an, eine typische Lust, der Angst entgegenzueilen, um sie intensiv zu erleben bzw. zu überwinden.

Andererseits sieht Butollo in der gegenwärtigen Zeit eine Tendenz der Vermeidung der Angst. Ablenkung, Kompensation in diversen Formen sowie Verdrängung nehmen immer mehr zu. Eine Beobachtung, die ich in meiner täglichen Arbeit mit den immer jünger werdenden Patienten bestätigt sehe. Das diffuse Selbst als ein narzisstisches Persönlichkeitsmerkmal erlebe ich häufig als Störung bei jungen Menschen, die vermengt ist mit diversen Ängsten und Unsicherheiten. Butollo verbindet diese Tendenz in komprimierter Form mit folgenden Faktoren unserer Zeit.

1. *„Psychosomatische Erkrankungen sind tatsächlich häufiger. Auch bei scheinbar >rein<somatischen Beschwerden wie etwa Unfallfolgen etc. sind oft emotionale Komponenten als Ursachen beteiligt: Weil man innerlich ständig mit unerledigten Gefühlen und Konflikten beschäftigt ist, ist die Aufmerksamkeit von notwendigen Tätigkeiten abgelenkt.*

2. *Die Entwicklung eines hochindividualisierten Bewusstseins mit seiner auf dem Fuß folgenden Vereinsamung des Einzelnen, hat in der, diesen Prozess besonders fördernden westlichen Welt, ein vermutlich einmaliges Ausmaß erreicht: Wenn der Sinn des Lebens damit steht und fällt, was man für sich oder die seinen erreicht, dann gibt es in der Tat viele Situationen, die existentiell bedrohlich erscheinen und somit auch anhaltend Angst auslösen.*

3. *Ein Großteil unseres Denkens und Handelns ist auf die Eliminierung von Angstauslösern gerichtet. Gelingt dies, so glaubt man, sich die Auseinandersetzung mit denjenigen Bedingungen unserer Lebensplanung sparen zu können, die primär zur Angstentstehung geführt haben. Dazu gehört die >Abschaffung< von solchen Erfahrungen, die uns mit der Endlichkeit unserer Leistungen und der damit verbundenen Grenzen der Selbstidentität konfrontieren. Dies führt zwar zur erfolgreichen Reduktion von Angstanlässen,*

---

(1) Vgl. ebd., S.21

*gleichzeitig aber zu einem Ansteigen einer ängstlichen Grundstimmung. Das Bild der Welt im auslaufenden Jahrtausend rechtfertigt individuelle wie kollektive Realangst, die zuzulassen weitgehend vermieden wird.*

4. *Die Perfektion unserer physischen Technologie, die scheinbare >Machbarkeit< unserer Umwelt, die weitgehende Kontrolle über menschliches Verhalten bergen bei Anerkennung aller Vorzüge auch enorme Gefahren. Neben den vieldiskutierten Problemen der Belastung des biophysischen Lebensraumes ist aber die Belastung des psycho- und soziokulturellen Lebensraumes ebenso zu betonen.*

5. *Gleichzeitig erscheinen die Möglichkeiten des Einzelnen, seine Umwelt zu strukturieren, mit überschaubaren Abläufen zu leben, im sozialen und beruflichen Feld einen Sinn zu finden, zunehmend reduziert. Angst wird zu Depression im Gefolge so gezüchteter Resignationsbereitschaft. Die übergreifenden Bedingungen der Sinnentleerung bleiben bestehen, die akuten Angstanlässe mit ihrer Gelegenheit zu Klärung und Abreaktion fehlen jedoch dank perfektionierter >Anlass-Vermeidung<. Diffuse Angst und Depression sind dann die unerfreuliche, lebensfeindliche Folgeerscheinung.“* (1)

In diesem Zusammenhang hält Butollo die Erforschung „anhaltender emotionaler Krisen“ für außerordentlich wichtig. Sie soll nicht nur die Aufgabe, angsterzeugende Situationen untersuchen, sondern viel mehr den Auftrag, die psychischen, physischen sowie sozialen Kohärenzen der Menschen zu erforschen.

> *„Lösungen im sozialen Mikrobereich (Zweierbeziehung und Familie) ebenso wie im Makrobereich (Schule, Firma, Nation etc.) setzen eine bessere Kenntnis dessen voraus, was sich im Einzelnen abspielt. Erst so wird verständlich, wie Verhalten zustande kommt und soziale Situationen entstehen.“* (2)

Peseschkian vertritt hierzu eine ähnliche Auffassung, in dem er von Aktualfähigkeiten in der Familie und den diversen sozialen Felder sowie der Vorbildfunktionen der Eltern, Lehrer, Politiker etc. spricht. Beide Verfasser vertreten in diesem Zusammenhang die Meinung, dass das Fehlen der Vorbilddimensionen die Entwicklung eines relativ stabilen Selbstkonzeptes beeinträchtigen und zur Bildung von Ängsten in diversen Lebenssituationen führen.
Butollo beschreibt, dass ein wichtiges Charakteristikum der Angst und Furcht die „Wahrnehmung“ einer bedrohlichen Situation ist bzw. die „Erwartung“ einer für den Menschen gefährlichen Situation. Dieses Phänomen kann entweder symbolisch sein oder wirklich. (3)
Das intrapsychische Phänomen der Erwartung“ erlebe ich in meinem beruflichen Alltag sehr oft von Patienten. Nach analytischer Untersuchung komme ich zu der Auffassung, dass „Erwartung“ eine symbiotische Tendenz ist, die auf Menschen, Situationen etc. projiziert wird. Diese Tendenz ist gleich zu setzen mit Einverleibung, welche bewusst oder unbewusst eingesetzt wird als Ausdruck der „Ich-Schwäche“. Die Ich-Schwäche neigt zum Stabilen, zum Übergroßen, zum Mächtigen, zum „schwarzen in sich ziehende Loch“.

---

(1) Ebd., S.16
(2) Ebd., S.18
(3) Vgl. ebd., S.19

Den Satz, „Ich habe Angst, dass meine Atmung im Auto aufhört", höre ich oft von Patientinnen, die in ihrer Persönlichkeit sehr unsicher und in der Ich-Entwicklung diffus sind. Daher stimme ich an dieser Stelle mit der Darstellung von Butollo überein, wenn er „Erwartung" als eine auslösende Angstursache bezeichnet.
Das Ablaufsschema der Angstentwicklung fasst Butollo wie folgt zusammen:

*„Unspezifische Erregung: Ein intensiver Reiz (Ton, Licht, Druck, Hitze, Schmerz), die Ankündigung eines Schmerzes (Erwartung), unter Umständen auch die Abweichung von etwas Erwartendem, lösen eine autonom-nervöse Erregung aus. Diese verlangt dann nach Lösungsversuchen, und zwar entweder 1. reflektorischen bzw. 2. kognitiven. Letztere enthält folgende Elemente:*

A. *Information: Aufmerksamkeitszuwendung zur Quelle der Erregung soll – sofern nicht bereits reflektorische Abwehr zum Soforteinsatz kommt (Defensivreflex) – die Suche nach mehr Information ermöglichen (Orientierung).*
B. *Bewertung der Gefahr: Der Erreger wird hinsichtlich seiner Gefährlichkeit taxiert. Ist das Ergebnis unbedenklich, kehrt wieder Ruhe ein. Wird die Bedrohung jedoch bestätigt, kommt es zu weiteren Operationen.*
C. *Suche nach verfügbaren Gegenmaßnahmen, Entscheidung und Ausführung: Aus dem Repertoire, das grundsätzlich von Angriff über Stillhalten bis zur Flucht reicht, werden verschiedene Maßnahmen ausgewählt und eingesetzt – sofern kein äußeres oder inneres Hindernis vorliegt.*
C'. *Handlung: Sie kann extern, im Verändern realer äußerer Bedrohungen, und intern, im Denken, als weiteres Suchen und Erproben von Gegenmaßnahmen erfolgen.*
A'. *Neubewertung Der Erfolg der Handlung wird noch einmal geprüft. Ist er positiv, so tritt Ruhe ein, ist er negativ, beginnt alles noch einmal bei 1. bzw. 2. Liegen aber Hindernisse für die Handlungen, bzw. für die Wiederholungen von 1. und 2. vor, kommt es zur Verstärkung der Angst. Da kannrealitätsentstellende gedankliche Prozesse auslösen: Versuche direkter Angstreduktion durch Verleugnung der Gefahr, Überbewertung der Bewältigungskompetenz, Ablenkung bis hin zur Wahrnehmungsverzerrung."* (1)

Die oben dargestellte Erklärung lässt sich nach Butollo wie folgt skizzieren:

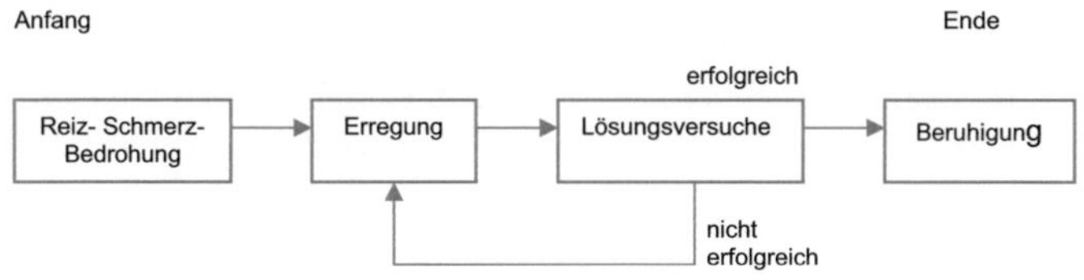


Angstverarbeitung nach Butollo (2)

---

(1) Ebd., S.25f.
(2) Ebd., S. 27

Aus verhaltenstherapeutischer Sicht entsteht nach Butollo, Angst durch Blockierung einer Erregung, wenn nicht Gefühle wie Ärger und Furcht in Handlungen wie Angriff oder Flucht umgesetzt werden. Im Falle der nicht möglichen Handlungen, Angriff oder Flucht, kommt es zu körperlichen oder gedanklichen Erstarrungen. In diesem Zustand können Ängste dann irrationale Inhalte annehmen, wie:

> *„Der Realitätswert der Bedrohung wird angezweifelt, die realen Chancen der Bewältigung werden entstellt (zu gut oder zu schlecht), oder der gesamte Problemkomplex wird ignoriert, auf andere Personen oder Inhalte verschoben."* (1)

Butollo betont die biologische Schutzfunktion der Angst, die zur Erhaltung der Art führt. Er unterscheidet zwischen rationalen und irrationalen Ängsten. Manchmal neigen Therapeuten dazu einige Ängste der Patienten, die nicht inhaltlich verstanden werden, als irrational zu deklarieren.

Meines Erachtens fehlt in der Erklärung Butollo's hinsichtlich der irrationalen Ängste die symbolisierte Form der Angstinhalte aus dem Unterbewussten.

Im Gegensatz zur klassischen Analyse verzichte ich auf die persönliche Deutung der Ängste wie z.B. der analytischen Sicht, dass die Angst vor Schlangen als Ausdruck eines Konfliktes im sexuellen Bereich zu verstehen ist. Meine tiefenpsychologische Erklärung beruht auf der gemeinsamen Entschlüsselung der Symbolik der Angst, in Zusammenarbeit mit dem Patienten, unter präziser Berücksichtigung der anamnestischen Informationen. So werde ich den Patienten z.B. fragen, was eine Schlange für ihn bedeutet und symbolisiert, um dann mit ihm, den Zusammenhang mit seinen Konfliktbereichen durch das –Balance-Modell- von Peseschkian zu untersuchen. Nicht der Therapeut, sondern der Patient entschlüsselt, in Begleitung des Therapeuten, die Bedeutungen der symbolischen Sprache seines Unterbewussten. Hierdurch findet ein Lernprozess im psychologischen Umgang mit sich und dem Unterbewussten statt, der den Patienten befähigt, seine Symbole selbst zu decodieren und keine Angst vor seinem kreativen Unterbewussten zu entwickeln. Diese Methode verwende ich auch bei der Traumentschlüsselung. (2)

## V.6 Grundformen der Angst nach Riemann

Fritz Riemann ist anerkannter Universitätsprofessor im Bereich der Tiefenpsychologie. Sein Werk „Grundformen der Angst" hat Generationen von Therapeuten gelehrt, die eigenen Ängste und die ihrer Patienten wirklich zu verstehen. Seine Ausführungen haben meine eigene therapeutische Arbeit stark beeinflusst. Da ich seine Differenzierung der Angstanalyse teile und in meiner psychotherapeutischen Arbeit anwende, möchte ich an dieser Stelle sein Erklärungsmodell näher erläutern.

---

(1) Ebd., S.27

(2) Im Kapitel VI. dieser Arbeit werde ich ausführlich auf die irrationalen Ängste von Patienten anhand von 25 Fallbeispielen aus dem Praxisalltag eingehen.

Riemann erklärt die Angst aus holistisch-philosophischer Sicht. So beschreibt er, dass Angst von der Geburt bis zum Tode unabänderlicher Teil des Lebens ist. Alle Versuche, durch Magie, Religion und Wissenschaft wie

> *„...Geborgenheit in Gott, hingebende Liebe, Erforschung der Naturgesetze oder weltentsagende Askese und philosophische Erkenntnisse" sind nicht in der Lage, Angst entgültig zu lösen, können sie und aber Kraft geben, sie zu ertragen bzw. sie für das Leben positiv zu nutzen."* (1)

Angst gehört nach Riemann

> *„...zu unserer Existenz und ist eine Spiegelung unserer Abhängigkeiten und des Wissens um unsere Sterblichkeit. Wir können nur versuchen, Gegenkräfte gegen sie zu entwickeln: Mut, Vertrauen, Erkenntnis, Macht, Hoffnung, Demut, Glaube und Liebe. Diese können uns helfen, Angst anzunehmen, uns mit ihr auseinanderzusetzen, sie immer wieder neu zu besiegen."* (2)

Auch Riemann hält die ständige Präsenz und Auseinandersetzung mit der Angst, dem sich der Angst stellen, für lebensnotwendig, da weder Verdrängen, Betäuben, Überspielen noch Leugnen der Weg des reifen und erfolgreichen Umgangs mit Angst ist. Wie Butolllo und Peseschkian unterscheidet er psychologische, soziologische und soziopolitische Ängste und ihre Ursachen von einander. Er vertritt in diesem Zusammenhang die Auffassung:

> *„Unsere Hybris scheint sich wie ein Bumerang gegen uns selbst zu richten; der Wille zur Macht, dem es an Liebe und Demut fehlt, der Wille zur Macht über die Natur und das Leben, lässt in uns die Angst entstehen, zu manipulierten, sinnentleerten Wesen gemacht zu werden. Hatte der Mensch früherer Zeiten Angst vor bedrohenden Dämonen und rächenden Göttern, müssen wir heute vor uns selbst haben. So ist es wieder eine Illusion, zu meinen, dass der „Fortschritt" - der immer zugleich auch ein Rückschritt ist – uns unsere Ängste nehmen werde; manche gewiss, aber er wird neue Ängste zur Folge haben."* (3)

Riemann betrachtet wie Butollo Angst als eine Kraft, die Antrieb geben kann, aber einen Menschen auch zu lähmen vermag. Er beschreibt die Angst als Signal und Warnung bei Gefahren und Botschaft zur Bewältigung. Die Akzeptanz und das adäquate Lösen der Angst ist, nach Riemann, ein Zeichen der persönlichen Reife. Er stellt Angst ferner dar als ein notwendiges und gegebenes Merkmal eines jeden Entwicklungsschritts. Im Leben treten immer wieder neue Situationen auf, die uns auffordern, mit ihnen umzugehen, um unser Repertoire zu komplettieren, im Sinne eines Aufbaus adäquater Abwehrmechanismen. In seiner Angstdarstellung unterscheidet er normale, entwicklungsbedingte Ängste von unnormalen, übertriebenen und symptomatischen Ängsten.

---

(1) Vgl. Fritz Riemann, Grundformen der Angst. Eine tiefenpsychologische Studie, 37. Aufl. München 2006, S.7

(2) Vgl. ebd., S.7

(3) Ebd., S. 9

Während ein Kind in seiner normalen Angst beim laufen lernen, sich entwicklungsbedingt an der Hand der Mutter festhält, um nicht zu fallen, entstehen bei einem Menschen symptomatische, unnormale Ängste, wenn er über die Brücke geht oder fährt.
Praktisch können Menschen vor jedem und allem Ängste entwickeln, wenn sie entsprechende Bezugspersonen haben, die sie ängstlich prägen. In seinen Erklärungen spricht Riemann auch von der kreativen Fähigkeit, des Unterbewusstseins bei der Entwicklung komplizierter Ängste:

> *„Wir haben nämlich die Neigung, nicht verarbeitete, nicht gemeisterte Ängste an harmlose Ersatzobjekte zu heften, die leichter vermeidbar sind als die eigentlichen Angstauslöser, vor denen wir nicht ausweichen können."* (1)

In der Darstellung der Angstentstehung geht Riemann von vier Grundformen aus, die im Zusammenhang mit der *„Befindlichkeit in der Welt"*, dem *„Ausgespanntsein zwischen zwei großen Antinomien"* stehen und eine unklärbare, widersprüchliche Situation hervorrufen, die Angst auslösen. (2)
Diese Antinomien erklärt er mit Hilfe folgenden Gleichnisses.
Die Welt, in die der Mensch hineingeboren wird, untersteht vier Gesetzmäßigkeiten. Zum Ersten umkreist der Globus mit einem geregelten Rhythmus die Sonne als „Zentralgestirn" des Planetensystems. Diese rhythmische Dynamik wird als *„Revolution"* bzw. *„Umwälzung"* beschrieben. Im gleichen Moment bewegt sich der Planet Erde um die eigene Achse, die als *„Rotation"* also *„Eigendrehung"* bezeichnet wird. Daraus entstehen zwei folgende gegensätzliche bzw. sich ergänzende Antinomien, die Schwerkraft und die Fliehkraft. Die Schwerkraft sorgt für den Zusammenhalt des Weltsystems, welche *„zentripetal"* nach innen geneigt definiert wird. Diese Kraft tendiert nach der Mitte und übt den Sog in Richtung Anziehung aus. Die Fliehkraft strebt *„zentrifugal"* nach außen und bewegt sich von der Mitte *„loslassend"* weg und bemüht sich, sich abzulösen. Die adäquate Balance dieser vier Impulse sorgt für die *„lebendige Ordnung"* im Sinne einer dynamischen existenzsichernden Gesetzmäßigkeit. Dieses Phänomens bezeichnen wir als Kosmos. Die Disbalance einer dieser vier Grundformen gefährdet die Existenz des gesamten Systems und führt zur Zerstörung und zum Chaos. (3) Würde die Erde mit ihrer Umkreisung *„Umwälzung"* um die Sonne aufhören und nur die Umdrehung um sich selbst machen, so könnte sie sich als Sonne darstellen, als Mittelpunkt, um den sich die anderen Planeten drehen würden. Hier ändert sich die Existenz der Erde und wird zum dominanten Zentrum mit eigenen Gesetzen. Bei der Veränderung der Bewegung um sich herum, im Sinne des Rotationsstopps, würde sich die Erde zum Trabanten und damit zu einem abhängigen Element der Sonne machen, auf dem es immer einseitig Sonne und Schatten geben würde. Beim Fehlen der Schwerkraft *„das Zentripetale"*, würde die Erde von der Fliehkraft herumirrend die regu-

---

(1) Ebd., S.11
(2) Vgl. ebd., S.11
(3) Vgl. ebd., S.12

lierte Existenz verlassen und im All Zusammenstössen ausgesetzt sein, die zur Vernichtung führen würden. Würde umgekehrt die Fliehkraft ausfallen, könnte die Unabhängigkeit von größeren Kräften existenziell gefährdet werden und die Erde würde zum willenslosen erstarrten Gestein aufgesogen werden. Doch wozu diese ganze Schilderung?
Mit diesem Gleichnis erklärt Riemann ganzheitlich die Existenz der Menschen auf der Erde, die nicht losgelöst von der obigen Gesetzmäßigkeit sein kann. Er führt fort, dass diese vier Impulse als *„unbewusste Triebkräfte"* im Menschen verborgen sind. In der Übertragung dieser Erklärung auf das seelische Erleben, die Psychologie, werden Grundformen der Ängste deutlich. (1)
Riemann vergleicht das Prinzip der Rotation sinngemäß mit der *„Forderung zur Individuation"* d.h. ein Individuum a´ la Unikat. Die Revolution, die Umkreisung der Sonne bedeutet die Einordnung in ein omnipotentes Ganzes, welches die *„Eigengesetzlichkeit"* und sich zum Zentrum des Geschehens machen einschränkt. Diese Antinomie beschreibt die individuelle Existenz in Kontext eines Ganzen, Übergeordneten in einem Wechselspiel der Balance. Die Schwerkraft, das Zentripetale wird psychologisch übertragen als „der Impuls nach Dauer und Beständigkeit", während die Fliehkraft, das Zentrifugale als Impuls der Veränderung und des Sich-Vorwärts-Entwickelns übersetzt wird. Der Mensch soll sich mit Hilfe seiner Beständigkeit weiter bewegen und wandeln. Er soll jedoch seine Beständigkeit nicht zerstören, denn ohne sie ist eine Wandlung nicht möglich.(2)
Die beschriebene *„kosmische Analogie"* macht die Menschen auf vier in ihnen existierende Impulse, *„Forderungen"* aufmerksam, die einander widersprechen und sich zugleich ergänzen. Sie lösen in ihnen eine Dynamik aus, die die Menschen in einer immer herausfordernden Weise zu einer Antwort zu bewegen sucht. (3)

1. Die erste Forderung (Impuls) entspricht der Analogie der Rotation d.h., dass wir ein einmaliges Individuum werden sollen. Diese Entwicklung, die von C. G. Jung als Individuationsprozess bezeichnet wird, sondert einen Menschen aus seinen ethnischen, religiösen, sozialen und verwandtschaftlichen Zugehörigkeiten ab. Er wird einsam und erlebt die Angst und Unsicherheit wie das Gefühl des Abgelehnt-werdens, verliert die Geborgenheit der Menschen und das Wir-Gefühl. Würden sich die Menschen nicht in Richtung Individuation entwickeln, bleiben sie in der abhängig-symbiotischen Beziehung und verneinen ihre Entwicklungsmöglichkeit bzw. -kapazität.

2. Die zweite Forderung (Impuls) in der Analogie der Umwälzung betrifft die vertrauende Öffnung der Person gegenüber der Sonne, den anderen Menschen. Dieser Impuls gibt den Menschen Regung zum Austausch mit „Außer-uns-Seienden". Mit dieser Dynamik entsteht die Angst des Ich-Verlustes, des Ab-

(1) Vgl. ebd., S.12
(2) Vgl. ebd., S.13
(3) Die Ausführungen der Punkte 1 – 4 bezieht sich auf ebd., S.14ff.

hängigwerdens und Verlust der Eigenständigkeit. Der ausgewogene Umgang mit den beiden Antinomien bedeutet, dass Menschen sowohl den Individuationsprozess vorantreiben als auch die Selbsthingabe leben lernen bzw. den Verlust der Angst vor der Ich-Werdung nicht fürchten.

3. Die dritte Forderung (Impuls) in der Analogie ist die Wahrnehmung der Schwerkraft (des Zentripetalen), d.h. das Anstreben der Dauer. Die tiefe und kosmische Bedeutung dieser dritten Forderung beschreibt die Niederlassung und häusliche Gebundenheit in der Welt, Zukunftsplanung und Zielsetzung.
   Es soll ein Gefühl von einem unbegrenzten Leben auf dieser Erde entstehen mit dem gleichzeitigen Wissen, dass das Leben jede Sekunde ein Ende haben kann „media vita in morte sumus". Der weitere Sinn der dritten Forderung ist, dass wir uns in eine ungewisse Lebenszeit zu begeben bereit sind, *„...mit dieser Forderung sind alle Ängste gegeben, die mit dem Wissen um die Vergänglichkeit, um unsere Abhängigkeiten und um die irrationale Unberechenbarkeit unseres Daseins zusammenhängen: Die Angst vor dem Wagnis des Neuen, vor dem Planen ins Ungewisse, davor, sich dem ewigen Fließen des Lebens zu überlassen, das nie stillsteht und auch uns selbst wandelnd ergreift." (1)*
   Eine ähnliche Vorstellung ist dem Sufismus zu eigen, der die mentale Auflösung der Zeit übt, um angstfrei zu leben.

4. Zum Schluss wird die vierte Forderung (Impuls) in der Analogie vorgestellt, das Zentrifugale (die Fliehkraft). Sie bedeutet die Bereitschaft, sich zu wandeln, Veränderungen zu begrüßen, veraltete Gewohnheiten und Traditionen zu hinterlassen und das Neue an zu streben, sich vom Alten zu verabschieden, Fixierungen zu lösen und Flexibilisierung zu üben. Damit ist die Grundangst verbunden, eingeengt zu sein, festgehalten zu werden, in dem Freiheitsdrang gehindert zu sein. Würde der Mensch diesen Impuls nicht wahrnehmen und nicht nach Neuen streben, so könnte er sich in den alten Gewohnheiten und Verhältnissen nicht entwickeln, würde fixiert bleiben Fazit dieser zweiten Antinomie ist, *„...dass wir zugleich nach Dauer und nach Wandlung streben sollen, dass wir dabei sowohl die Angst vor der nicht aufzuhaltenden Vergänglichkeit wie die Angst vor der unausweichlichen Notwendigkeit überwinden müssen."* (2)

Aus den angeführten kosmischen Analogien zur Psychologie der Angst resümiert Riemann folgende Grundformen der Angst:

1. *„Die Angst vor der Selbsthingabe, als Ich-Verlust und Abhängigkeit erlebt;*
2. *Die Angst vor der Selbstwerdung, als Ungeborgenheit und Isolierung erlebt;*

---

(1) Vgl. ebd., S.16
(2) Vgl. ebd., S.17

3. *Die Angst vor der Wandlung, als Vergänglichkeit und Unsicherheit erlebt;*
4. *Die Angst vor der Notwendigkeit, als Endgültigkeit und Unfreiheit erlebt.“* (1)

Riemann schreibt, dass alle anderen Ängste in irgendeiner Form mit diesen vier Grundimpulsen zu vereinbaren sind. Die Art der erfahrenen Angst und ihre Intensität ist jedoch abhängig von dem genetischen „Erbe“ und den Umweltfaktoren körperlicher, seelisch-geistiger Art. Riemann legt erheblichen Wert auf die Lebensgeschichte des Einzelnen. Im Werdungsprozess kann z.B. die gesunde Zentrifugale, Fliehkraft eines Kindes durch Wandlungsängste der Eltern oder eines Elternteils gestört und verunsichert werden. Dieses Phänomen erlebe ich oft in meinem Praxisalltag. Hier sehe ich meine Aufgabe als Therapeut in der Bewusstmachung und Unterstützung der natürlichen und gesunden Energien des Patienten und der Förderung zur Selbstbefreiung einengender oder irreführender Sozialisationsbedingungen des Patienten. Riemann verweist auf die frühkindlichen Bedingungen, die eine wesentliche Rolle in der langsamen Entwicklung des Umgangs mit der Welt spielen. Die Frühgenese benötigt eine eher zetripetale Unterstützung. Wenn Eltern die Kinder sehr früh allein lassen, setzen sie diese einer zentrifugalen Situation aus, mit der Folge der zwangsläufigen Entstehung von Wandlungsängste bei Kindern. In ihrem Werdungsprozess neigen sie dann zur Abhängigkeit von der Schwerkraft (Zentripetale).
Bei Erwachsenen können Ausnahmebedingungen wie Kriege, Folter, Gefangenschaft, Naturkatastrophen u.ä. zentripetaler Natur sein, die übermäßige Ängste hervorrufen,.
Nach Riemann führt die Dominanz einer der vier beschriebenen Grundängste bzw. eine der vier Grundimpulse zu vier verschieden Persönlichkeitsentwicklungen bzw. Persönlichkeitsstrukturen.
In diesem Zusammenhang spricht er von den „vier Arten des In-der-Welt-Seins“. (2)
Riemann regt in Anbetracht dieser Grundängste an, dass der, der sich kennen lernen will, sich mit Entwicklungsbedingungen dieser vier Grundimpulse befassen möge, um sich zu begreifen. Das Verstehen der vier Grundängste, -impulse ermöglicht einem Menschen, die kosmisch-thematischen Inhalte dieser Ängste zu verstehen und diese entsprechend der positiven Entwicklung zu optimieren.
Die vier Persönlichkeitsstrukturen sind vier Daseinsmöglichkeiten auf dieser Welt mit gewissen Akzentuierungen. Eine einseitig besetzte Akzentuierung finden nach Riemann ihre Grenzen als „Zerrformen“ oder „Extremvarianten“. Diese Beschreibung kommt der Schilderung der neurotischen Störungen aus der Psychotherapie und Tiefenpsychologie nahe, die die vier Hauptneurosenformen der Persönlichkeitsstrukturen als schizoid, depressiv, zwanghaft und hysterisch bezeichnet.

---

(1) Ebd., S.17
(2) Vgl. ebd., S.19f.

## V.7 Angst und transpersonale Psychologie der Sufitradition im Vergleich der Jungschen Psychologie

**Beginnen möchte ich dieses Kapitel mit einer orientalischen Geschichte vergleichbar einer Vorspeise**

*Nasrudin beim Psychiater*

*Eines schönen Tages machte sich Nasrudin, der Vater aller Psychotherapien mit seinem treuen Esel auf die Reise in ein benachbartes Land, um den dortigen Cheftherapeuten aufzusuchen. „Ich habe ein großes Problem!“, sagte Nasrudin zu ihm. Da setzte der Psychiater seine Psychiaterbrille auf und fragte: „Nun worin besteht das Problem?“ Und Nasrudin antwortete: „Manchmal spüre ich beim Gehen einen heftigen, tiefsitzenden Schmerz, der mir um meine Gesundheit Sorgen und Angst bereitet!“ „Aha“, sagte der Psychiater darauf und: „Aber ja, verstehe!“ Nachdem sie sich eine halbe Stunde Schmerz unterhalten hatten, sagte der Psychiater: „Dein Problem ist, dass du deine Mutter hasst. Geh nun und komm morgen wieder!“ Nasrudin war recht beeindruckt davon, was ihm der Psychiater gesagt hatte und da er ein einfacher Mann war, ging er unverzüglich zu seiner Mutter und sagte: „Mutter, man hat mir gesagt, dass das Problem mit meinem tiefsitzenden Schmerz daher rührt, weil ich dich hasse!“ Da nahm seine Mutter einen großen Stock und schlug ihn damit wegen seiner Undankbarkeit. Darauf ging Nasrudin zu seiner Frau und erzählte: „Ich war bei einem Psychiater und er hat mir gesagt, dass meine Mutter das Problem sei und meine Schmerzen daher rühren. So ging ich zu ihr und erklärte ihr, dass sie der Grund für meine tiefsitzenden Schmerzen sei, da ich sie hasse. Da hat sie mich geschlagen!“ Darauf sagte seine Frau: „Manchmal hat deine Mutter sehr gute Ideen!“ und schlug ihn auch eine satte Portion.“ Nasrudin ging am nächsten Tag wieder zum Psychiater und erzählte ihm, was geschehen war. Der Psychiater war sehr glücklich darüber und sagte: „O, das ist sehr interessant! Nicht nur, dass du das Problem mit deinem tiefsitzenden Schmerz hast, weil du deine Mutter hasst, sondern du leidest auch noch unter dem Wahn, dass dich jeder schlägt! Komm morgen wieder!“*

*So ging Nasrudin zu seiner Tochter und erzählte: „Wie du weiß, habe ich diese sehr starken grundlegenden Schmerzen, wenn ich mit meinem Esel unterwegs bin. Als ich deshalb zu deiner Großmutter ging, hat sie mich geschlagen und als ich dann zu deiner Mutter ging, hat auch sie mich geschlagen und nichts hat sich geändert; manchmal muss ich wegen der Schmerzen sogar zu Hause bleiben! Wirst du mich auch schlagen, so wie all die anderen Frauen in meiner Familie?“*

*Die Tochter dachte einen Augenblick nach und sagte dann: „Nein, schlagen werde ich dich nicht, aber ich gebe dir einen Rat: geh in Zukunft hinter deinen Esel her, statt vor ihm zu laufen. Denn wenn du so in deine Gedanken vertieft daherläufst, beisst dich der Esel tief und fest in deinen Allerwertesten!“* (1)

(1) Sayed Omar Ali-Shah, Sufismus als Therapie, Berlin 1997, S.14

Der Begriff „*Allah*“ aus dem Arabischen besteht auf dem Artikel „*al*“ dem Englischen „the“ vergleichbar und dem Wort „*lah*“, das u.a. „*nichts*“ bedeutet. Der amerikanische Psychiater Vaughaan-Lee betont, dass der Sufi-Tradition im *Nichts* die Wahrheit erfahren wird, einem *Nichts*, dass auch Gott impliziert.

> „*...dieses „nichts“ ist die große Geliebte, „das dunkle Schweigen“, in dem sich alle Liebenden verlieren. Eines der Mysterien des Pfades liegt darin, dass diese Leere, dieses Nichts uns liebt. Es liebt uns mit Intimität und Zärtlichkeit und mit unendlichem Verständnis. Es liebt uns aus der Tiefe des Herzens, vom innersten Kern unseres Seins her. Es ist nicht von uns getrennt. Die Sufis sind Liebende und das Nichts ist der Große Geliebte, in dessen Umarmung der Liebende völlig verschwindet.*“ (1)

Mein heute 84Jahre alter Vater, der dem Pfad der Sufis seit über 60 Jahren folgt, teilt die Auffassung Vaughaan-Lees und führt weiter aus, dass dieses *Nichts* der Mensch selbst in seiner zu erwartenden geistigen Entwicklung bzw. Vollkommenheit ist. Die Aufgabe der Menschen, des Sufis ist, ihren Geist (2), durch einen bereichernden Weg durch die Liebe zum *Nichts* „empor“ zu entwickeln, um Fragen der Mysterien zu beantworten. Hier wird Angst als *Nichtwissen und Nichtkönnen* definiert, das sich durch Lieben und den Liebespfad erübrigen wird.(3)

Der Sufi-Pfad empfiehlt den geistigen Entwicklungsweg des Selbst unter Zuhilfenahme der Liebe, da sie Emotionen und innere Kräfte wie Hoffnung, Konzentration, Geduld, Ausdauer,Toleranz, Gemeinsamkeit, Individualität, Weg- und Zielorientierung, Bescheidenheit, Genügsamkeit, Entwicklungsdurst und Selbsterkennung etc. umfasst.

Die Assoziation mit dem Herzen begründen Sufis damit, dass all diese inneren Kräfte einen direkten Einfluss auf das Herz ausüben und es in unterschiedlicher Weise bewegen.

In der Wissenschaft der Medizin herrscht Einigkeit darüber, dass das Herzrythmusregulationszentrum im limbischen System, dem Thalamus, untergebracht ist, was die unmittelbaren emotionalen Regungen auf die Herzfunktion erklärt.

Das Gleichnis zwischen Geist, dem Selbst und dem Herz in einem Menschen, das als Mikrokosmos bezeichnet wird, so Lings, leitet sich vom Sonnensystem ab, da die Sonne als Herz des Systems die Energie besitzt, die bei der Erkennung dieser Energie vom Geist ein intaktes, geordnetes, dynamisches sowie lebensförderndes System inne hat, das sich immanent weiter entwickelt. (4)

Die psychologische Transformation zur Erlangung der geistigen *Selbst*-Entwicklung der Sufis geschieht mit Hilfe der Methode *Dhikr.* Diese Methode ist nichts anderes als die Meditation im buddhistischen Sinne wie z.B. der Zen-Meditation. *Dhikr* ist ein hochkonzentriertes –intensiv liebendes- Befassen mit dem *Nichts*, das als *das Ganze* und die Ver-

---

(1) Llewellyn Vaughan-Lee,Transformation des Herzens. Die Lehren der Sufis, Frankfurt a.M. 1996, S.74

(2) In der Sprache der transpersonalen Psychologie sprechen wir vom *Selbst.*

(3) In unzähligen Gesprächen hat mir mein Vater, seit ich Denken kann, vom Weg der Sufis und ihrem Bemühen um das *Nichts* erzählt.

(4) Vgl. Martin Lings, Was ist Sufitum? Freiburg i.B. 1990, S. 55

einigung mit ihm verstanden wird, eine bewusste Vorgehensweise, die eine Entwicklung von *ego* zum *selbst* ermöglicht.(1)
Vaughan-Lee, der den Sufi-Pfad seit Jahren geht, versucht auf diesem Weg, Analogien zum therapeutischen Prozess herzustellen. Ich halte seine Bemühungen für sehr lehrreich, insbesondere, da er darum ringt den tiefen Sinn des Sufi-Pfades in verständlicher Weise zu vermitteln. Er vergleicht die Sufi-Reise in Richtung des *Nichts* , der geistigen Entwicklung mit dem Verständnis C. G. Jungs der Individuation, in dem er schreibt,

*„...dass Individuation grundsätzlich ein natürlicher Entwicklungsprozess ist, der jedem lebenden Organismus innewohnt. Es ist das, was bewirkt, dass eine Eichel sich zu einer Eiche entwickelt, das, was ein Kätzchen zu einer Katze werden lässt. Doch wenn wir beginnen, den Weg der Individuation bewusst zugehen, wird dieser Prozess dynamisch beschleunigt. Bewusst unterstützen wir diesen Drang des Selbst nach Ganzheit. Das Selbst und nicht das Ego ist die treibende Kraft der Transformation. Das Ego führt uns zur Trennung, während das Selbst uns zur Ganzheit drängt."* (2)

In dem wir durch die Sufi-Meditation *Dhikr* die Inhalte des Selbst, sprich Hoffnung, Geduld, Zuversicht, Toleranz, Ausdauer, Besinnung auf Entwicklung etc. bewusst wahrnehmen, im Sinne eines Übens und Aneignens dieser inneren Fähigkeiten, machen wir Ängste, Befürchtungen u.ä. überflüssig. Sich den Ängsten stellen und sich auf die Suche nach ihren wirklichen Botschaften und Inhalten zu begeben, führt den Liebenden -unter Begleitung des Meisters- selbstständig zur Stärkung des Selbst durch das Üben innerer Kompetenzen wie etwa dem Loslassen von Zwängen und Abhängigkeiten. Die ständige Wiederholung des Wortes *Allah* erinnert den Liebenden auf dem übenden Sufi-Pfad an seinen Weg, an seine Bestrebung und sein Ziel, sich dem Ganzen zu nähren und letzten Endes in ihm zu verschmelzen. Die beständige Meditation im Sinne einer bewussten Erinnerung an unsere Orientierung aktiviert den Geist stets in seiner Transformationsaufgabe. (3)

*„Diese Erinnerung ist eine dynamische innere Wirklichkeit, ein Archetypus der Transformation. Wenn wir das Bewusstsein auf diesen Archetypus richten, ermöglichen wir es seiner Energie, jeden Winkel unserer Psyche, jedes Atom unseres Seins zu durchdringen. Nach und nach erfüllt das Selbst seine Natur und sogar die Zellen unseres Körpers erklingen mit der Freude des Sich-Erinnerns."* (4)

Vaughan-Lee versteht die innere Transformation als eine spirituelle und zugleich psychische Vorgehensweise. Die spirituelle Übung und Auseinandersetzung beinhaltet die Entwicklung des Bewusstseinszustandes und somit das *Bewusstsein des Herzens*. Diese Arbeit befreit den Geist, das Selbst von „Konditionierungen", „psychische Blockaden", und „Komplexen", die Menschen auf ihrem Weg zur Findung der Wahrheit behindern.

---

(1) Llewellyn Vaughan-Lee,Transformation des Herzens, a.a.O., S.74
(2) Vgl. ebd., S.75
(3) Vgl. ebd. S. 76
(4) Ebd., S.76

*„Ich hatte gehofft, in Yoga unterwiesen zu werden und erwartete wunderbare Dinge zu hören. Doch was statt dessen geschah, war, dass mein Lehrer mich hauptsächlich dazu zwang, mich mit der Dunkelheit in mir auseinanderzusetzen und das brachte mich fast um."* (1)

In der spirituellen Arbeit des Sufi-Pfades setzen sich die Liebenden mit ihren „geistigen Projektionen" bewusst auseinander und bemühen sich, die antinomischen Inhalte des Selbst zu integrieren. Dadurch entsteht eine Basis für ein spirituell bewusstes, orientiertes Leben, das die höhere Wahrnehmung vor Verzerrung und gefährlichen Ungleichgewicht zu schützen weiß.

*„Die psychische Arbeit bereitet die Psyche auf die Intensität innerer Erfahrungen vor; sie schafft einen leeren, unbefleckten inneren Raum für das Erwachen unserer göttlichen (=wahrheitssuchenden) Natur. Der psychische Individuationsprozess ist eine Vorbereitung für die mystische Begegnung mit Gott (Wahrheit) (...) Der Weg der Individuation führt den Wanderer tief ins Unbewusste und dies bringt mit sich, dass er mit den vielen verborgenen Aspekten seiner Psyche, die sich dort finden konfrontiert wird. Durch Liebe und Annehmen integriert der Suchende gegensätzliche, unterdrückte Elemente und harmonisiert sie. Die Energie, die von Komplexen und inneren Konflikten in Beschlag genommen wurde, kann befreit werden und das Wahre innere Potential des einzelnen wird verfügbar."* (2)

Die Sufi-Tradition setzte sich zunehmend von der herrschenden Religiösität ab und entwickelte ab dem 9.Jahrhundert eine immer stärker mystisch-psychologische ausgerichtete Orientierung. Sie entfaltete eine eigene psychologische Sprache. Die inneren Transformationsprozesse des Sufi-Pfades weisen wichtige Analogien zum C. G. Jungschen Konzept der Individuation, das die bewusste Entwicklung des Individuums von Ego zum Selbst beschreibt. Der mystisch-spirituelle Entwicklungsprozess am Selbst beginnt nach Sufi-Pfad mit der Arbeit am Schatten. Schatten eines Menschen sind Anteile in ihm, die er bei sich ablehnt bzw. nicht anerkennt. Hier wird der Schüler von seinem Meister mit seiner dunklen Seite konfrontiert. Die Vorgehensweise geschieht sehr liebevoll, mit viel Geduld und nicht kränkend. Denn es handelt sich dabei um eine Annahme der Schattenseiten und nicht um einen Kampf gegen sich selbst. (3)

In diesem Zusammenhang schreibt Jung:

*„Man wird aber nicht hell dadurch, dass man sich Helles vorstellt, sondern dadurch, dass man Dunkles bewusst macht. Letzteres aber ist unangenehm und daher nicht populär."* (4)

Im Schatten stecken die eigentlichen Geheimnisse unseres Wesens, verworfene Steine, die zum Bau neu entdeckt werden wollen. Er ist der Zwilling unserer Sonnenseite, der unser Ganzes aufdeckt und vorstellt.

---

(1) Ebd., S.98
(2) Ebd., S.98f.
(3) Vgl. ebd., S.99f.
(4) C.G. Jung in ebd., S.100

Alle von uns nicht gemochten, verachteten und unangenehmen Seiten müssen aus der Dunkelheit der inneren Welt heraus getragen und geliebt werden. Der Begriff Liebe verkörpert die bewusste, achtsame Annahme dieser Seiten. (1)

Nach Sufi-Verständnis ist die Psyche stets in einem Zustand der Ganzheit. Der Schatten entwickelt sich mit der Entstehung des Egos. Entwicklungspsychologisch gesehen, wird einem Menschen in seinem sozialen Umfeld permanent vermittelt, was gut und was schlecht ist. Es wird das Gute als annehmbar und das Schlechte als unannehmbar vorgestellt. Somit werden die „schlechten" Eigenschaften ins Unbewusste verdrängt und drängen hin und wieder durch Projektionen, Kompensationen, etc. als Abwehrmechanismen ans Tageslicht. Da diese jedoch kaum angenommen werden, agieren sie ständig destruktiv aus dem Unterbewussten und leiten den Menschen permanent in einen endlos scheinenden Gewissenskonflikte. Durch das Verdrängen werden diese Negativanteile immer stärker, teilweise grausamer und können situativ außer Kontrolle geraten und Unheil verursachen. Die konfrontative Arbeit mit den Schattenseiten bereitet dem erschaffenen Ego ein Ende. Indem wir Negativanteile wie Hass, Bitterkeit, Betrug, Angst, Faulheit etc. auf die Bewusstseinsebene rufen und analysieren, lernen wir das einseitig positive Bild von uns zu Gunsten einer realistischeren Vorstellung zu korrigieren. Die liebevolle Begleitung des Meisters gibt dem Schüler Kraft und Demut, der Annahme der Schattenseiten zu folgen. Die Arbeit am Schatten bedeutet die permanente Auseinandersetzung mit Projektionen und deren Zurücknahme. Die permanente Verdrängung der Schattenseiten erfordern eine ungeheuere innere Kraft, die lebenslang benötigt wird, um die dunkle Seite nicht zu lüften. Erst wenn wir beginnen, uns selbst und unsere dunkle Seite zu erkennen wagen, lösen wir uns von der immensen Anziehungskraft der *Schattendynamik* und werden zum Selbst. Im Loslassen des Egos und durch die Annahme der Schattenseiten bewegen wir uns von der Dualität hin zur Einheit. In diesem Entwicklungsprozess entstehenden Probleme, wie das Wissen, dass wir fortan nicht mehr andere für unsere Unzulänglichkeiten verantwortlich machen können, lassen sich durch Geduld, Meditation und Selbstannahme bewältigen.

Dazu führt Jung aus,

> „So lange ein Individuum denken kann, dass jemand anders (sein Vater oder seine Mutter) für seine Schwierigkeiten verantwortlich ist, so lange kann es den Schein von Einheit einigermaßen retten...Doch erkennt es erst einmal, dass es einen Schatten hat, dass der Feind in seinem eigenen Herzen wohnt, bricht der Konflikt aus und man wird zwei." (2)

Unter kollektivem Schatten versteht der Sufi-Pfad den Einfluss des sozialen Umfeldes, da das Kind sich, um geliebt zu werden, diesem Einfluss anpasst und in Folge dessen auf seine Individualität und sein kreatives Potential verzichtet. Gerade weil der Einfluss des kollektiven Schattens ungeheuer stark ist, gestaltet sich die bewusste Auseinandersetzung mit ihm im Sinne einer Annahme als überaus kraftzehrend.

---

(1) Vgl. ebd., S.101

(2) Ebd. S.104

An dieser Stelle sei darauf verwiesen, dass der Schatten nicht nur negativ zu verstehen ist, sondern dass sich in ihm durchaus positive Qualitäten entdecken lassen. Bei diesen Qualitäten handelt es sich um kreative Kräfte, die in der Kindheit kaum Akzeptanz gefunden haben.(1)
Die Arbeit am Schatten verlangt nach Sufi-Tradition die Wahrung von Bescheidenheit und Besonnenheit, da ansonsten der liebende Wanderer Gefahr läuft, einer Inflation zu verfallen. Inflation entsteht immer dann, wenn das Ego eines Wanderers sich mit einem *Archetypus* oder mit einer *Göttlichkeit* des Selbst identifiziert. In diesem Zustand übernimmt das Ego das Ruder der Entwicklung und nicht das Selbst. (2)
Baghwan verfiel in den 70er Jahren in diese Inflation und konnte sich vor Überheblichkeiten von seiner „Gottähnlichkeit" nicht mehr retten. Auch Ajatollah Chomeini ließ sich Anfang der 80er Jahre als Messias, Imam betiteln und feiern und geriet somit in eine Inflation, die viele Menschen im Iran enttäuschte.

### V.7.1 Der Aspekt von Anima und Animus bei Jung und der Sufi - Tradition

Die analytische Psychologie C. G. Jungs wird in der Literatur meist als transpersonale Psychologie verstanden. Jung vertritt die Auffassung,

> *„...dass die göttliche, transpersonale Dimension das Leben des Menschen tiefgreifend bestimmt, ob es ihm nun bewusst ist oder nicht."* (3)

Dabei ist zu betonen, dass die Gottesvorstellung Jungs keiner theologischen oder konfessionellen Art ist.
Nach meinem Verständnis lassen sich Analogien zwischen der Gottesvorstellung C.G. Jungs und der Sufi-Tradition feststellen, die ich als eine mystische Orientierung bezeichne. Beiden spirituellen Vorstellungen liegt die Erkenntnis der inneren Geheimnisse, dem Mikrokosmus in Anlehnung an den Makrokosmus, dem Universum zu Grunde, dem Wissen um die einfachen, undifferenzierten Komplexe in Abhängigkeit zu den hochentwickelten, differenzierten, autonomen, individuellen.
Jung erklärt Krisen und psychische Krankheiten, gesellschaftlich-kollektiver oder individueller Natur, als eine Impression gestörter Beziehung der Menschen zu ihrer inneren Welt, die er als *das Selbst* bezeichnete. Dieses *Selbst* trägt in sich persönliche und überpersönliche Gesichtspunkte in sich.(4)

> *„Er verstand Krankheitssymptome als regulative, kompensatorische Signale und Aufrufe des Selbst an den Menschen, sich seines religiösen Ursprungs und seines transpersonalen Lebenssinns bewusst zu werden."* (5)

Die Aussagen C.G. Jungs hinsichtlich der psychischen Krankheitssymptome sind bis heute von großer Relevanz und finden in meinem

---

(1) Vgl. ebd., S.105
(2) Vgl. ebd., S.107
(3) Vgl. Edith Zundel, Bernd Fittkau (Hrsg.), Spirituelle Wege und Transpersonale Psychotherapie, a.a.O., S.247
(4) Vgl., ebd., S.247
(5) Ebd., S.247

Praxisalltag ihre Bestätigung.
Nach Jung ist eine permanente Auseinandersetzung der Polaritäten im Leben für die Entfaltung des Bewusstseins von wesentlicher Bedeutung. Polaritäten bezeichnet er als Motor im Leben. Die Psyche des Menschen schildert Jung als

> *„...ein sich selbst regulierendes, offenes System, in dem sich die verschiedenen Polaritäten zueinander kompensatorisch verhalten.(...) Grundlegende Polaritäten in der analytischen Psychologie sind z.B. die vier sogenannten Ich-Funktionen Denken-Fühlen und Empfinden -Intuieren, das Einstellungspaar Introversion-Extraversion, die Persönlichkeitsinstanzen Persona - Schatten, das Ich und sein gegengeschlechtlicher Pol Animus / Anima, das Bewusste und das Unbe-Unbewusste.“* (1)

Jung beschreibt die Auseinandersetzung zwischen dem Ich-Bewusstsein und den unbewussten Anteilen des Selbst als eine der wesentlichen Polaritäten des Menschen.
Auf dem Sufi-Pfad ist der Schatten Eingang zum Unbewussten. Hinter dem Schatten präsentiert sich *„der gegengeschlechtliche Aspekt der Psyche“.* (2) Dieser wurde von Jung als Anima und Animus definiert. Die Psychologie der Sufi-Tradition geht davon aus, dass der Mensch auf der Dimension des *Selbst* weder männlich noch weiblich ist, sondern ein Ganzes. Die Konstellation männlich oder weiblich entsteht durch die Sozialisation der frühen Kindheit und Pubertät bzw. bereits in der pränatalen Phase des Menschen.
Ähnlich wie C.G. Jung vertritt sie die Auffassung, dass Anima und Animus in beiden Geschlechtern vorhanden sind. Sowohl im Mann als auch in der Frau werden die jeweils gegengeschlechtlichen Anteile als *Schatten* empfunden und projiziert. Beim Verlieben wird die *Numinosität* beider Geschlechter im Menschen sichtbar. Dieses Phänomen ist sowohl persönlich als auch archetypisch. Der Schatten negiert beide Anteile als Ganzes im Selbst und bemüht sich, den jeweils einen nicht dazugehörenden Teil zu projizieren, während das Ganze im Menschen ihn zum persönlichen und göttlichen Ganzen führen wollen. Das Mystische im Menschen ist, dass das, was er im anderen sucht, er in sich selbst verborgen trägt.

> *„Die meisten Menschen leben ihr inneres Drama nur auf einer äußeren Bühne aus und sind sich der Macht der Projektion nicht bewusst. Genauso wie die meisten in eine Schattendynamik verwickelt sind, so verstricken sie sich auch darin, den inneren Partner in der äußeren Welt zu suchen.“* (3)

Hinsichtlich der differenten psychologischen und spirituellen Aufgaben der Anima/ Animus Vorstellung von Jung vertritt die Sufi-Tradition eine vergleichbare Beschreibung. Mann und Frau haben die Chance der Entwicklung zur Vollkommenheit , der Göttlichkeit, wenn sie sich als Ergänzung ansehen und nicht als Konkurrenz bzw. Funktion für einander. Der Mann trägt die Fähigkeit weiblicher Qualitäten wie Kreativität, Weichheit, Emotionalität, umsorgend, verbindend etc. in sich, neben

---

(1) Vgl. ebd., S.252f.
(2) Vgl. Llewellyn Vaughan-Lee,Transformation des Herzens, a.a.O., S.111
(3) Ebd., S.112

seiner Abgrenzungs-, kognitiven Fähigkeit, Kraft usw. Die Frau als das weibliche Vorbild zeigt ihm den Weg dieser Entfaltung. Der vollkommene Mensch ist sowohl weiblich als auch männlich in seiner Gottähnlichkeit. Sie ist u.a. Ziel der Sufis auf ihrer Wanderstrecke. Wenn der Mann nicht gelernt hat, seine weiblichen Anteile anzunehmen, entsteht eine Fremdheit bezüglich dieser weiblichen Seiten in ihm. Diese Fremdheit wird stets abgewehrt, projiziert und agiert sich nicht selten in Form von Gewaltanwendung gegenüber anderen Menschen aus. Ein prägnantes Beispiel ist die soziale Lage zwischen Mann und Frau in Afghanistan, einem Phänomen, das in anderen Kulturen mehr oder weniger latent zu beobachten ist. Die Fremdheit und Unsicherheit im Umgang mit der Weiblichkeit, sprich der eigenen Weiblichkeit, löst Angst aus, die wiederum auf das andere Geschlecht projiziert wird. Diese Projektion nimmt je nach kulturellen und gesellschaftlichen Gegebenheiten sehr unterschiedliche Formen an. Die häufigste Form der Angstprojektion ist die Einschränkung der Frauen in ihrem sozialen Alltag durch die Verordnung des Kopftuchs, des Schleier im Iran, der Burka in Afghanistan, den Ledermasken im arabischen Raum etc. bis hin zur offen latenten Gewaltanwendung gegenüber Frauen in Form des Ausschlusses der Mädchen und Frauen von Schulen, Universitäten, der Berufstätigkeit und dem öffentlichen Leben in Afghanistan durch die Taliban oder gar der Verstümmelung in Form der Klitorisbeschneidung im afrikanisch-arabisch Raum.
Die Sufi-Tradition schildert das Männliche in der Frau und dessen Entfaltung in ihr, als eine notwendige Entwicklungsphase in Richtung der Vollkommenheit. So wie der Mann die Frau zum Vorbild hat, so hat sie ihn zum Vorbild und Symbol der Entfaltung, der in ihr schlummernden Rationalität, Abgrenzung, Kraft und Stärke etc. Beide Anteile, also sowohl weiblich als auch männlich, sollen in ausgewogener Form in sich erzogen und gelebt werden. Der vollkommene Mensch ist ein bewusst lebender und mit beiden Geschlechtsanteilen ausgewogen besetzter Mensch, der eine wesentliche Voraussetzung für weitere geistige Entwicklungsstrecken erreicht hat. Wenn eine Frau ihren männlichen Anteil überbetont lebt, verdrängt sie ihre Weiblichkeit, wie auch der Mann durch das übertonte Ausleben seiner weiblichen Anteile seine Männlichkeit einbüßt. Die Überbetonung der Weiblichkeit führt somit zum Verlust der männlichen Identität. Das Ziel der Menschwerdung verlangt nach der Ausübung aller Teile in der Balance.
Dieser Prozess geschieht durch die langjährige Wanderung auf dem Pfad der Selbstwerdung und dem gleichberechtigten Miteinander.
Die Sufi-Tradition schließt eine physische Trennung zwischen Mann und Frau auf diesem Weg und in der Gesellschaft aus.
Ihre Gottesvorstellung ist getragen von einer dynamisch, verbindenden, gar Gott erreichenden inneren Haltung. Sie gipfelt in der Äußerung des persischen Sufi-Meisters Halladj *„Ich bin Gott"* , der wegen dieser mystischen Aussage in brutaler Weise hingerichtet worden ist. (1)
Diese innere Haltung der Sufis ist von jeher von der islamischen Geistlichkeit bekämpft, isoliert und als Blasphemie verrufen worden. Bis in

(1) Vgl. Mojdeh Bayat,Mohammad Ali Jamnia, Geschichten aus dem Land der Sufis, Frankfurt a.M. Juni 1998, S.20

unsere Gegenwart hinein werden die Sufis in ihrer freien mystischen Haltung und Ausübung verkannt, gehindert und unterliegen zahlreichen Einschränkungen.

## V.7.2 Der Sufi-Pfad als psychotherapeutische Methode?

Auf Grund der mystischen Prägung, der erlebten Sufi-Tradition durch meinen Vater, wofür ich ihm unendlich dankbar bin, sowie durch meine eigenen Selbststudien des Sufi-Pfades komme ich zu einer positiven Bewertung dieser Frage. Folgende Gesichtspunkte des Sufi-Pfades sprechen für eine systematisch aufgebaute Methodik der Entwicklung:

- Die Initialbegegnung zwischen Meister und Schüler geschieht durch das Erwachen, der Suche und einer für den Beginn notwendigen Aufmerksamkeit des Suchenden nach einem ihn begleitenden Meister.
  Gleiches geschieht in der Therapie. Der Patient spürt in sich die Notwendigkeit , sich dem Problem seiner Selbst anzunehmen, zeigt Krankheitseinsicht und begibt sich auf die Suche nach einem Therapeuten. Die selbstständige Suche ist Ausdruck der Motivation zur Veränderung. Diese bezeichnet die Sufi-Tradition als Liebe. Der Geliebte ist der Zustand der Vollkommenheit (Gottheit). Ziel der Therapie ist die seelische Gesundheit.

- Eine akzeptierende Beziehung zwischen Meister und Schüler ist abhängig von beiden. Hier haben beide, der Liebende und der Meister die Freiheit, in allem Respekt, einander anzunehmen oder abzulehnen.
  Ähnliches lässt sich für die Therapie sagen. In den probatorischen Sitzungen gilt es die stimmende „Chemie" zwischen Therapeut und Patient festzustellen und die Voraussetzungen für eine Zusammenarbeit zu schaffen.

- Der Sufi-Meister akzeptiert seinen Schüler uneingeschränkt und respektiert ihn in seinem gegenwärtigen Zustand. Er ist ehrlich, offen und beschreibt die erste Phase der Wegstrecke, um seinen Schüler gedanklich auf seinen Weg vorzubereiten. Er begleitet ihn lediglich und macht nichts für ihn, im Sinne der Verantwortungsübernahme für den Schüler.
  Die Therapie verhält sich ähnlich. Die volle Akzeptanz, die Kongruenz und Empathie gegenüber dem Patienten sowie eine notwendige Psychoedukation hinsichtlich Krankheit und Weg der Therapie wird heute in fast allen westlichen Therapieschulen angewandt.

- Der „Schatten" in der Sufi-Tradition sowie die „Ursachen" der Symptome in der heutigen Therapie werden zum besseren Verständnis des Suchenden/ des Patienten analytisch betrachtet und geklärt.

- Praktische Methoden wie Meditation, Arbeit, Erfahrungen und Versuche werden in beiden Methoden favorisiert. Ich halte den Sufi-Pfad jedoch für differenzierter, systematischer sowie straffer organisiert. Der Meister verfügt über mehr Freiheit, die ihm vom Suchenden und Liebenden geschenkt wird. Wenn der Meister z.B. feststellt, dass der Suchende an Narzissmus leidet und dieser ihm auf dem Weg der Entwicklung hindert, empfiehlt er dem Suchenden eine körperliche Arbeit z.B. das Ausmisten von Ställen, einen reduzierten Lebensstandard (Nahrung, Kleidung und Wohnen), um den Suchenden auf das Wesentliche aufmerk- zu machen. Dieses Verfahren ist in der heutigen Therapiewelt kaum umsetzbar. Ansatzweise vielleicht in der stationären Behandlung oder dem zeitlich beschränkten Rückzug in Klöster in Form von Exerztien.

- Beide Methoden empfehlen die Literaturarbeit. Die Rolle der Literaturarbeit im Austausch mit dem Meister, den Mitsuchenden und deren unkomplizierten Umsetzungsfähigkeit in das praktische Leben wird als wesentlich erachtet. Das Bewusstsein entwickelt sich nach Sufi-Verständnis nicht nur durch Erfahrungen und deren Auswertung, sondern parallel mittels des Erlernens der Werke der Meister.

- Die Qualität der Dynamik in der therapeutischen Beziehung ist von großer Bedeutung. So ist es auch in der Beziehung zwischen dem Meister und dem Liebenden.

- Eine offene Kontrolle der Entwicklungsschritte lässt sich bei beiden Methoden feststellen.

- Bei beiden Verfahren wird auf eine Realitätsüberprüfung ohne den Meister/ den Therapeut Wert gelegt.

- Beide Methoden beginnen zunächst mit intensiven Betreuungskontakten. Diese werden im Laufe der Entwicklungsschritte immer weniger intensiv, je fortgeschrittener und autonomer sich der Suchende/ der Patient in den Augen der Betreuer entfaltet hat.

- Das Führen reifer Auseinandersetzungen über differente Meinungen haben bei beiden Methoden einen wichtigen Stellenwert. Hier verfügen beide Methoden über Professionalität, Offenheit und Respekt. Das Vertrauensgefühl bei beiden Methoden wird groß geschrieben.

- Beide Seiten, Meister/Schüler – Therapeut/Patient, haben jeder Zeit das Recht die Betreuung zu beenden oder fortzuführen. Das Ende der Zusammenarbeit und Erreichen der Ziele bestimmen beide Seiten, mit Ausnahme der Entlassungsaussage des Meisters/ des Therapeuten. In ihr legt der Meister/ der Therapeut die Verantwortung der Weiterentwicklung in die Hand der Person.

- Während der gesamten Betreuung genießen die Meister durch Kontakte untereinander einen entfaltenden Austausch im Sinne der heutigen Supervision.

Zum Schluss dieses Kapitels eine Geschichte von Shams dem persischen Sufi-Meister des 11./12.Jahrunderts über das Verhältnis zwischen Meister und Schüler sowie das Thema „Furcht“:

*„Shams fragte den Shaikh: „Was tust du?“ „Ich betrachte die Widerspiegelung des Mondes in diesem See“, antwortete dieser.*
*„Wenn du kein Furunkel im Nacken hast, wieso blickst du dann nicht zum Himmel!? Bist du so blind, daß du über allem, was du betrachtest, das Wahre nicht siehst?“*
*Shams Antwort zeigte eine solche Wirkung auf den Shaikh, daß dieser ihn bat, sein Schüler werden zu dürfen.*
*„Du hast nicht die Kraft, meine Gesellschaft zu ertragen“, entgegnete Shams.*
*„Diese Kraft trage ich in mir“, sagte der Shaikh, „Bitte, nimm mich an.“*
*„Dann bring mir einen Krug Wein, und zusammen werden wir auf dem Bagdader Markt trinken.“*
*Da er die öffentliche Meinung fürchtete (Alkohol ist im Islam ja Verboten), erwiderte der Shaikh: „Das kann ich unmöglich tun.“*
*Shams rief aus: „Du bist mir zu furchtsam. Du besitzt nicht die Kraft unter den Freunden Gottes zu weilen. Ich suche allein jemanden, der weiß, wie man die Wahrheit erreicht.“* (1)

## V.8 Zum gegenwärtigen Stand der Angstforschung

Im Winter 2007 besuchte ich ein Fortbildungsseminar der Gesellschaft für Individualpsychologie in Delmenhorst mit dem Thema „Wozu leben wir? Sinnfragen und Werte heute“. Alle Vorträge und Workshops waren sich in der Tendenz einig, dass Angst und Depression in unserer Zeit enorm zunehmen und dass es weiterer Forschungen und des Nachdenkens über die Ursachen und Beweggründe bedarf. Sinnverlust, überbetonte Individualisierung wurden hypothetisch als Leithintergrund referiert.
Dieser Denkansatz des individualpsychologischen Seminars des Alfred Adler Instituts war mir sehr vertraut, da ich ähnliche Erfahrungen in meinem Praxisalltag mit Angst- und Depressionspatienten sammle.
Durch den regelmäßigen Besuch der verschiedensten Fortbildungs- und Kongressangebote sowie die Verbindung zur Wiesbadener Akademie für Psychotherapie und Familientherapie (WIAPP) arbeite ich an der kontinuierlichen wissenschaftlichen Verbesserung meiner Arbeits-

(1) Ebd., S.135

und Umgangsformen mit Symptomen, insbesondere Ängsten und Depressionen sowie psychosomatischen Beschwerden, die eine signifikante Zunahme feststellen lassen.
Beobachtbar ist, dass das Klientel in diesen Bereichen immer jünger, konfliktunfähiger, belastungsunfähiger, orientierungsloser in Lebens- und Berufsfragen wird. Es fehlen Fantasiefähigkeit, Mut, soziale Kompetenz und Teamfähigkeit.

Karl Heinz Witte, Chefarzt einer psychosomatischen Klinik referierte in seinem Vortag im besagten Seminar des Adler-Instituts zum Thema „Über den Sinn der Frage nach dem Sinn des Lebens."
Er zitierte Adler, der den Menschen in seiner *„Finalität"* versteht, demnach hat der Mensch keine andere Wahl als gezielt, sinnhaft auf etwas zuzugehen. In der Sinnfindung, die entwicklungspsychologisch „vom ersten Schrei" oder schon früher beginnt, entwickelt sich das Selbst. Daher vertreten Psychoanalytiker die Auffassung, dass die Entstehung des Selbst *„eine Introjektion und Ausdifferenzierung von Objektbeziehungen"* sind. In der Art und Weise, wie das Selbst sich entwickelt bzw. wie sich die sozialen Bedingungen der Selbst-Entwicklung gestalten, gelingt es dem Selbst, Sinn oder Angst zu entwickeln.

> *„Der Prozess der Integration aller Fähigkeiten und die primären Interaktionen, die frühkindlichen Bewegungsansätze oder Handlungsdialoge tendieren darauf hin, etwas zu können oder zu wollen oder, wenn es beides nicht geht, etwas können zu wollen."* (1)

Witte verwendet die Terminologie Adlers *„Intensionalität"* und übersetzt sie bezogen auf die Gegenwart mit *„Sinn"*. Er zieht als Fazit, dass wir, da wir Sinnzusammenhänge wahrnehmen oder konstruieren können, allem einen Sinn geben, ob wir wollen oder nicht, also bewusst oder unbewusst. Ferner beschreibt er die Fähigkeit der Einbildung oder der Fantasie, destruktive bzw. trügerische Sinnfindungen herzustellen.
In seiner transpersonalen Orientierung geht er vom ICH als dem Aktionszentrum bzw. Rezeption des Selbst aus. Bekommt das Ich, bedingt durch die tendenziöse oder deutlich konflikthafte Sozialisation die Übermacht, so wird das Selbst ignoriert und das fremdbestimmte ICH führt den Menschen in Konflikte, Krisen und Krankheiten. Das Angstsymptom ist nach Witte somit eine Erscheinung des nicht ausgeprägten Selbst und der nicht integrationsfähigen, fremdführenden ICHs. (2)

Eine Auffassung, die von Fachkreisen geteilt wird, wie ein Dossier der Wochenzeitung „DIE ZEIT" mit dem Thema „In den Fängen der Angst" wird die Tendenz von Wissenschaftlern berichtet.(3)

---

(1) Karl Heinz Witte, Über den Sinn der Frage nach dem Sinn des Lebens, in: Ulrike Lehmkuhl/ Heiner Sasse/ Pit Wahl Hg.), Wozu leben wir? Sinnfragen und Werte heute. Mit 6 Abbbildungen in: Beiträge zur Individualpsychologie, Band 33, Göttingen 2007, S. 41

(2) Vgl. ebd., S.42

(3) Vgl. Christian Schüle, „In den Fängen der Angst", in: Die Zeit, Dossier Nr. 17, 19. April 2007, S.17

Der Bedarf an Kinder- und Jugendpsychotherapeuten steigt auf Grund der behandlungsbedürftigen Störungen dieser Altersstufen rasant an. Verhaltensauffällige, hyperaktive, konzentrationsgestörte, orientierungslose Kinder, Jugendliche und junge Erwachsene geraten immer mehr in persönliche Krisen, die sie unbewusst mit einer Angst-, Depressionssymptomatik kompensierend verarbeiten.
Der Medizinsoziologe Johannes Siegrist weist in seinen Studien an der Universität Düsseldorf eine Kohärenz zwischen bedrohlichen Veränderungen im Erwerbsleben, körperliche Beschwerden und Angst nach. In Zusammenarbeit mit belgischen Forschern belegt die Düsseldorfer Studie, dass verschärfte Arbeitsbelastungen und Arbeitsplatzunsicherheit zu einem dreifach vergrößteren Risiko an Angstzuständen zu erkranken führt. (1)
Die Forschungsergebnisse des Medizinsoziologen Siegrist weisen vor allem auf eine Paralellsymptomatik Angst-Depression der westlichen Industrieländern hin. Laut Prognose der Weltgesundheitsorganisation wird diese Symptomatik bis ins Jahr 2020, nach den kardiovaskulären Ursachen, zur zweithäufigsten Beschwerde der Menschen aufsteigen.
Das bedeutet, dass die Angst zu einer festen gesellschaftlichen Konstante geworden ist.
Ähnliche Erscheinungen gibt es in Japan. Japanische Studien haben ermittelt, dass die Angst vor der Entlassung und dem Arbeitsplatzverlust bei betroffenen Arbeitnehmern viermal so hoch ist, im Vergleich zu nicht betroffenen Kollegen. Betroffene Arbeitnehmer zeigen häufiger depressive Störungen als Verarbeitungsmechanismen ihrer Ängste.
In diesem Zusammenhang konnte ein kontinuierlich erhöhter systolischer Blutdruck, ein Anstieg der Herzfrequenz und eine verstärkte Ausschüttung des Stresshormons Kortisol nachgewiesen werden, die selbst während der Nacht und an Wochenenden signifikant erhöht blieben, als Ausdruck permanenter Gefahrenbewältigung. Hier manifestiert sich eine existenzielle Erschütterung und Verunsicherung, die zur Angst wird, der Angst vor der Angst, letztlich der Angststörung, die selbst die Angst vor dem sofortigen Sterben impliziert. (2)

Diese Untersuchungsergebnisse kann ich aus meinem Praxisalltag, bezogen auf langjährige Arbeitnehmer im ostfriesischen Raum, deren Firmen auf Grund von Missmanagement in Konkurs gerieten, bestätigen. Angst und Depression als Folge persönlicher Kränkung, verletzter Schamgefühle gegenüber dem sozialen Umfeld stellen bei diesen Patienten die häufigen Symptombildungen da, begleitet von Somatisierungsbeschwerden wie Herzrasen, Kopfschmerzen, Atembeschwerden, Rückenschmerzen, Schlafstörung.
Lange Zeit wurden die Ängste und deren Ursachen bezogen auf die Arbeitswelt nicht wahrgenommen, sondern auf sekundäre Symptome bzw. Somatisierungsbeschwerden reduziert, im Sinne von Urlaubsreif, allgemeine Erschöpfung, Überforderung, Anpassungsstörung u.ä., denen man z.B. mit standardisierten Kuren zu begegnen suchte. Sie verschafften den Betroffenen jedoch nur kurzweilig Symptomlinderung, an die Ursachen konnten derartige Maßnahmen nicht reichen, da sie

(1) Vgl. ebd., S.17
(2) Vgl. ebd., S.17

den individuellen Ängsten und Bedürfnissen der Patienten nicht effizient begegneten.
In den allgemeinärztlichen Praxen wurden und werden teilweise, derartige Ängste noch nicht rechtzeitig diagnostiziert bzw. als Anpassungsstörung mit leichten Antidepressiva behandelt. Der Berufsverband der deutschen Psychologen (BDP) beziffert die Fehldiagnosen in Allgemeinarztpraxen mit 50%, die nach Ansicht des BDP zur Chronifizierung von Angststörungen und der Notwendigkeit einer Langzeitbehandlung führen. In neueren Forschungen Siegrists wird die Frage aufgeworfen, ob die Angst wirklich im Vergleich zu vor 100, 50 oder 30 Jahren zugenommen hat? Wurde früher überhaupt auf Angst und psychische Veränderungen geachtet? Wie wurde die Angst vor Missernten, Seuchen oder harten Arbeitsbedingungen verarbeitet?
Fakt ist, dass die psychologische Betrachtung der Probleme in unserer Zeit, die seelischen Beschwerden durch belastende Lebensbedingungen immer genauer erkennen und beschreiben. Siegrist fragt,

> *„...ist die Versagensangst mittlerweile so groß, weil der Einzelne in pluralisierten Gesellschaften für alles selbst verantwortlich ist, weil persönliche Identität sich größtenteils nur noch über die Arbeit und den Job definiert und Siegen in einer Gewinnerkultur zum Imperativ geworden ist, während gleichzeitig alle Gewissheiten und Sicherheiten zerfallen?“* (1)

Nach Studien von Medizinsoziologen hat sich im Vergleich zu früheren Zeiten eine Verlagerung der Arbeitssituation durchgesetzt, die sich von den körperlichen hin zu den psychomentalen Tätigkeiten entwickelte, einhergehend mit einer Verlagerung der Beschwerden. Medizinische Langzeituntersuchungen zu Beginn der 90er Jahre in Finnland, Schweden und Großbritannien erforschten den Zusammenhang zwischen Stress und Gesundheit. Vorherige Untersuchungen besagten, dass die Auswirkungen des Arbeitsalltags auf die psychische Gesundheit des Einzelnen enorm seien. Begriffe wie Flexibilität, Mobilität, lebenlanges Lernen machten in den vergangenen 20 Jahren Karriere, *„... die berechenbare Biographie wurde zum Märchen aus einer versunkenen Welt und die Unberechenbarkeit zu einer mentalen Dauerbedrohung.*“2)
Dem Beruf in seiner elementaren Existenzbedürfnisbefriedigung für das seelische und körperliche Wohlergehen des Einzelnen, dem Selbstwertgefühl, der Erfahrung von Selbstwirksamkeit und dem Gefühl von Zugehörigkeit kommt eine immense Bedeutung zu. Wenn diese grundlegenden Bedürfnisse durch Radikalisierung des Wettbewerbs, Konkurrenzkämpfe, Mobbing, Verlagerung der Produktion ins Ausland verbunden mit Stellenabbau und zunehmende Rationalisierung bedroht sind, pathologisiert die permanente Verunsicherung zur Angst und lässt die Suizidrate steigen, jeder siebter Angstpatient wählt diesen Weg. (3)
Die Gesellschaft für Konsumforschung veröffentlichte zwei repräsentative Umfragen zur Angstbefindlichkeit für die Jahre 2001 bis 2005.
Von 2001 bis 2005 verzeichneten sie einen Anstieg der Angst vor Ar-

---

(1) Vgl. ebd., S.17
(2) Vgl. ebd., S.17
(3) Vgl. ebd., S.17

beitslosigkeit von 9,1% auf 24%. Waren 2001 23% der Meinung ihre Rente würde nach Ausscheidung aus dem Arbeitsleben ausreichen, so waren es 2005 34%. 36% der Befragten äußerten ihre Sorge hinsicht-hinsichtlich wirtschaftlicher Not. (1)
Nach Forschungsergebnissen finnischer Experten sind durch die permanente Konfrontation der Personalabbaupolitik der Firmen, eine erhöhte Arbeitsunfähigkeit und signifikant gestiegene Mortalitätsrate koronarer Herzkrankheiten zu beobachten. Die Stressbelastung am Arbeitsplatz lässt die Herz-Kreislauf-Mortalität um das 2,4fache ansteigen, Risikofaktoren wie Rauchen oder Alkohol sind dabei bereits herausgerechnet. Die Arbeitsbelastung des Einzelnen im Zuge der Rationalisierung steigt, während Arbeitslose an Kränkungen wegen fehlender Arbeit leiden. Beide Seiten kompensieren ihre Konflikte unterschiedlich symptomatisch. Auffallend in den Untersuchungen ist, dass Angstsymptomatiken zunehmend bei Arbeitnehmern mit höheren Qualifikationen zu beobachten sind, d.h. Angst lässt sich in allen Schichten feststellen. Die Studien der Universität Düsseldorf belegen, dass europaweit ca. 127 Millionen Menschen, d.h. mehr als ein Viertel der europäischen Bevölkerung, an 12 oft verbreiteten psychischen Symptomen leiden, wobei ein Drittel von ihnen an Ängsten und Panikattacken erkrankt sind. Die jährlichen Behandlungskosten der seelischen und psychosomatischen Erkrankungen im europäischen Raum belaufen sich laut European Brain Council auf ca. 386 Milliarden Euro. Nach Untersuchungen der Deutschen Angestellten Krankenkasse (DAK) beträgt die Zahl der Arbeitsausfalltage der Arbeitnehmer in Deutschland in den Jahren 2000 bis 2005 aus Gründen der Angststörungen etwa 27%. Depressionserkrankungen weisen einen Anteil von etwa 42% auf. Laut Statistik werden 10% aller Krankschreibungen in Deutschland wegen psychischer Leiden ausgestellt. Legt man diese Zahlen zu Grunde, die ich aus meiner Praxis nur auf das Nachdrücklichste bestätigen kann, so erklärt sich der riesige, zur Zeit nicht abgedeckte Bedarf an Psychotherapeuten und die viel zu langen Wartezeiten auf einen Behandlungsplatz.
Laut Bericht der medizinsoziologischen Studien nehmen die sozialen Phobien zu. Reale und irreale Ängste mit ihren Symptomatiken sind insbesondere bei Jugendlichen sehr verbreitet. Die generalisierte Angststörung entwickelt sich im Alter von 30 bis 35 Jahren. Untersuchungen stellen fest, dass 50% aller Sozialphobiker in eine Alkoholabhängigkeit geraten. Die Zahl der Suizidversuche ist steigend. Im Zuge der Angsterkrankungen reduziert sich die Leistungsfähigkeit auf 50%, da die Erkrankten sehr mit sich und ihren Symptomen beschäftigt sind und etliche Behandlungsversuche anstreben. Sie leiden häufig an Konzentrationskomplikationen, Schlafstörung, Erschöpfung und Interessens- und Motivationsverlust. (2)
Der Psychiater Borwin Bandelow der psychiatrischen Klinik der Universität Göttingen stellt in einer Untersuchung mit 3000 Angstpatienten

(1) Vgl. ebd., S.18 . An dieser Stelle sei die Frage erlaubt, wie viel Anteil an diesem Phänomen die ständige negative „Berichterstattung", das schüren von Zukunftsangst, der „verordnete" Konsum durch die Medien hat.
(2) Vgl. ebd., S.18

fest, dass Angst ein natürlicher Bestandteil der Menschen ist. Er vertritt die Auffassung, dass

> „...*der Zusammenhang zwischen Evolution und Angst auch hirnphysiologisch evident ist. Einer der ältesten Hirnteile, der Mandelkern, Amygdala genannt, ist als Teil des limbischen Systems die neurologische Schaltzentrale der Auslösung von Ängsten.*“ (1)

Nach seinen Untersuchungen mit ein- bzw. zweieiigen Zwillingen hält er die Angst wie in fast allen psychischen Erkrankungen zu 40% auf Grund der Evolutionsgeschichte für vererbt. Laut seiner eigenen Studien ist das Risiko, Angststörungen zu entwickeln bei Menschen mit angstgestörten Verwandten ersten Grades um das 4,25fache höher. Angst definiert er als ein biologisches, kulturunabhängiges Phänomen, deren biologisch sinnvolle Angstreaktion erst zur Störung wird, wenn sie unverhältnismäßig wird, Leid verursacht und ohne adäquaten Grund auftritt.(2) Die Aussage Bandelow halte ich für einseitig biologistisch, wenn er lediglich die Genetik berücksichtigt. Die genetische Komponente bei der Übertragung der Angststörung spielt sicherlich eine Rolle, jedoch nicht die alleinige. In der Analyse der Lebensgeschichte meiner Angstpatienten lässt sich eine starke Einflussnahme der Sozialisation feststellen. Eine ängstliche, unsichere Lebenseinstellung bzw. Umgangsform im Alltagsleben prägen Kinder und Jugendliche signifikant in ihrem Umgang mit ihrem Alltagsleben.

Sowohl die erwähnten Untersuchungen als auch meine Erfahrungen in der Praxis weisen darauf hin, dass Angstpatienten unter narzisstischen Störungen leiden. Diese tiefenpsychologisch-analytische Erklärung bedeutet jedoch nicht, dass alle narzisstisch geprägten Menschen Angststörungen entwickeln und ausleben müssen. Narzisstische Persönlichkeiten neigen häufig zum Perfektionismus. Die Definition ihres Selbstwertes erfolgt über Leistung und Erfolg, indem sie sich akribisch bemühen, Erwartungshaltungen der Autoritätspersonen zu erfüllen. Ihr Selbst ist ein Scheinselbst, das sich stets abmüht, Bedürfnisse anderer zu befriedigen, um selbst „Zufriedenheit“ zu erlangen. Daher leben sie in permanenter Angst vor negativer Bewertung. Der innere Zwang zur sozialen Anerkennung ist enorm. Sie setzen sich unter enormen Druck, alles richtig zu machen, keinen Fehler zu begehen. Mental sind sie kaum bei sich, sondern dabei, die Autoritätspersonen, sprich Eltern, Arbeitgeber, Vorgesetzte etc. zufrieden zu stellen. Eine soziale Anerkennung können sie meist nicht annehmen. Sie verstehen die Anerkennung als Botschaft zum Mehrleisten und Mehrerbringen. Die Spirale der Leistung verselbstständigt sich bis zur völligen Erschöpfung und Entstehung einer sozialen Phobie. Sowohl Therapeuten als auch Ärzte beobachten einen Anstieg sozialer Phobien.

Der Medizinsoziologe Siegrist führt dazu aus,

> *„Die Leistungsfähigkeit des Einzelnen steigt, wenn es entsprechende Belohnungen gibt: den als angemessen empfundenen Lohn und, noch wichtiger, Aufstiegsmöglichkeit, Arbeitsplatzsicherheit und Wertschätzung des Arbeitgebers. Je größer jedoch die Diskrepanz*

---

(1) Vgl. ebd. S.19
(2) Vgl. ebd. S.19

*zwischen erbrachter Verausgabung und Belohnung wird, je weniger man für die eigene Leistung zu gewinnen scheint, desto stärker wird das Stresserleben und längerfristig das Erkrankungsrisiko. Dann sind die Kosten (der Einsatz) und der Gewinn (Gratifikation) nicht mehr in einem für gute Gesundheit zuträglichen Gleichgewicht. Die Krise ist da.“* (1)

In der Coachingsarbeit mit Managern ist auffällig, dass das Familienleben unbewusst erlebt wird. Die Familie hat die Funktion der Sicherstellung, in der der Familienvater/ Ehemann sich, im Sinne der Firma und seiner Position, regeneriert und erholt, um voll funktionsfähig zu sein. Die passive und unachtsame Lebenshaltung der Manager im Vergleich zu ihrem überaktiven hochkonzentrierten Arbeitsleben führt häufig zu persönlichen Krisen, psychosomatischer Krankheiten und ernsthaften Familienkonflikte. Es entwickelt sich eine Entfremdung zur eigenen Familie.
Siegrist nennt drei Merkmale für die Entstehung einer „Gratifikationskrise“:

1. *„Es fehlt die Alternative zum Arbeitsplatz. Der Einzelne ist auf genau den einen, auf eben seinen Arbeitsplatz angewiesen, weswegen Arbeitgeber oft für ihn ungünstige Bedingungen durchsetzen können.*

2. *Viele Menschen beziehen ihr Selbstwertgefühl ausschließlich über den Arbeitsplatz. Um sich soziale Anerkennung von Kollegen und Chefs zu erkämpfen, bürden sie sich zu viel auf und brechen irgendwann ein.*

3. *Fast alle Berufszweige sind heute hoch kompetitiv. Wenn sich 20 Akademiker, die bereits große Vorleistungen erbracht haben, auf eine ausgeschriebene Stelle bewerben, erhöht der Arbeitgeber, im Wissen um knappe Aufstiegsmöglichkeiten, den Druck; er verlangt mehr und bezahlt schlechter, wobei fehlende Anerkennung den meisten stärker unter die Haut geht als zu wenig Geld.“* (2)

Jürgen Margraf Ordinarius für klinische Psychologie und Psychotherapie in Basel geht davon aus, dass die fehlende Solidarität eine der Hauptursachen der Angststressoren ist. Grundlegender Stabilisator gegen die Angstentwicklung sind nach Margraf stabile, soziale Bedingungen. Er macht in seinen Ausführungen das Schwinden der sozialen Verbundenheit für die Entstehung der Angststörung verantwortlich.

*„Nie war die Zahl der Singlehaushalte in den Städten Deutschlands größer als heute, nie die Scheidungsrate höher (44%), nie das Heiratsalter höher (Männer 31,3, Frauen 28,5), nie die Geburtenrate niedriger (1,34 Kinder pro Frau).“* (3)

---

(1) ebd., S.19
(2) ebd., S.19
(3) ebd., S.20

Margraf hat in Basel als Leiter eines interdisziplinären Forschungsteams, bestehend aus Soziologen, Genetikern und Psychologen verschiedene Forschungen zu den Ursachen der Angst angestellt. Als versierter Verhaltstherapeut untersucht er in seinem Projekt Sesam (Swiss Ethiological Study of Adjustment and Mental Health) drei Generationen übe einen Zeitraum von 20 Jahren.
Die Probanden, Mütter und Kinder werden von der zwölften Schwan gerschaftswoche an beobachtet und mit Hilfe von Interviews, hinsichtlich biogenetischer als auch sozialer Hintergründe der Angst differenziert, befragt. Ausgegangen wird von dem Grundverständnis, dass Angst sehr früh in die Wiege gelegt, gelernt und weitertradiert wird. (1)
Silvia Schneider, Professorin für klinische Kinder- und Jugendpsychologie in Basel, vertritt die Auffassung, dass Kinder sehr rasch die *„Bewertungsstile"* ihrer Eltern/ Bezugspersonen übernehmen und imitieren.

> *„Zeigen die Eltern Phobien, reagieren Kinder oft mit Trennungsangst. Jeder Anschied gerät zum Drama. Also vermeiden sie den Kindergarten- oder Schulbesuch, meiden es, aus dem Haus zu gehen, meiden es tagsüber allein daheim zu bleiben. 90 Prozent jener trennungsgeängstigten Kinder weisen als junge Erwachsene an 14 Jahren entweder eine Angststörung oder eine depressive Erkrankung auf."* (2)

Schneider kommt zu dem Ergebnis, dass Menschen, die unter Angstsymptomen leiden, meistens als Kind ängstlich aufgewachsen sind. Eine Erfahrung, die sie einige Jahre verdrängt haben und im jungen Erwachsenenalter durch einen Auslöser zu einer Angstkarriere führt. Untersuchungen in den USA belegen, dass 50% der Angststörungen bereits im Kindesalter entstehen, wenn Eltern große Anpassungsprobleme mit veränderten Lebensumständen aufweisen und eigene Ängste, Unsicherheiten auch im Beruf, auf ihre Kinder übertragen. Diese Ergebnisse bestätigen die Studien Schneiders.
Margraf spricht von der zunehmende Angst in der Gesellschaft als große psychische Epidemie. Daraus folgert er, dass der seelischen Gesundheit großem Stellenwert beigemessen werden muss. Die amerikanische Studie berichtet von einer Anpassungsproblematik der Eltern hinsichtlich der geänderten Lebenssituationen.
Anpassungsstörungen führen meines Erachtens zu einer chronischen Stresssituation in der Familie. Stress beeinträchtigt ein günstiges familiäres Umfeld und das stabile und autonome Wachstum der Persönlichkeit der Kinder. Meistens werden Ängste und Unsicherheiten der Kinder und Jugendliche in der Schulzeit und Pubertät nicht rechtzeitig erkannt bzw. ignoriert, so dass sie im jungen Erwachsenenalter durch eine Überforderungssituation privater oder beruflicher Natur zum Ausbruch kommen.
Margraf zieht aus seinen Untersuchungen folgende Schlüsse,

---

(1) Vgl. ebd., S.20 . Margraf ist Vorsitzender des wissenschaftlichen Beirats der Psychotherapie der Bundesärztekammer.
(2) Ebd., S.20

*„Krank macht jener Stress, der nicht vorhersagbar ist, wir leben in einer Welt, in der wir, subjektiv gesehen, immer weniger kontrollieren und vorhersagen können. Kontrollverlust evoziert Hilflosigkeit, Hilflosigkeit Unsicherheit, Unsicherheit Angst. Um von der ständigen Sorge um die Sorge abzulenken, ersinnen die von Angst attackierten raffinierte Strategien, um dem zu entgehen, was sie sorgt und ängstigt. Allzumenschlich – derjenige, der eine Angst- oder Panikattacke erleidet, wird alles tun, um Auslöser zu vermeiden."* (1)

Zur psychotherapeutischen Behandlung der Angstsymptomatiken bietet sich ein bereites Spektrum an therapeutischen Schulen an.
Ob Psychoanalyse, Verhaltenstherapie, Tiefenpsychologie, Gestalttherapie, Bioenergetik, Transaktionsanalyse, Gesprächstherapie, Körperpsychotherapie, Neurolinguistisches Programmieren, Psychodramatherapie und etliche andere Schulen, alle bieten Konzepte der Angsttherapie an, gleich einem Strauß der Vielfalt.
Auf Grund eigener jahrzehntelanger Erfahrung der therapeutischen Arbeit sehe ich die Chance in einer methodenübergreifenden Arbeit.
Diese Art der inneren Haltung bewart mich vor der Idealisierung einer favorisierten Methode und lässt mir die Fähigkeit einer kritischen Reflektion. Sie ermöglicht mir die Teilhabe an der Vielfalt zum Wohle meiner Patienten, im Wissen um deren Einzigartigkeit, denn keine Angst gleicht der eines anderen. Es gibt kein Patentrezept, weil hinter jeder Angst ein Mensch mit seiner, ihm eigenen Lebensgeschichte steht.
Gemeinsam ist jedoch allen, dass wir jenes, was wir morgen sein wollen, heute lernen müssen.
Ob wir eine handwerkliche Fertigkeit erlernen oder unsere Fähigkeit, mit negativen und veralteten Gedanken und Gefühlen umzugehen, sie verbessern wollen, stets müssen wir auf die gleiche Weise vorgehen. Zunächst benötigen wir ein Ziel, d.h. eine möglichst konkrete Vorstellung davon, was wir erreichen möchten und wie wir unser Ziel erreichen können. Und schließlich brauchen wir ein gewisses Training, um das Positive täglich zu wiederholen bis es verinnerlicht ist, ein Teil unseres Denkens und Handelns geworden ist.
Das Ziel, ein Plan und die Übung sind Bausteine, aus denen morgen etwas entstehen kann, so formuliert eine orientalische Weisheit *erst das Ziel, dann der Weg.* (2)

*Wer das Ziel kennt,*
*kann entscheiden, wer entscheidet,*
*findet Ruhe, wer Ruhe findet,*
*ist sicher, wer sicher ist,*
*kann überlegen,*
*wer überlegt,*
*kann verbessern.*

---

(1) Ebd., S.20
(2) Nossrat Peseschkian, Das Leben ist ein Paradies, zu dem wir den Schlüssel Finden können. Freiburg im Breisgau 2004, S. 7

## VI. Die positive Bedeutung der Ängste am Beispiel von Patientenerfahrungen

Patienten kommen zur Psychotherapie mit der Erwartung, dass der Therapeut ihnen ihre Ängste nimmt. Eine ähnliche Einstellung eines Arztbesuches, zur Linderung körperlicher Erkrankungen. Es ist ein selbstverständliches Recht des Patienten, sein Leiden schnellst möglichst behandelt zu bekommen, um nicht länger darunter leiden zu müssen. Vergessen wird dabei aber, dass das Wort *Patient* „der Geduldige" bedeutet. *Patientia* im Lateinischen bedeutet Ausdauer, Geduld und umschreibt mit *patiens* die Fähigkeit, Anstrengungen zu ertragen. Was Zeit gebraucht hat, um zu entstehen, gleich ob Probleme, Krisen, Symptome und Krankheiten, benötigt auch Geduld und aktive Mitarbeit, um behandelt zu werden und zu gehen. Im Orient umschreibt man dieses mit, *erst durch Geduld werden saure Trauben zu Rosinen.* Sinn und Bedeutung der Krankheit müssen zunächst verstanden werden, da eine Genesung und Heilung ansonsten nicht erreichbar bzw. möglich sind. *Paracelsus*, als Begründer der Homöopathie, sagt: *Zur Heilung einer Krankheit sind drei Dinge notwendig, der Arzt, das Medikament und der Kranke. Alle Versuche bleiben vergebens, wenn der Patient sich nicht einbringt, nicht mitmacht.* In meiner psychotherapeutischen Arbeit konnte ich feststellen, dass Angstpatienten sehr fantasiereiche Menschen sind, die diese kreative Fähigkeit jedoch einseitig zugunsten negativer Fantasien und Vorstellungen anwenden. In dem Moment, indem sie an ihre negativen Fantasien zu glauben beginnen, entstehen stärkere Symptome, gar zusätzliche Beschwerden wie Panikattacken mit Schweißausbrüchen und Schwindelgefühlen etc. Nach dem Motto: Glaube versetzt Berge, funktioniert die innere Welt. Menschen können mittels Selbstbeeinflussung Fähigkeiten, aber auch Probleme und Krankheiten hervorrufen.

Die zuvor dargestellten vier Bereiche des Lebens können behilflich sein, diese Probleme zu erforschen und zu bewältigen. Die aktive Mitwirkung des Patienten ist in der Therapie von großer Bedeutung.

Nehmen wir z.B. eine häufige Erkrankung wie die der Erkältung und versuchen diese zu verstehen. Es heißt: *Ich habe mich erkältet*, d.h. ich selbst habe zur Entwicklung dieser Erkrankung beigetragen. Hier ist wichtig zu überlegen, wo wir gelernt haben, auf unsere Gesundheit und eine gesunde Lebensform zu achten. Das Elternhaus, die Umwelt und unsere eigene bewusste Einstellung sind Hauptquellen aus denen wir ein persönliches Gesundheitskonzept erstellen.

Zurück zur Entschlüsselung der Bedeutung der Erkältung. Wenn wir einige ungünstige Faktoren wie schlechte Witterungsbedingungen, Stress, Regenerationsmangel, Vitaminmangel, ungesunde Ernährung etc. zulassen, führen wir zur Schwächung des Immunsystems, denn das Immunsystem ist für die Verteidigung unseres Körpers gegenüber Erregern zuständig. Auf diese Weise können die Krankheitserreger sich vermehren und verbreiten, in dem sie das ohnehin schwache Immunsystem umgehen. Eine günstige Gelegenheit zur Entstehung der Erkrankungen.

Ängste entwickeln wir auf gleiche Weise. Die mangelnde angemessene und gut funktionierende Abwehrhaltung der Seele sowie das Fehlen verschiedener Fähigkeiten für viele Lebenssituationen sind fördernde Bedingungen der Angstsymptome. Die Untersuchung der Entstehungsbedingungen und die begleitende Entschlüsselung der Bedeutung von Ängsten sind wichtige Hinweise und Botschaften in der Therapie der Ängste.
Die nachfolgenden Beispiele aus meinem therapeutischen Alltag basieren auf den Erfahrungen mit Patienten in der Entschlüsselung ihrer Ängste. Die positive Einstellung im Umgang mit Ängsten macht aus hilflosen, entmutigten Menschen mutige Kundschafter und Forscher in der Begegnung mit ihren Ängsten und konsequente Verfechter neuer Lebensgewohnheiten und -philosophien.

Vorab eine orientalische Geschichte, die mir mein Vater in diesem Zusammenhang erzählte.

*Der ängstliche Verliebte*

*Im alten Persien wurde ein junger Prinz schwer krank. Gerade dieser Prinz stand im Mittelpunkt der Aufmerksamkeit und Liebe des Königs, denn er sollte seinen Thron erben. Der junge Prinz nahm immer mehr ab, verlor zunehmend an Lebensfreude, wurde immer melancholischer. Alle Versuche der am Königshof arbeitenden Ärzte waren vergebens und der Zustand des Prinzen verschlimmerte sich zusehends. Auf Geheiß des Königs holte man den großen persischen Arzt Abu Ali ibn Sina zur Hilfe. Er untersuchte den jungen Prinzen und sagte zu den Dienern des Königs: „Ich brauche einen Menschen, der sich gut mit den Stadtvierteln, Straßen und Gassen der Stadt auskennt." Schnell holte man einen alten Stadtkundigen an den Königshof. Ibn Sina sagte zu dem Alten: „Zähle alle Stadtviertel langsam nach einander auf", währenddessen fühlte er den Puls des erkrankten Prinzen. Bei dem Namen eines bestimmten Viertels schlug der Puls des Prinzen spürbar höher. Als der Stadtkundige geendet hatte, befahl ibn Sina ihm die Straßen und Gassen des Viertels zu nennen, beidem der Puls des Prinzen deutlich spürbar gewesen war. Der Kundige sprach geduldig die Namen nach einander aus und wieder erhöhte sich der Puls des Prinzen bei einem Straßennamen. Als nächstes sollte der Alte die Hausnummern dieser besagten Straße benennen. Der Puls des Kranken schlug wieder hoch. „Oh du Kundiger", sagte der Arzt, „nenne mir ganz langsam die Namen der Bewohner dieses Hauses." Bei einem gewissen Namen erhöhte sich der Puls des kranken Prinzen erneut deutlich.*

*Ibn Sina sprach zum König, der die Behandlung aufmerksam beobachtet hatte: „Majestät, ich weiß nun um die Krankheit Eures Sohnes. Er hat sich in die Tochter des berühmten Kaufmanns dieser Stadt verliebt und traut sich nicht, es Euch zu sagen, so dass er an seiner Angst erkrankte." Der König, überglücklich über das Wissen des wahren Grunds der Krankheit seines Sohnes, befahl den Dienern des Hofes sogleich die Hochzeit seines Thronfolgers mit der besagten Tochter des Kaufmannes vorzubereiten, um seinem geliebten Sohn und Nachfolger diese Liebe zu schenken.*

## IV.1 Die Auszubildende mit der Angst vor Spinnen

Der Begriff Phobie leitet sich vom Griechischen *phobos* ab und bedeutet Schrecken.
Viele Patienten berichten davon, dass Spinnen sie in Angst und Schrecken versetzen.
Spinnenphobie bedeutet demnach eine panische Angstreaktion, wenn ein Mensch in irgendeiner Art und Weise mit Spinnen konfrontiert wird. Die panische Angst ruft darüber hinaus blitzschnell massive körperliche Reaktionen wie Schweißausbrüche, Kreislaufkollaps, Schwindelgefühl und eine Art Lähmung im Bewegungsapparat hervor.
Biologisch und rein rational betrachtet ist die Spinne ein überaus nützliches, harmloses Tier, das Insekten wie etwa Fliegen und Mücken frisst, die uns stören. Obgleich die Menschen mit Spinnenphobie vielfach gar keine schlechte Erfahrung mit einer Spinne gemacht haben, entwickeln sie Angst vor dem „Winzling". Warum und wieso entsteht also die Spinnenphobie? Aufschluss darüber soll der Bericht einer jungen Patientin geben.(1)
Eine 24jährige junge Auszubildende im Verwaltungswesen suchte mich auf und bat mich wegen ihrer Spinnenphobie um Hilfe. Die Pat. schien ziemlich deprimiert, ängstlich und verkrampft. Sie wirke im ersten Eindruck sehr verunsichert und hilflos und fragte mich im Erstgespräch, ob ihre Spinnenphobie behandelbar sei. Darauf antwortete ich, dass es kein Problem auf der Erde gibt, das sich nicht lösen ließe. In diesem Zusammenhang erklärte ich der jungen Pat., dass der Begriff *„Problem"* aus dem Griechischen *„pro"*, und *„blema"* stammt. *„Blema"* bedeutet übersetzt *„der Ball"* und *„pro"* *„für"*. *„pro blema"* bedeutet sinngemäß *ein Ball im Leben, der auf uns zukommt und uns zum Mitspielen auffordert*. Also wir sind bei *Problemen* von der Realität aufgefordert, mitzuspielen, darauf zu reagieren, anstatt den Mut zu verlieren und dieses Spiel zu meiden. Meine Erklärung erleichterte die Patientin sehr. Sie atmete spontan tief durch und sagte: „ Dann bin ich beruhigt und hier richtig."
Auf diese Weise konnte sie einen notwendigen inneren Abstand zu ihrem Problem, der Spinnenphobie gewinnen und Hoffnung und Mut hinsichtlich der Lösung ihren Problems aufbauen .
Die Pat. beschrieb, dass sie seit ca. 1 ½ Jahren mit der Spinnenphobie zu kämpfen habe. Sie begreife sich selbst nicht, warum sie so reagiere, da sie sich ansonsten als mutig und experimentierfreudig im Leben kenne. Nach dem Realschulabschluss absolvierte sie eine Ausbildung als Einzelhandelskauffrau. Zwei Jahre Arbeit in einem Textilgeschäft zeigten ihr, dass dieser Beruf sie nicht erfüllte, da sie sich unterfordert fühlte. Sie schulte zur Verwaltungsfachangestellten im öffentlichen Dienst um. Hier fühlte sie sich gefordert und fand ihr Talent in diesem Berufsbereich bestätigt.
Pat. wuchs als Einzelkind auf und genoss stets alle möglichen Unterstützungen seitens ihrer Eltern. Ihr einziges Problem war, dass sie nicht über eine längere Zeit allein sein konnte. Sie brauchte die Anwesen-

---

(1) In den folgenden Fallbeispielen verwende ich für Patient die Abkürzung Pat. .

heit einer vertrauten Person, die ihr Geselligkeit und Selbstsicherheit bereitete.
Die Phobie fing vor ca. 1 ½ Jahren an. In dieser Zeit lernte sie einen jungen Mann in einer Diskothek kennen. Drei Wochen später zog der Freund zu ihr in die Wohnung. Bei genauer Erinnerung schilderte die Pat., dass sie am Anfang die Fliegen im Zimmer genervt hätten. Sie konnte nicht schlafen und ihre Sexualität mit ihrem Freund nicht ausleben, wenn nicht alle Fliegen und auch andere Insekte vernichtet worden waren. Diese Abneigung übertrug sich acht Wochen nach Aufbau der Beziehung auf Spinnen. Sie habe kaum die Fenster ihrer Wohnung aufgemacht und habe bei Betreten ihrer Wohnung erst mal die Spinnen und andere Insekten mit dem Staubsauger beseitigt. Diese Phobie entwickelte sich weiter, so dass sie kaum das Treppenhaus zu ihrer Wohnung passieren konnte, aus Angst in irgendeiner Ecke könnte eine Spinne sich mit ihrem Netz ausgebreitet haben.
Ich habe die Pat. gebeten zu beschreiben, was Insekten, eine Spinne bzw. ein Sinnennetz für sie bedeuten. Sie beschrieb das Gefühl vom Ausgeliefertsein, von permanenter Kontrolle, vom Eingeengtsein. „Im Spinnennetz fühle ich mich gefangen und hilflos, ...die Spinne macht mit mir, was sie will und ich kann mich nicht aus dem Netz befreien, ...sie lässt mich in ihren klebrigen Fäden solange liegen bis ich tot oder schwach bin und dann frisst sie mich auf.“ Nach dieser Schilderung habe ich sie gebeten, ihren neuen Freund und die Beziehung zu ihm zu beschreiben. Sie schilderte ihn als vereinnahmend, kontrollierend stets kritisierend. Er sei arbeitslos und habe nichts zu tun, außer sich auf sie zu konzentrieren. Er wolle täglich mit ihr Sex haben, wenn sie von der Arbeit komme, sie müsse kochen, saubermachen und sich für einen Sexabend mit ihm vorbereiten, was sie inzwischen sehr ekelerregend fände. Er werde aggressiv, wenn sie sich nicht seinem Willen füge. Nach weiteren Schilderungen erzählte sie, dass ihr Freund wegen Schizophrenie einige Jahre in verschiedenen Zeitintervallen in der Psychiatrie verbracht habe. Der gleichaltrige Freund hatte bis zu diesem Zeitpunkt keine feste Beziehung gehabt.
Die Pat. schilderte ferner, dass ihr Freund sie sogar bei ihren Außenterminen überall überwache und sie bei der Arbeit per Handy anrufe, um die Sicherheit zu haben, dass sie wirklich dort sei.
Nach diesen Schilderungen hinsichtlich der Partnerschaft habe ich sie gefragt, ob sie zwischen ihrer Beziehung und ihrer Spinnenphobie einen Zusammenhang sehen würde. Sie antwortete: „Meinen Sie, dass die Spinne mein Freund ist und das Spinnennetz meine Beziehung?“ Ich antwortete ihr, dass ich ihre Vermutung teile. Sie teilte mir mit, dass sie oft an eine Trennung von diesem Freund gedacht habe, sich aber wegen seiner Problematik nicht getraut hätte, „Außerdem wird er gefährlich aggressiv werden, wenn ich die Absicht der Trennung äußern würde.“
An dieser Stelle wurde der Pat. bewusst, dass ihre Spinnenphobie eine symbolische Botschaft ihrer Seele hinsichtlich der kranken Beziehung ist, die sie führt. Sie konnte sich jedoch nicht kritisch und mutig genug damit auseinandersetzen. Da sie sich nicht zugetraut hat, allein zu leben, hat sie das „Spinnennetz“ nicht gesehen und sich hineinbegeben. Die positive Botschaft ihrer Sinnenphobie hat sie

verstehen können: „Ich glaube, ich muss lernen, allein zu leben und mich von meiner sehr problematischen Beziehung lösen.“
Die therapeutische Unterstützung hat der Pat. geholfen, ihre gesetzten Ziele zu erreichen. Je näher der Weg zu ihren Zielen wurde, umso relativierter wurden ihre Phobien und Ängste.
Manchmal bringen uns unsere Unzulänglichkeiten zu Entscheidungen, die uns größere Schwierigkeiten bereiten. Die Pat. hatte sich durch die Angst allein zusein in ein Spinnennetz gebracht. Erst nachdem sie ihre Phobie symbolisch entschlüsseln konnte, fand sie den Weg, sich aus ihrer Unzulänglichkeit herauszuentwickeln, vergleichbar der Geschichte vom mutigen Mullah.

*Der mutige Mullah*

*Ein Stadthalter im alten Orient beabsichtigte einen mutigen und angstlosen Menschen mit einer gefährlichen Mission zu betrauen. Mullah Nassrudin, ein gewöhnicher Laienprediger, meldete sich für diese Aufgabe.*
*„Wenn du diese Mission erledigen willst, musst du dich einer Mutprobe unterziehen“, sagte der Stadthalter. Mullah Nassrudin willigte ein. So setzte man ihn auf einen Stuhl mit dem Rücken zur Wand. Der Stadthalter befahl einem erprobten und meisterhaften Bogenschützen, einen Pfeil auf den Hut des Mullahs und einen zweiten auf dessen Jackenkragen ab zu schießen, ohne dass dem Mullah Nassrudin auch nur das kleinste Härchen gekrümmt werde. Dem Befehl wurde ohne jegliches Zögern Folge geleistet, während der Mullah bewegungslos und blass im Gesicht auf seinem Stuhl saß. Der Stadthalter lobte ihn über alles und sagte: „Du hast meine Prüfung mit Mut und Standhaftigkeit in höchstem Maße bestanden und erhältst aus meiner Hand eine Mutmedaille.“ Zudem befahl er, dass dem Mullah Hut und Jacke aus bester Qualität zu ersetzen seien. Der Mullah, in den das Leben zurückgekehrt war, protestierte und verlangte vom Stadthalter zu den genannten Geschenken auch die Reinigung seiner Hose. „Wieso denn das?“, fragte der Stadthalter,- „In deine Hose ist doch kein Loch durch den Pfeilschuss entstanden.“ „Nein, nein, aber ich habe mir aus Angst ganz schön in die Hose gemacht.“* (1)

## VI.2 Der Stadtangestellte mit der Angst vorm Autofahren

Ein 40jähriger Angestellter der Stadt seines Wohnortes kam zu mir und beklagte seine Angst vor dem Autofahren, die ihn seit einem Jahr lähme. Wegen seiner daraus resultierenden Depression befand er sich in neurologischer Behandlung mit Antidepressivum. Er war zwar etwas beruhigt, aber sein Problem hatte sich dadurch nicht lösen lassen. Seit sechs Wochen war er krankgeschrieben. Die Aussicht auf eine Besserung sah er nicht. Seine Ehefrau versuchte ihn mit allen möglichen Mitteln wie Kritik, Lob oder Fahrdiensten für ihn, in Richtung Gesundheit und Angstabbau zu bringen. Alles war vergebens. Sein Angstzustand bewegte sich nicht von der Stelle und hinderte ihn, zu seiner alten Mobilität zurück zu finden, ließ ihn gereizt und unzufrieden werden. Vor seiner Frau, seinen Kindern, Freunden sowie Kollegen

(1) Aus den Erinnerungen meines Vaters.

schämte er sich, weil er seine Fahrangst nicht in den Griff bekam. Die Beziehung zu seiner Frau und seinen Kindern hatte sich verschlechtert, da er sehr oft lamentierte und sie ihn mit ihren Problemen „nervten". Er konnte sich zu Hause nicht beschäftigen, da er an nichts Freude empfand und sich zu nichts motivieren konnte.
Der Pat. hatte eine Maurerlehre abgeschlossen, weil sein Vater von ihm nicht viel hielt. Oft hatte er von seinem Vater hören müssen: „Du hast den Kopf für die Mütze, ...dumm geboren und nichts dazu gelernt." Ursprünglich wollte er eigentlich studieren. Nach dem Tod seines Vaters hatte er in der Abendschule seine Fachhochschulreife gemacht und anschließend drei Jahre studiert. Er begann bei verschiedenen Firmen zu arbeiten, bis er zuletzt bei den Stadtwerken für den Bau und die Instandhaltung der Spielgräte der Stadt beschäftigt wurde. In dieser Tätigkeit hatte er die zusätzliche Aufgabe, arbeitslose Jugendlichen ohne Schulabschluss zu beschäftigen und sie beim Erlernen von Holzarbeit pädagogisch zu betreuen. Der Pat. beschrieb seine Tätigkeit als abwechslungsreich und erfüllend.
Gemeinsam mit seinen Kindern und seiner Frau wohnte er in seinem Elternhaus, das er zu übernehmen beabsichtigte, nachdem er seine Geschwistern ausgezahlt hätte. Als versierter Allroundmann hatte er sich vorgenommen, einige bauliche Veränderungen für die Bedürfnisse der Familie durchzuführen und hatte die dafür erforderlichen Pläne bereits selbst gezeichnet. U.a. plante er eine vollausgestattete Werkstatt für sich zu bauen, die immer schon sein Traum war.
Die Gespräche über die Situation seines Familienlebens ergaben keine besonderen Konflikte und Probleme. Es schien alles im üblichen insgesamt zufrieden stellenden Zustand zu sein.
Im letzten Jahr hörte der Pat. von seinem Vorgesetzten, dass seine Stelle nur noch für ein weiteres Jahre verlängert würde, da die Stadt sparen müsse und sein Arbeitsbereich eingespart würde. Schleichend entwickelten sich Angstzustände und Unsicherheiten am Arbeitsplatz. Der Pat. traute sich nicht mehr, mit dem Auto zur Arbeit zu fahren. Er befürchtete, im Auto zu hyperventilieren und in eine Bewusstlosigkeit zu geraten, einen Unfall zu bauen und darauf hin aus dem Leben zu scheiden. Seine körperlichen Symptome waren nach seiner Beschreibung sehr heftig, so dass die verordneten Beruhigungsmedikamente keine Linderung brachten. Der Pat. geriet nach seiner Schilderung immer mehr in eine hilflose, ausweglose Situation.
Er fühlte sich in seiner Lage außerstande, eine Verbindung zwischen seiner Angst und der Arbeitssituation zu sehen. Therapeutische Gespräche ermöglichten ihm, diesen Zusammenhang zu erkennen. Die folgende Geschichte half ihm dabei in besonderer Weise, seine Situation realitätsgemäß zu analysieren.

*Ein Schmetterling hat sich in mein Zimmer verirrt. Unermüdlich stößt er in seinem Fluge gegen die Fensterscheiben, immer von neuem, bis er ermattet auf die Fensterbank fällt. Dann rappelt er sich wieder auf, und da in seiner Vorstellungswelt Fensterscheiben nicht vorkommen, stößt er weiter mit dem Kopf dagegen. Er merkt nicht, daß dicht daneben die Balkontür offensteht.* (1)

---
(1) E.Grube, in: Nossrat Peseschkian, Das Geheimnis des Samenkorns, a.a.O.,S.1

In der Analyse seiner Angstsituation gelang es dem Pat. zu sehen, dass er sich einige persönliche Projekte wie das Hausprojekt , den Bau der Werkstatt für seine Familie vorgenommen und bereits perfekt geplant und skizziert hatte, die durch die Nachricht der Nichtverlängerung seiner Stelle im wahrsten Sinne des Wortes ins Wasser gefallen waren. Seine gesamte Zukunftsplanung, darunter auch die Gespräche mit seinen Geschwistern über deren Auszahlung und sein alleiniger Besitz des Elternhauses, sah er in seiner Vorstellungswelt als gescheitert an. Er fühlte sich dadurch in seinen Bemühungen und Hoffnungen tief gekränkt und abgewertet, wie zuvor stets durch seinen Vater. Der Spruch: „Du hast den Kopf nur für die Mütze" wurde ihm wieder sehr bewusst und er verursachte die gleiche, ihm bekannte Kränkung. Es ist nachgewiesen, dass Menschen, die unter seelischen Kränkungen leiden, auch körperlich krank werden. Die körperlichen Symptome passen häufig zur Thematik der Kränkung bei den Patienten.
Nachdem sich der Pat. durch die therapeutische Unterstützung von seiner Kränkung etwas erholte, konnte er eine Trennung zwischen der Entscheidung der Stadt und seinen persönlichen Kompetenzen sehen lernen und den persönlichen Aspekt aus dieser Problematik herausnehmen. Im Laufe der Auseinandersetzungen wurde ihm bewusst, dass die Nichtverlängerung seiner Stelle seine eigenen familiären Projekte zwar aufgeschoben, jedoch keinesfalls zum Scheitern gebracht hatte. Die positive Botschaft seiner Ängste konnte der Pat. darin sehen, dass er mit seiner Qualifikation und Fähigkeit in der Lage war, sich aus Abhängigkeiten zu lösen und einen eigenen Weg zu bestreiten.
Therapeutische Austauschmöglichkeiten machten den Pat. auf die Marktlücke als selbstständiger Unternehmer im Bereich Neubau, Reparatur sowie Wartung von Spielgeräten der Kindergärten, Schulen und Gemeinden aufmerksam, denn das Ausbleiben der Dienstleitung der Stadt konnte nun durch ein Privatunternehmen ersetzt werden. Der Pat. verstand seine Ängste als einen Auftrag an sich, sich mehr zu zutrauen. Der Kopf ist dafür da, um seine Ideen und Kompetenzen zu mobilisieren und um sich, auf den Aufbau einer eigenen Initiative zu konzentrieren und nicht nur „...für die Mütze." Die eigene Firma entstand aus der Angst. Im Laufe der Selbstständigkeit und der erfahrenen Bestätigung konnte der Pat. das Ausmaß seiner Fähigkeiten kennen lernen und zu ihnen ein gutes Vertrauen aufbauen.

## VI.3 Die Schülerin mit der Angst vor Schmetterlingen

Eine 17jährige Schülerin der berufsbildenden Schule kam auf Anraten ihrer Mutter zur Therapie. Sie litt unter Konzentrationsschwäche, Angstzuständen, Depressionen und empfand keine Freude mehr an ihrem Leben. Ihre Leistungen in der Schule hatten erheblich nachgelassen. Sie wirkte zu Hause lustlos, gereizt, teilnahmslos und hielt sich kaum an gemeinsame Vereinbarungen. Aus diesem Grund gab es in der Familie viel Stress mit ihrer problematischen Art. Die Eltern machten sich sehr viele Sorgen um sie, kamen jedoch an ihre Tochter nicht heran. Der Vater hatte sich bereits aus Hilflosigkeit und Resignation aus der Beziehung zurückgezogen. Die Mutter suchte mittels

professioneller Hilfe nach einem Ausweg. Die Pat. ließ sich auf eine therapeutische Hilfe ein und kam eigenmotiviert zu den vereinbarten Sitzungen, arbeitete aktiv mit, u.a. um ihre Ängste vor Schmetterlingen zu behandeln.
Die Gespräche über ihren Schulalltag, ihre Leistungen und Interessen, ließen keinen Rückschluss auf die wirklichen Probleme zu. Die familiären Verhältnisse waren insgesamt als gut bürgerlich zu bezeichnen.
Seit ca. einem halben Jahr waren bei ihr Ängste vor Schmetterlingen aufgetreten, die sie zunächst verheimlichte. Die gesamtpersönliche Situation der Pat. verschlechterte sich, worauf die Eltern aufmerksam wurden. Die zahlreichen Versuche der Eltern konnten die Pat. nicht zu einer gemeinsamen Lösung ihrer Ängste motivieren.
Die Pat. berichtete, dass sie seit etwa einem Jahr mit einem 18jährigen jungen Mann befreundet sei. Sie habe diese Beziehung gewollt, weil alle anderen Gleichaltrigen auch einen Freund hätten. Über ihren Freund machte die Pat. idealisierende unkritische Schilderungen. Die gemeinsamen Unternehmungen würden ihr gut tun und sie brauche ihn, um ihre Freizeit mit ihm zu gestalten.
Auf die Frage, woher sie ihre Angst vor Schmetterlingen kenne, antwortete die Pat. wie folgt: „Mit fünf Jahren nahm mich eine gute Freundin meiner Mutter, die eine gleichaltrige Tochter hatte, mit zum Zoo. Nachdem wir alle Tiere dort gesehen hatten, kamen wir abschließend zum Schmetterlingshaus. Es war ein riesiges Glashaus mit vielen tropischen Pflanzen und feuchtwarmer Luft, wenn man die Tür aufmachte. Die Freundin meiner Mutter ging mit ihrer Tochter hinein und forderte mich auf, auch zu kommen. Durch die offene Tür habe ich viele Schmetterlinge, auch sehr große gesehen und habe riesige Angst bekommen, das Glashaus zu betreten. Die Frau, die schon mit ihrer Tochter, meiner guten Freundin, im Haus stand, zwang mich mit wütender Stimme hineinzukommen und zog mich an der Hand ins Schmetterlingshaus. Ich bin unter panischer Angst schnell die Strecke bis zum Ausgang gerannt. Ab und zu flog ein Schmetterling -auch große- um meinen Kopf herum und ich habe kaum atmen können. Ich dachte, ich kippe jeden Moment um und kann nicht wieder nach Hause zu meinen Eltern. Teilweise habe ich gedacht, warum lässt meine Mutter mich bloß mit so einer Frau wegfahren?“
Über dieses traumatische Erlebnis sprachen wir einige Sitzungen.
Die Pat. konnte dabei ihre Gefühle der Hilflosigkeit, Angst und Traurigkeit erleben und neu in ihrem Inneren ordnen, wobei ihr auch der positive Sinn ihrer Angst bewusst wurde: „Ich darf mich in Zukunft nie wieder in eine Situation, die ich nicht will, hinein zwingen lassen. Als eine fast erwachsene Frau achte ich bewusst auf meine Gefühle und Bedürfnisse und lasse mich dabei nicht bezwingen.“ Die positive Entschlüsselung der Angst der Pat. führte sie zu einer kritischen Reflektion ihrer Beziehung zu ihrem Freund. Sie berichtete, dass der Freund sie sehr kontrolliere und sie zu sich bestellte, wann immer er wolle. Vielfach passten seine Wünsche ihr nicht. Sie fühlte sich jedoch nicht im Stande, sich abzugrenzen und ihre Planung durchzusetzen. Sie fühle sich in der Beziehung zu ihm sehr manipuliert und vereinnahmt. Er sei zudem sehr eifersüchtig und aggressiv, habe selbst

keine Zukunftspläne, breche eine Ausbildung nach der anderen ab, da er sich nicht anpassen könne. Er habe auch keine Freunde.
Das Verstehen ihrer Schmetterlingsangst konnte die Pat. zu einem persönlichen Ziel hinsichtlich ihrer Beziehung bewegen: „Ich lasse mich nicht in eine Beziehung zu seinen Bedingungen zwingen. Eine Beziehung heißt, den anderen mit einzubeziehen in eine gemeinsame Richtung, den anderen achten und in seiner Andersartigkeit zu tolerieren." Versuche der Pat., ihren Freund zu dieser Einstellung zu bewegen waren erfolglos. Sie trennte sich von ihm, nachdem sie durch die therapeutischen Gespräche an Selbstsicherheit und Abgrenzungsfähigkeit gewonnen hatte. Die Beziehung zur Familie, ihre Schulleistungen und ihre Stimmung verbesserten sich. Sie gewann an Mut und Zuversicht und nahm sich vor, bald ihren Führerschein zu machen. Es gelang ihr, sich auf ihre Interessen hinsichtlich der beruflichen Orientierung zu konzentrieren und sich für eine ihren Fähigkeiten entsprechende Ausbildung zu entscheiden. Die Pat. schloss ihre Schule mit Erfolg ab und befindet sich gegenwärtig in einer Ausbildung zur Rechtsanwaltsfachangestellten, was ihr viel Zufriedenheit und Freude bereitet.

### VI.4 Der Zivildienstleistende und seine Angst vor Dienstfahrten

Es kam ein junger Abiturient zu mir und berichtete, dass er gegenwärtig seinen Zivildienst in einem Kinderschutzhaus ableiste. Die Arbeit gefalle ihm ganz gut. Sie sei vielfältig, aber seit einigen Wochen fahre er mit Angst und Magenschmerz zum Dienst, was er nicht verstehe.
Er könne den Fahrdienst, Kinder von ihren Wohnungen abzuholen und nachmittags wieder nach Hause zu bringen, bald nicht mehr verrichten, da er Angst vorm Unfall habe. Es werde ihm schwindelig und er habe mit Atemnot zu kämpfen.
Der Pat. stammt aus einer gutbürgerlichen Familie. Alle Familienmitglieder sind berufstätig und in ihren Berufen zufrieden und erfolgreich.
Meine Frage nach Konflikten an der Dienststelle oder anderen Personen wird vom Pat. verneint. Auch die Kinder, die er von zu Hause abholt seien angenehm, so dass es mit ihnen auch keine Probleme gäbe. Der Pat. verstand zu diesem Zeitpunkt seine Symptome nicht, daher wirkte er im Erstgespräch ziemlich irritiert und hilflos, während er unter seinen Angstzuständen, Magenschmerzen, Atembeschwerden sowie Schwindelgefühlen litt. Er schilderte weiter, dass der Dienst ihm im Vergleich zum Beginn keine Freude mehr mache und er zunehmend die Motivation für seine momentane Tätigkeit verliere. Auf die Frage, „Was wollen die Ängste und Symptome eigentlich sagen?", antwortete er: „Ich verstehe mich und meinen Körper nicht mehr. Ich soll zur Zeit zufrieden sein. In zwei Monaten ist mein Zivildienst zu Ende und ich habe ihn hinter mich gebracht." Die Frage, was er nach seinem Zivildienst vor habe, konnte er nicht beantworten und er erwiderte überrascht, was denn seine Zukunftsplanung mit den jetzigen Symptomen und Problemen zu tun hätten. Als Erklärung gab ich ihm meine Vermutung hinsichtlich der Botschaften seiner Angst:

„Ich glaube, dass Ihre Angst Ihnen sagen will, dass Sie ein unerledigtes Thema in sich beherbergen. Sie haben sich für irgendeine Thematik nicht gut genug vorbereitet und schieben diese Thematik vor sich hin."
Der Pat. überlegte sich einige wenige Minuten und sagte:
„Beim besten Willen komme ich nicht darauf, welches Thema ich von mir ausblende."
Ich fragte ihn: „Was wollen Sie machen, wenn Sie den Zivildienst beendet haben? Es sind noch gute zwei Monate bis dahin."
Auf meine Äußerungen reagierte der Pat. auf einmal mit einem Aha-Erlebnis und meinte: „Eigentlich weiß ich immer noch nicht, was ich beruflich machen will. Ich habe mich damit noch nicht ernsthaft befasst. Meinen Sie, dass meine Ängste mit dieser Unklarheit zu tun haben?"
Ich antwortete ihm: „Wenn die Zukunft nicht gut geplant ist, verliert sich die Bedeutung der Tätigkeit in der Gegenwart. Sie wissen dann nicht, warum und wofür Sie die Arbeit ausüben. Eine Ungewissheit, wie in Ihrem Fall, die Zukunft macht Angst!"
An dieser Stelle erzählte ich ihm die Geschichte vom Grenzwächter.

*Der Grenzwächter*

*Es lebte einmal ein Schweizer Grenzwächter, der an der Grenze zu Österreich arbeitete. Er hatte seinen Beruf lange Jahre ausgeübt und war sehr stolz auf seine Arbeit. Eines Tages kam ein Österreicher auf dem Fahrrad an die Grenze. Am Lenkrad hatte er einen Fahrradkorb voller Sand befestigt. Jeder andere Grenzwächter hätte ihn durch gewunken, nicht so unser Schweizer Grenzwächter. Er zauberte einen Kamm hervor, den er für genau solche Anlässe aufgehoben hatte, und durchkämmte den Sand. Denn er Verdächtigte den Österreicher, ein Schmuggler zu sein. Nachdem er im Sand aber nichts fand, ließ er den Mann durch.*
*Das Gleiche wiederholte sich am darauf folgenden Tag und am Tag danach .Er fand nie etwas, und doch ließ er es sich nicht nehmen, den Sand aufs Genaueste zu untersuchen, Tag für Tag, dreißig Jahre lang.*
*Eines Tages sprach der Schweizer Grenzbeamte den Österreicher an:*
*„Erlauben Sie mir, eine Frage zu stellen, die mich schon lange verfolgt", sagte er. „Heute ist mein letzter Arbeitstag, ich werde dann in den Ruhestand gehen. Die ganzen Jahre über habe ich Sie für einen Schmuggler gehalten. Bitte, ich muss es einfach wissen, und deshalb frage ich Sie: Sind Sie ein Schmuggler?"*
*Der Österreicher zögerte, woraufhin der Schweizer Grenzbeamte ihm versicherte: „Machen Sie sich keine Sorgen – ich gebe Ihnen mein Wort, dass ich Sie nicht verfolgen lassen werde. Aber ich will die Wahrheit wissen."*
*„Nun gut", sagte der Österreicher. „Dann sage ich es Ihnen – ich bin in der Tat ein Schmuggler." „Aha", sagte der Wächter. „Wusste ich es doch! Aber ich habe Ihren Fahrradkorb jeden Tag durchsucht und nie etwas gefunden außer Sand. Was haben Sie dann geschmuggelt?" „Fahrräder."* (1)

---

(1) Joel ben Izzy, Der Geschichtenerzähler oder das Geheimnis des Glücks, Freiburg i. Br. 2005, S. 93f.

Der Pat. überlegte wieder einige Momente und sagte: „Jetzt begreife ich die positive Botschaft meiner Angst. Sie will mir vermitteln, dass ich Mich mit meiner beruflichen Zukunft auseinandersetze und mich um eine Ausbildung nach meinen Interessen und Talenten erkundige, während ich den Zivildienst ableiste. Somit ist der Zivildienst eine Lebenserfahrung in einer sozialen Institution und gleichzeitig die Übergangsphase in meine Zukunft. Das macht Sinn."
Weitere therapeutische Gespräche dienten zur Findung von Interessensgebieten, um die Zeit nach dem Zivildienst immer transparenter zu gestalten. Der Pat. erkundigte sich eine Weile im Internet und fand zum Schluss eine Fachrichtung, die er studieren wollte. Mit viel Freude und Engagement begann er mit den Hochschulen, die seine Fachrichtung anboten zu korrespondieren. Die Angstzustände und seine Magenbeschwerden relativierten sich innerhalb weniger Wochen. Die unerledigten inneren Themen der Berufsausbildung, Zukunft wurden nicht mehr aufgeschoben und verdrängt, sondern fanden Beachtung und Klärung.
Menschen, die ihre inneren Themen verdrängen und aufschieben, vernachlässigen die Fähigkeit, sich zu beachten und letzten Endes verlieren sie die Achtung vor sich selbst. Mangelnde Achtung führt zur Fremdheit und Fremdheit sorgt für Entstehung von verschiedenen Ängsten.

## VI.5 Der junge Mann mit der Angst vor dem Abitur

Es meldete sich ein junger 19jährhiger Mann bei mir und bat mich um psychotherapeutische Hilfe. Er schilderte, dass er sich niedergeschlagen fühle und an Konzentrationsschwäche leide. Sein Angstzustand werde zunehmend stärker und unerträglicher. Er kam aufgrund der Sorge seiner Mutter zur Therapie. Er habe lange überlegen müssen, bis er sich zu diesem Schritt entschloss. Die Entscheidung sei ihm sehr schwer gefallen, da er sich nicht psychisch krank sehe. Ich habe ihn hierbei beruhigt und informierte ihn, dass man zum Therapeuten geht auch, um nicht psychisch krank zu werden, dass seine Entscheidung ein sehr wichtiger vorbeugender Schritt sei, um seine Konflikte durch professionelle Hilfe ohne Beschwerden zu lösen.
Er führte etwas erleichtert fort, dass er zum dritten Mal die 12. Klasse wiederhole, um die 13. Klasse und somit das Abitur mit guten Leistungen und Noten zu machen. Auf meine Frage, warum er es eigentlich schon zum dritten Mal versuche und was er damit bezwecke, konnte er keine konkrete Antwort geben. Er habe keine Vorstellung, was er mal studieren solle. Seine Mutter dränge ihn zum Abitur, da alle in der Familie und der gesamten Verwandtschaft Abitur hätten und ihre Ausbildung mit Studium abschlössen. Dies sei eine Familientradition, die nicht umgangen werden könne.
Sein Vater war vor acht Jahren durch einen Autounfall umgekommen. Als ältestes Kind der Familie, der noch zwei jüngere Schwestern von 14 und 16 Jahren angehörten, musste der Pat. die Position eines Vorbildes einnehmen.

Das Erreichen des Abiturs ohne genaues Ziel bereitete dem Pat. massiven Erfolgsdruck. Der Pat. beschrieb, dass er jeden Tag vor der Fahrt zur Schule an Übelkeit und Kopfschmerzen leide. Er habe bereits zwei Gymnasien gewechselt, da er mit den Lehrern und Schülern nicht klarkam. Die dritte Schule sage ihm einigermaßen zu, jedoch habe er seine Beschwerden nach wie vor. Den Zusammenhang zwischen seinen Beschwerden und den persönlichen Problemen konnte sich der Pat. nicht erklären.
Ich fragte den Pat. nach der Bedeutung seiner Übelkeit und Kopfschmerzen am frühen Morgen. Nach einigen Minuten der Überlegung antwortete er: „Wenn ich ehrlich bin, habe ich keine Lust mehr auf Schule. Das Wiederholen der 12. Klasse zum dritten Mal ist mir zu wider. Ich kann mich aber nicht gegen meine Mutter durchsetzen. Ihre Argumente machen mich sprachlos.“ Auf die Frage, was er beruflich wirklich machen wolle, reagierte er mit einem Lächeln: „Ehrlich gesagt will ich entweder Nautik studieren und Schiffskapitän werden oder Toningenieur. Nur ich darf das nicht meiner Mutter gegenüber äußern. Sie wird dieser Wahl nicht zustimmen!“ Auf die Frage, wie alt er sei, antwortete er: „19 Jahre.“ Darauf hin habe ich ihm gesagt, dass er mit 19 Jahren den Bundestag und den Landtag mitwählen dürfe. Also genieße er auch das Recht, seine künftige Berufswahl allein zu treffen.
Im Zuge der therapeutischen Gespräche bekam der Pat. von mir Unterstützung hinsichtlich seiner eigenen beruflichen Vorstellungen. Sein Denkmuster änderte sich und wurde um eigenständige Ideen erweitert. Mit Hilfe des Internets nahm er Kontakt mit den in Frage kommenden Fachhochschulen auf. Für die Aufnahme eines Studiums benötigte er die Fachhochschulreife der 12. Klasse, die er bereits mit akzeptabler Note besaß. In diesem Zusammenhang konnte der Pat. seine seelischen und körperlichen Beschwerden langsam besser verstehen lernen, wobei ihm die Geschichte der Grille, die zum Mond hüpfte half.

*Die Grille, die zum Mond hüpfte*

*Vor langer, langer Zeit, als die Welt noch jung war, lebte eine Grille, die davon träumte, auf den Mond zu hüpfen, um auf die Erde hinabblicken zu können. Jede Nacht sprang sie so hoch sie konnte und streifte gelegentlich die unteren Äste eines Baumes und manchmal sogar die oberen. Aber nie kam sie auch nur in die Nähe des Mondes. Die anderen Grillen, die in ihrem Tal lebten, lachten sie aus.*
*„Auf den Mond?“, kicherten sie. „Lächerlich, unmöglich.“ Aber die Grille ließ sich nicht davon abhalten. Sie versuchte weiterhin auf den Mond zu hüpfen.*
*Doch mit der Zeit wurden ihre Knie von den harten Landungen schwach. So konnte sie weder springen noch abends ihr Lied zirpen. Die anderen Grillen machten sich weiterhin über sie lustig. Und doch ließ sie nicht locker und kletterte langsam die Bäume hoch, bis sie eines Tages starb.*
*Selbst nach ihrem Tod hielten sich die Witze über sie hartnäckig. Sie wurden länger und länger und verwandelten sich schließlich in Geschichten. Sie wurden von einer Generation an die nächste überliefert und später auch in die Lieder mit eingewoben.*

*Bis auf den heutigen Tag hört man sie über die Abenteuer der Grille singen. „Schau!", sagen Grilleneltern zu ihren Kindern, „da ist sie! Du kannst ihr Gesicht in den Schatten des Mondes sehen, sie blickt zu uns herunter."*
*Und so kam es, dass ihr Traum sich nach vielen, vielen Jahren doch noch verwirklichte.* (1)

„Der positive Sinn meiner Beschwerden ist, die Abhängigkeiten von meiner Mutter, hinsichtlich meiner Zukunftsplanung loszulassen und mehr Vertrauen in meine eigenen Ideen und Plänen zu fassen. Die Ängste wollen mir mitteilen, dass ich meine eigenen Entscheidungen, so wie die Grille, treffe und diese durchsetze. Ich soll meine Interessen und Fähigkeiten bewusster wahrnehmen und ihnen mehr vertrauen lernen."
Auf eigene Bemühungen hin, entschloss sich der Pat. für die Fachrichtung Toningenieur, nahm sich am Studienort ein Zimmer in einer Studentenwohngemeinschaft und begann, ein selbstständiges studentisches Leben zu führen. Seine überbesorgte Mutter lernte inzwischen, vertrauensvoller mit der Eigenständigkeit ihres Sohnes umzugehen.

## VI.6 Die Rechtsanwältin mit der Angst vor Menstruationsschmerzen

Vor drei Jahren kam eine junge Juristin in meine Praxis und vertraute mir ihre sehr persönliche Problematik an und bat mich wegen ihrer Ängste und körperlichen Beschwerden um psychotherapeutische Hilfe. Bei den Untersuchungsgesprächen schilderte sie ihre Beschwerden wie folgt: Angstzustände, Niedergeschlagenheit, unregelmäßige und sehr schmerzhafte Menstruation, heftige körperliche Anspannung. Die gynäkologischen Untersuchungen und Behandlungen hatten keine Verbesserungen gebracht, so dass ihr Gynäkologe ihr riet, eine Psychotherapie zu machen, da ihre Probleme seelisch bedingt seien. Beruhigungsmittel und ähnliche Medikamente lehnte die Pat. ab.
Die Pat. war das einzige Kind ihrer Eltern. Ihren Vater beschrieb sie als sehr leistungs- und erfolgsbezogen und ausschließlich sachlich orientiert, zu Gefühlen, Zärtlichkeit und Körperkontakt habe er kaum Bezug. Die Mutter sei sehr negativ gestimmt und rede nach dem Munde ihres Mannes. Vom Typ her verkörpere sie eine unsichere Frau. Aus meiner therapeutischen Arbeit mit Frauen in meiner Praxis und aus meiner ganzheitlichen Therapieorientierung habe ich gelernt, dass Unterleibsbeschwerden bei Frauen sehr häufig mit problematischen partnerschaftlichen Beziehungen im Zusammenhang stehen, daher habe ich die Pat. nach ihrer derzeitigen Beziehung zu ihrem Partner befragt. Pat. antwortete, dass sie unter der äußerst desolaten Beziehung zu ihrem Partner leide. Sie fühle sich von ihm nicht geliebt, ernstgenommen und häufig verletzt. Er sei sehr egoistisch und sie müsse sich während der gesamten Zeit um ihn und die Beziehung kümmern. „Er lässt lieben. Mit Gefühlen und Einfühlsamkeit hat er

(1) Ebd., S. 31f

nichts am Hut und verhält sich so, als müsste die Beziehung nur nach seiner Vorstellung gehen." Sie fühle sich trotz ihrer permanenten Bemühungen wie das fünfte Rad am Wagen. Hinzu kämen Menstruationsprobleme und unbestimmte Angstzustände, die sie sehr quälten und ihr das Leben und Arbeiten schwer machten. Auf meine Frage, ob sie einen Zusammenhang zwischen ihren Beschwerden und der sehr problematischen partnerschaftlichen Beziehung sehe, reagierte sie zunächst mit Unverständnis. Sie hatte ihre körperlichen und seelischen Beschwerden bisher als zusätzliche Belastungen zu ihren Beziehungskonflikten gesehen, die sie parallel störten. Zum besseren Verständnis der Zusammenhänge ihrer Gesamtproblematik verwies ich auf die Funktion eines Tachometers in einem Auto, dessen verschiedene Zeiger für unterschiedliche Funktionen im Auto verantwortlich sind. Zum Beispiel, wenn der Benzinzeiger auf „leer" zeigt, bedeutet das, wir sollen zum Tanken fahren. Das negative Zeichen „leer" führt uns zum positiven Handeln „Tanken". Wenn wir anfangen, so lächerlich wie es klingt, den Zeiger mit der Hand auf „voll" zu drehen, werden wir den Tank doch nicht „voll" bekommen. Wir müssen das Symptom - in unserem Fall den Benzinzeiger- zum Anlass nehmen, um auf den leeren Tank aufmerksam zu werden und so bald als möglich zur Tankstelle zu fahren, um zu tanken. Symptome des Körpers, also die Zeiger des Körpers (hier die Menstruationsprobleme) und der Seele (Angstzustände) machten die Pat. auf eine problematische Beziehungsführung aufmerksam und wollten ihr eine wichtige Botschaft geben. Meine Erklärung mit den Auto konnte die Pat. leicht auf ihre Situation übersetzen und einen transparenten Zusammenhang zwischen den häufigen, schmerzhaft gewordenen Menstruationen und den weiblichen Verletzungen herstellen, die ihr Partner ihr durch seine einfühllose und egoistische Art zugefügt hatte. Einige Wochen später berichtete die Pat., dass ihr Partner eine vorgeschlagene Paartherapie ablehne und sie die Beziehung zu ihm beenden müsse, wenn sie gesund werden wolle. „Meine körperlichen Beschwerden und meine Ängste sagen mir, dass ich mich trennen muss, um eine destruktive und gestörte Lebenssituation zu verlassen, die mich krank macht." Pat. beendete die Beziehung zum Partner besann sie sich auf ihre Arbeit und den Aufbau des eigenen Privatlebens. Die vielfältig gestaltete Freizeit wie Reiten, Lesen, gute soziale Kontakte, Gedanken über den Kauf eines eigenen Heims lenkten sie positiv ab und sie erholte sich von ihren Beschwerden, so dass sie beschwerdefrei wurde. Die nachfolgende Geschichte vom Geheimnis des Glücks passte gut zu ihrer Situation.

*Das Geheimnis des Glücks*

*Nasrudin ist im Orient gleichermaßen für seine Weisheit wie für seine Dummheiten bekannt, und viele haben sich schon gewünscht, von ihm zu lernen.*
*Ein Anfänger suchte jahrelang nach ihm, bis er ihn schließlich auf einem Marktplatz auf einem Stapel Bananenschalen sitzend fand. Keiner weiß, weshalb er dort saß.*
*„Oh weiser Nasrudin", sagte der eifrige Schüler. „Ich muss Euch eine äußerst wichtige Frage stellen. Wir alle suchen die Antwort darauf: Was ist das Geheimnis des Glücks?"*

*Nasrudin dachte eine zeitlang nach, dann antwortete er: „Das Geheimnis des Glücks ist ein gutes Urteilsvermögen." „Ach", sagte der Schüler. „Aber wie bekommen wir ein gutes Urteilsvermögen?" „Durch Erfahrung", antwortete Nasrudin. „Ja", erwiderte der Schüler. „Aber wie erlangen wir Erfahrung?" „Durch ein schlechtes Urteilsvermögen."*(1)

## VI.7 Die junge Mutter mit der Angst vorm Umkippen

Eines Tages saß eine junge 30jährige Mutter von zwei kleinen Kindern (3½ und 2 Jahren) bei mir in der Praxis und weinte bitterlich. Sie bat mich Halt suchend um Hilfe und zeigte großen Leidensdruck. Sie wurde von ihrem Neurologen an mich überwiesen, nachdem sie eine achtwöchige stationäre Therapie in einer psychiatrischen Landesklinik verbracht hatte. Durch die Behandlung in der Klinik war sie bereits stabiler geworden und hatte Angst, wieder rückfällig zu werden. Man hatte ihr in der Klinik dringend empfohlen die Therapie ambulant fortzusetzen, ansonsten bestehe die Gefahr des Rückfalls. Medikamentös wurde sie von ihrem Neurologen mit Antidepressivum mit angstlösender Wirkung eingestellt und unterstützt. Die Pat. beschrieb, dass sie unter Angstzuständen und Panikattacken leidet. Dazu kamen Schwindelgefühle, Herzrasen sowie Depressionen. Vor allem die Ängste, jeden Moment umzukippen, erschwerten ihr die Freiheit, mit dem Auto einzukaufen, im Supermarkt an der Kasse zu stehen oder über eine Brücke zu fahren. Diese Probleme hatte sie früher kaum gehabt.

Pat. schilderte ihr Elternhaus als sehr kompliziert. Krankheiten wurden gepflegt, Probleme „unter den Teppich gekehrt". Nach außen hin mussten die Kinder ein intaktes Familienbild bewahren. Auseinandersetzungen gab es kaum. Insbesondere die Mutter bestimmte den Alltag der Kinder und mischte sich in jede Angelegenheit von ihnen ein. Die Durchsetzung der Absichten der Mutter erfolgte darüber, dass sie krank wurde, wenn die Kinder sich ihrer Erwartungshaltung widersetzten. Schuldgefühle und Gewissenskonflikte führten dazu, dass die Selbstständigkeit im Fühlen, Denken und Handeln bei den Kindern nicht wachsen konnte und sie auf diese Weise in der Abhängigkeit zur Mutter blieben.

Die Angstzustände entwickelten sich Anfang 2004 und wurden immer stärker, so dass sie die Pat. einen heftigen Nervenzusammenbruch erlitt. Sie wurde vom Neurologen in die psychiatrische Klinik eingewiesen, um sich von ihrem Zusammenbruch zu erholen und um sich für ihren Alltag bzw. für eine ambulante Psychotherapie zu stabilisieren.

Die anfängliche biographische Befragung über die vergangenen zehn Jahre ergaben folgende Informationen:

- 1994 Trennung vom Partner, den sie geliebt hatte, den sie aber aufgrund seiner Seefahrttätigkeit und langen Abwesenheit nicht heiraten wollte
- zwei Fehlgeburten in der Partnerschaft, die verdrängt wurden

(1) Ebd., S. 191f.

- Beginn einer neuen partnerschaftlichen Beziehung mit einem Mann, der im Gegenteil zum Ex-Partner und dem Elternhaus sehr offen und ehrlich mit Konflikten und Uneinstimmigkeiten umging und für die Pat. eine enorme Umstellung in der Beziehung bedeutete
- Krebserkrankung der Mutter
- Heirat des Partners unter ambivalenten Gefühlen
- Hauskauf und große Renovierung durch Eigenleistung
- Geburt von zwei Kindern in einem Abstand von 1 ½ Jahren
- Ständige Einmischung der Mutter in ihren Haushalt und ihre Kindererziehung sowie der Erwartungshaltung, dass sich die Tochter täglich um sie zu kümmern habe
- Einige psychisch und körperlich kranke Nachbarinnen und Freundinnen, die sie umlagerten und sie als nicht „nein" sagenden Kummerkasten benutzten
- Massive Unsicherheiten in der Erziehung der Kinder und permanente Selbstzweifel, ob sie den richtigen Mann geheiratet habe
- Hin und her Gerissenheit bezüglich der Konflikte zwischen ihrem Mann und ihren Eltern und dem damit verbundenen Zwang, zwischen den Konfliktparteien vermitteln zu müssen.

Als ich diese Probleme der Pat. auf dem Flipchart listete, atmete sie sehr tief und sagte: „Es ist doch kein Wunder, dass ich zusammengebrochen bin. Diese Konflikte habe ich alle nicht verarbeitet, sondern verdrängt und in den Rucksack meiner Seele hinein gepackt."
Wir begannen die Liste für die Pat. von der Wichtigkeit, der zu bearbeitenden Probleme neu zu sortieren.
In diesem Zusammenhang erinnere ich an das Balance-Modell zu Beginn der Arbeit. Die Pat. sortierte, mit Hilfe des Balance-Modells, ihre Probleme gemäß der Bereiche Körper, Leistung, Beziehung und Zukunft. Zu ihrem besseren Verstehen der Symptome erzählte ich das bekannte Beispiel vom Autotachometer. Die Pat. konnte die Zusammenhänge zwischen ihren Problembereichen und den Beschwerden gut analysieren: „Die positiven Botschaften meiner Symptome Angst, Panikattacken, Schwindelgefühle und Herzrasen wollen mir sagen, dass ich mich mit meinen nicht gelösten Problemen in der Vergangenheit auseinandersetzen und diese in mir neu ordnen soll. Vor allem muss ich mich gegenüber meinen Eltern, insbesondere meiner Mutter besser abgrenzen lernen. Das Gleiche muss ich in der Beziehung zu manchen Freundinnen und Nachbarinnen tun. Auch soll ich meine Freizeit gut und regelmäßig gestalten lernen und mit meinem Mann besser zusammenarbeiten, denn von ihm kann ich Offenheit und Auseinandersetzung lernen, die ich im Elternhaus nicht gelernt habe."
Auf diese Weise konnte die Pat. auf eine positive Art auf ihre Therapieziele aufmerksam werden und ihre Ängste als orientierungsgebend begreifen lernen.
Mit Hilfe therapeutischer Methoden und Geduldsübungen sowie der permanenten Arbeit an den Rückfällen gelang es ihr, ihre Ziele zu erreichen und nach 2 ½ Jahren die ambulante Therapie erfolgreich abzuschließen. Während dieser Zeit erinnerte sie sich stets an eine Geschichte, die ich ihr einmal erzählt hatte.

*Die Suche nach Wahrheit*

*Es lebte einmal ein Mann, der sich auf die Suche nach Wahrheit machte.*

*Er reiste um die ganze Welt, um sie zu finden; sogar seinen ganzen Besitz, seine Familie und sein Zuhause gab er dafür auf.*

*Nach vielen Jahren des Umherreisens gelangte er schließlich nach Indien, wo man ihm von einem weit entfernten Berg erzählte. Auf der Bergspitze, so sagten die Leute, sei die Wahrheit zu Hause. Er suchte monatelang, bis er den sagenumwobenen Berg fand. Er wanderte lange Tage den Berg hinauf, bis er schließlich an einem Höhleneingang ankam. Er rief hinein und wenig später wurde sein Ruf von der Stimme einer alten Frau erwidert. „Was willst du?" „Ich suche nach der Wahrheit." „Nun du stehst vor ihr."*

*Er betrat die Höhle und sah am anderen Ende, über ein Feuer gekauert, die hässlichste Kreatur, die er jemals gesehen hatte. Ihre Augen quollen hervor, eines mehr als das andere, und ihr Gesicht war voller Pickel. Krumme Zähne standen aus ihrem Mund hervor, und ihr langes, verfilztes Haar hing in Strähnen herunter.*

*„Du?", sagte er. „Du bist die Wahrheit?" Sie nickte. Obwohl ihr Äußeres ihn abstieß, blieb er bei ihr, und es stellte sich heraus, dass sie tatsächlich die Wahrheit war. Er lebte einige Jahre dort und lernte viel von ihr. Als er sich zum Gehen aufmachen wollte, fragte er sie, was er für sie tun könne, um sich für all das zu bedanken.*

*„Ich würde dich nur um eines bitten", sagte sie. „Wenn du in die Welt zurückkehrst, und über mich sprichst, dann sag bitte, dass ich jung und schön bin."* (1)

## VI.8 Die Lehrerin mit der Angst vor Schwindelgefühl und Ohnmacht

Eine Förderschullehrerin klagte über Angstzustände, Unsicherheit, Schwindel, Nackenverspannung und Atembeschwerden. Nach ausführlichen ärztlichen Untersuchungen wurden die Beschwerden als seelisch bedingt diagnostiziert. Die Pat. wurde mit leichten Medikamenten zur Unterstützung durch den Hausarzt überwiesen. Sie konnte ihren Dienst zu dieser Zeit nicht verrichten, da die Beschwerden sie an ihrer Tätigkeit hinderten. Der Amtsarzt schrieb sie für ein Jahr krank und sie wurde vom Schuldienst befreit, um ihre Arbeitsfähigkeit durch die Psychotherapie wiederzuerlangen.

Die Pat. beschrieb, dass sie schon mal eine stationäre und ambulante Psychotherapie vollzogen habe, die ihre Arbeitsfähigkeit jedoch kaum verbesserten. Sie leide nach wie vor unter Angstzuständen und den körperlichen Beschwerden mit seelischen Ursachen. Zu den tiefen Hintergründen ihrer Beschwerden hatte die Pat., wie ich in der ersten Sitzung mit ihr feststellte, keinen Bezug. Sie fühlte sich von allen Seiten gedrängt, schnell gesund und arbeitsfähig zu werden. Es änderte sich an ihrem symptomatischen Zustand jedoch nicht ein Zentimeter.

In der Erörterung ihrer Biographie schilderte die Pat., dass sie als Einzelkind ihrer Eltern aufgewachsen war. Ihr Vater habe sich seiner Frau stets untergeordnet, da sie unnachgiebig und leistungsorientiert war. Er kränkelte sehr oft herum. Unangenehme Ereignisse familiärer oder dienstlicher Natur führten bei ihm zu Kreislaufbeschwerden und

(1) Ebd., S. 79f.

anderen Erkrankungen. Es dauerte immer bei ihm eine Weile bis er sich wieder von seiner Krise erholte. Ihre Mutter beschrieb sie als gefühlsreserviert, überbetont leistungs- und erfolgsorientiert, autoritär und sehr um das intakte Bild der Familie nach Außen hin bemüht.
Ich habe die Pat. gefragt, ob sie ursprünglich Lehrerin werden wollte. Sie verneinte meine Frage. „Ich wollte mit Kunst, Musik kreative Wege gehen. Die Sonderschule ist für mich sehr anstrengend." Auf meine Frage nach dem Sinn ihrer Beschwerden, im Zusammenhang zu ihrer wirklichen inneren Haltung zum Schuldienst, antwortete sie: „Wenn ich ehrlich bin, möchte ich den Schuldienst nicht mehr länger aushalten. Zur Entscheidung zum Lehramtstudium der Sonderschule wurde ich eher von meiner Mutter gedrängt. Ich würde gern in einem kleinen Spielzeugladen arbeiten, Spielzeuge und dekorative Gegenstände basteln." Während die Pat. sich sehr offen und ehrlich zu ihren wirklichen Wünschen äußerte, lächelte sie herzlich und atmete tief durch. „Ich glaube, ich habe verstanden, was meine Ängste und Beschwerden mir sagen wollen. Ich wehre mich gegen einen Dienst in der Schule, der nicht meiner Natur entspricht. Wenn ich gesund werde, muss ich im Schuldienst arbeiten, was ich innerlich ablehne. Ich will diesen Dienst nicht mehr. Können Sie das nachvollziehen?", fragte sie mich. Ich bejahte und führte fort: „Sie müssen nicht in den Schuldienst, wenn sie ihn wirklich ablehnen. Aber lassen Sie uns herausfinden, was Sie beruflich wirklich interessiert." Die Pat. begann offen zu erzählen, dass sie sich in ihrem Leben kaum für ihre Möglichkeiten und autonomen Impulse entscheiden konnte. Ihre Mutter habe diese eigenständigen Impulse stets in Frage gestellt oder ins Negative gezogen, so dass die Pat. kaum eigenen Ideen und Vorstellungen trauen gelernt hatte und immer das machte, was andere (vorwiegend die Mutter) von ihr erwarteten. Sie fühle sich auf dieser Welt fremdmotiviert und sei dafür da, um stets Erwartungen anderer zu erfüllen, vergleichbar der Situation in der Geschichte vom Hemd des glücklichen Mannes.

*Das Hemd des glücklichen Mannes*

*Vor langer, langer Zeit lebte ein König in Norditalien, der alles hatte, auch einen Sohn, den er über alles liebte. Aber aus irgendeinem Grunde war dieser Sohn unglücklich.*
*„Was kann ich tun?", fragte der König. „Wenn es etwas gibt, das dich glücklich machen würde, musst du es nur sagen, und ich werde veranlassen, dass du es bekommst."*
*„Ich weiß nicht", erwiderte der Sohn. „Gibt es eine Frau, die du heiraten möchtest? Sei es die reichste Prinzessin oder die ärmste Bäuerin, scheue dich nicht."*
*„Ich weiß es nicht, Vater", war alles, was der Sohn zu antworten wusste.*
*Der König suchte bei Philosophen, Ärzten, Professoren und Priestern Rat, um herauszufinden, wie er seinen Sohn glücklich machen könnte. Nach langem Beratschlagen kamen sie schließlich darin überein, dass es eine einfache Lösung gab. Der König sollte einen Mann finden, der wirklich vollkommen glücklich war. „Hast du ihn gefunden, musst du nur sein Hemd gegen das deines Sohnes austauschen, und er wird glücklich sein."*
*Erleichtert sandte der König Männer aus, auf dass sie diesen wirklich glücklichen Menschen fanden. Diese stießen wohl auf viele Menschen, die behaupteten, glücklich zu sein, aber im Nachhinein stellte sich doch immer heraus, dass sie es nicht wirklich waren.*

*Nach einigen Monaten befand sich der König am Rande der Verzweiflung. Und dann, an einem eisig kalten Tag, hörte er während der Jagd jemanden in den Feldern singen. Die Stimme klang so süß und leicht, dass der Sänger einfach glücklich sein musste. Der König schaute sich genauer Um und sah schließlich einen jungen Mann zusammengekauert unter einem Baum sitzen, offensichtlich versuchte er, sich gegen die Kälte zu schützen. „Sag mal", fragte der König, „bist du glücklich?" „So glücklich man nur sein kann", antwortete der junge Mann. „Wie wäre es, wenn du von nun an im Palast leben würdest?" „Nein, ich bin hier sehr zufrieden." „Was, wenn ich dir Reichtümer anböte?" „Das ist sehr nett von Ihnen", erwiderte der Mann, „aber ich bin zufrieden mit dem, was ich habe." Der König freute sich ungemein über diese Worte, bestärkten sie ihn doch in seinem Glauben, endlich den vollkommenen glücklichen Menschen gefunden zu haben. „Ich muss dich um einen Gefallen bitten", sprach der König. „Jederzeit", antwortete der junge Mann. Vor Freude zittern sagte der König: „Komm her! Nur du kannst meinen Sohn retten!" Mit zitternden Fingern knöpfte der König die Jacke des Mannes auf – dann hörte er unvermittelt auf. Denn der glückliche Mann trug kein Hemd.* (1)

„Der Sinn und die positive Botschaft meiner Ängste und anderer Beschwerden ist, meinen eigenen Impulsen und Lebensvorstellungen trauen zu lernen." Die Aufgabe der Therapie bestand darin, die Pat. bei ihren Schritten, die bereits verdeutlicht wurden, zu unterstützen. In diesem Stadium der Behandlung konnte die Pat. eine deutliche Erleichterung ihrer Symptome feststellen. Sie lernte sich als eine introvertierte Person kennen, die lieber im Hintergrund einer „Bühne" arbeitete und nicht wie eine extrovertierte Person, die stets auf der Bühne bestimmte Rollen präsentierte.

## VI.9 Der Lehrer mit der Angst vor der Sexualität mit seiner Frau

Ein 45jähriger sympathischer Lehrer kam zu mir zur Therapie und klagte über Herzrasen, Angstzustände, teilweise Todesängste, Atembeschwerden Kopfschmerzen. „Ich fühle mich auf dieser Welt fremd, habe das Gefühl, ich passe nicht zu den anderen, auch wenn ich viele Freunde und Bekannte um mich herum habe. Vor allem meine Frau, mit der ich seit bereits über 20 Jahren lebe, ist mir wie eine fremde Person. Sie hat Lust, mit mir zu schlafen und ich bekomme Angst und finde irgendeine Ausrede, wie ich die Sexualität mit ihr verhindere. Und wenn ich mit ihr schlafe, kann ich es nicht genießen und habe eine unbeschreibliche Angst in mir."
Der Pat. schien im ersten Moment sehr verzweifelt und hilflos zu sein. Auf meine Fragen schilderte er seine Eltern als sehr korrekte und leistungs- sowie erfolgsorientierte, überbetont auf Außen bedachte Menschen. Beide Elternteile entschieden fast immer die Schritte ihrer Kinder, auch die Freunde wurden stark ausgesucht. Die Mutter reagierte sehr ängstlich korrektiv, wenn die Kinder eigene Impulse und Vorstellungen leben wollten. Es musste alles nach Bestimmung und Planung der Eltern, insbesondere der Mutter verlaufen. Der Pat.

(1) Ebd., S. 167f.

erzählte, dass er schon sehr früh mit Ängsten und Unsicherheiten zu kämpfen hatte, wenn er eigene Entscheidungen hinsichtlich seiner Geschmackrichtungen in Lebensfragen treffen sollte. Schon als Kind habe er sich als Fremder in seiner Umgebung gefühlt. Ohne Ausnahme machten ihm fast alle Situationen Angst. Nichts war gut genug für die Mutter. Aus ihm sollte ein berühmter, erfolgreicher Mann werden. Seine Frau sollte exakt zu den Vorstellungen der Mutter passen. Die gesamte Lebensführung musste die Zustimmung der Mutter finden, ansonsten kamen die negativistisch, kritischen Blicke mit deutlichen Gesten des Liebesentzugs, wenn der Pat. es wagte, seine Vorstellungen umzusetzen. „Nach Auffassung meiner Mutter habe ich in meiner gegenwärtigen Lebensführung vollkommen versagt. Mein Beruf als Oberstudienrat am Gymnasium reicht gerade mal für die berufliche Akzeptanz meiner Mutter. Meine Mutter ist mit der Wahl meiner Frau nicht einverstanden gewesen. Meine musikalische Aktivität in einer Band als Freizeitgestaltung reicht für ihre Niveauvorstelllung nicht aus. Meine Kinder haben, nach ihrem Dafürhalten keine vernünftige Erziehung genossen." Die Beziehung des Pat. zu seinen Eltern ist bis heute noch von starker Abhängigkeit gezeichnet. Die Besuchsregelungen zwischen den Familien müssen nach Vorstellung der Eltern verlaufen. Jegliche autonome Entscheidung des Pat. wurde deutlich und stark seitens der Eltern missachtet. Der Pat. fühlte sich schon immer gezwungen, so zu leben, wie es die Eltern von ihm erwarteten und er verstand sich selbst nicht, warum es ihm manchmal nicht gelang, den Elternvorstellungen nicht zu folgen. Mit seiner Ehefrau habe der Pat. oft genug Konflikte ausfechten müssen über die eigenständige Lebensführung mit ihr. Er fühle sich zwischen den Parteien und gerate immer tiefer in Hilflosigkeit und Angst.

Der Pat. konnte keinen verständlichen Zusammenhang zwischen seinen Ängsten und der konflikthaften Beziehung zum Elternhaus herstellen. In einer Therapiesitzung habe ich ihm eine Brille mit sehr unregelmäßig gefärbten Gläsern zum Aufsetzen gegeben. Im Gesprächszimmer war es auch nicht gerade hell. Ich habe ihn aufgefordert, während der gesamten Therapiesitzung, die Brille zu tragen und wenn notwendig in den darauf folgenden Sitzungen. Der Pat. fragte mich nach dem Sinn dieser Aufforderung. Ich antwortete ihm, dass diese Brille seiner inneren, von der Mutter bzw. den Eltern gleicht, die er vermittelt bekommen habe.

Insbesondere seine Mutter stellte ihm durch ihre übertriebene Angst die Welt als schlecht und negativ vor. Wenn er durch die Brille der Mutter seine Umwelt anschaute, fühlte er sich wie fremd. Blickte er seine Umwelt mit den eigenen Augen, spürte er Angst und Unsicherheit. Das hieß, dass er seiner eigenen Wahrnehmung nicht trauen gelernt hatte.

Wie ein schwer beladener Wanderer ging er durch die Welt.

*Der Wanderer*

*In der persischen Mystik wird von einem Wanderer erzählt, der mühselig auf einer scheinbar endlos langen Straße entlangzog. Er war über und über mit Lasten behangen. Ächzend und stöhnend bewegte er sich Schritt für Schritt vorwärts, beklagte sein hartes Schicksal und die Müdigkeit, die ihn quälte. Auf seinem Weg begegnete ihm in*

*der glühenden Mittagshitze ein Bauer. Der fragte ihn: "Oh, müder Wanderer, warum belastest du dich mit diesen Felsbrocken?" „Zu dumm", antwortete der Wanderer, „aber ich hatte sie bisher nicht bemerkt." Darauf warf er die Brocken weit weg und fühlte sich viel leichter.*
*Wiederum kam ihm nach einer langen Wegstrecke ein Bauer entgegen, der sich erkundigte: „Sag, müder Wanderer, warum plagst du dich mit einem halbfaulen Kürbis auf dem Kopf und schleppst an Ketten so schwere Eisengewichte hinter dir her?"*
*Es antwortete der Wanderer: „Ich bin sehr froh, daß du mich darauf aufmerksam machst; ich habe nicht gewußt, was ich mir damit antue." Er schüttelte die Ketten ab und zerschmetterte den Kürbis im Straßengraben. Wieder fühlte er sich leichter. Doch je weiter er ging, um so mehr begann er wieder zu leiden. Ein Bauer, der vom Feld kam, betrachtete den Wanderer erstaunt: „Oh, guter Mann, du trägst Sand in deinem Rucksack, doch was du in weiter Ferne siehst, ist mehr Sand als du jemals tragen könntest. Und wie groß ist dein Wasserschlauch - als wolltest du die Wüste Kawir durchwandern. Dabei fließt neben dir ein klarer Fluß, der deinen Weg noch weit begleiten wird." „Dank dir, Bauer, jetzt merke ich, was ich mit mir herumgeschleppt habe." Mit diesen Worten riß der Wanderer den Wasserschlauch auf, dessen brackiges Wasser auf dem Weg versickerte, und füllte mit dem Sand aus dem Rucksack ein Schlagloch. Er blickte an sich herab, sah den schweren Mühlstein an seinem Hals und merkte plötzlich, daß der Stein es war, der ihn so gebückt gehen ließ. Er band ihn los und warf ihn, so weit er konnte, in den Fluß hinab.*
*Frei von seinen Lasten wanderte er durch die Abendkühle, eine Herberge zu finden.* (1)

„Meinen Sie, dass meine Ängste und Beschwerden sagen wollen, dass ich mehr meine Vorstellungen in den Alltag umsetze und das Vertrauen zu ihnen aufbaue? Das sind ja hervorragende Ziele, die ich erreichen will. Jetzt verstehe ich den Sinn meiner Ängste."
In den darauf folgenden Sitzungen konnte der Pat. seine Ängste in der Sexualität mit seiner Frau besser verstehen, in dem er seine Ehefrau stets aus der Wahrnehmungsbrille seiner Mutter, einer inneren unbewussten Steuerungen vergleichbar, sah und sie verständlicherweise, wie die Mutter, ablehnte und Angst vor der Sexualität mit ihr entwickelte. Die bewusste Übung, seine Frau mit seiner eigenen Brille zu sehen, verbesserte die sexuelle Beziehung zur Ehefrau. Die Ängste wandelten sich allmählich in Leidenschaft und Lust um. Auch in den anderen Lebensbereichen wie der Erziehung der Kinder, dem Beruf, der Freizeitgestaltung in der Rockband bzw. der Bestimmung der Besuchsregelung mit den Eltern konnten langsame Schritte durch die eigene Wahrnehmung unternommen werden. Die Ängste und Unsicherheiten relativierten sich immer mehr. Die körperlichen Beschwerden entwickelten sich in Richtung von Gesundheit und Zufriedenheit.

(1) Nossrat Peseschkian, Psychosomatik und Positive Psychotherapie, a.a.O., S. 443

## VI.10 Die Büroangestellte mit der Angst vor dem Zerfall des Körpers

Eine junge Frau wurde von ihrem Urologen an mich überwiesen, nachdem langjährige fachärztliche Behandlungen ohne Erfolg geblieben waren. Die Pat. litt seit ca.10 Jahren an einer chronischen Blasen- und Vaginalentzündung. Beim Urinieren brannte und schmerzte die Blase so heftig, dass sie es kaum aushalten konnte. Sie entwickelte langsam eine Angst vor dem „Zerfall" ihres Körpers, was sie auch in ihren Träume erlebte. Sie hatte alle möglichen Anwendungen probiert, die ihr Leid linderten, aber nicht endgültig beseitigten. Die Organe entzündeten sich häufig und machten ihr das Leben sehr schwer.

Wie ich bereits an einem Fallbeispiel erklärte, stehen Unterleibbeschwerden bei Frauen nach meiner Erfahrungen in der Praxis häufig im Zusammenhang mit einer problematischen Partnerschaftsbeziehung. Daher fragte ich direkt nach ihrer Partnerschaft. Auf diese Frage antwortete sie sehr rasch, so dass ich den Eindruck gewann, dass sie schon lange unbewusst auf eine derartige Frage gewartet hatte. Die Pat. beschrieb, dass sie eigentlich keine richtige Partnerschaft führe, sondern sich seit ca. 10 Jahren in einer Affäre mit einem verheirateten Mann befinde, dieser verspreche ihr immer wieder, sich von seiner Frau zu trennen, was er letzten Endes aber nicht tat. Die Pat. ließ sich häufig mit irgendwelchen Begründungen vertrösten und machte sich immer wieder Hoffnungen, die wieder enttäuscht wurden. Nach meinen gezielten Fragen schilderte sie, dass sie nach fast jeder Sexualität mit ihm die Beschwerden verspüre, sie das aber keinesfalls in Zusammenhang mit der unzufrieden stellenden Beziehung zum Affärepartner brachte.

Die psychologische Aufklärung über die Zusammenhänge zwischen den Beschwerden und den ursächlichen partnerschaftlichen Konflikten der Pat. eröffnete ihr eine bewusste und kritische Auseinandersetzung mit ihrer naiven Hoffnung im Umgang mit dem Affärepartner. Ihre Verliebtheit konnte ihr leider zunächst nicht die Augen für eine kritische Betrachtung dieser problematischen Beziehung öffnen. Unterstützende Gespräche halfen ihr, die positive Bedeutung ihrer Symptome zu verstehen und sich für eine klare Aussprache mit dem Affärepartner vorzubereiten. Eine konsequente Konfrontation des Mannes mit seiner ambivalenten Art im Umgang mit ihr führte nach Schilderung der Pat. zu einer „Sendepause" zwischen beiden. Die Pat. konnte hier erkennen, dass der Mann lediglich an sexuellen Erlebnissen mit ihr interessiert war und nicht an einer partnerschaftlichen Beziehung. Die Traurigkeit darüber konnte sie in den Therapiesitzungen erleben und innerlich neu ordnen. Der Entschluss, sich von diesem Mann zu trennen, bevor der „körperliche Zerfall" kam, konnte die Pat. aus dem positiven Sinn ihrer Angstsymptome begreifen lernen. Nach einer Regenerationsphase von drei Monaten, sowie weiteren aufbauenden therapeutischen Gesprächen verschwanden die quälenden chronischen Blasenentzündungen und die Pat. wurde beschwerdefrei. Die Ängste vor dem körperlichem Zerfall relativierten sich.

Ein Jahr später lernte sie auf einer Party einen gleichaltrigen jungen, alleinstehenden Arzt kennen. Zum Ende ihrer Therapie erklärte sie:

„Wenn ich mich nicht aus dieser langjährigen Affäre befreit hätte, hätte ich diese wunderbare Chance beinahe verpasst."
Zum Abschied schenkte ich ihr eine Kopie der nachfolgende Geschichte, die mir eine andere Patientin einmal geschenkt hatte.

*Das schöne Herz*

*Eines Tages stand ein junger Mann mitten in der Stadt und erklärte, dass er das schönste Herz im ganzen Tal habe. Eine große Menschenmenge versammelte sich, und sie alle bewunderten sein Herz, denn es war perfekt. Es gab keinen Fleck oder Fehler in ihm. Ja, sie alle gaben ihm Recht, es war wirklich das schönste Herz, was sie je gesehen hatten.*

*Der junge Mann war sehr stolz und prahlte lauter über sein schönes Herz.*

*Plötzlich tauchte ein alter Mann aus der Menge auf und sagte: „Nun, dein Herz ist nicht mal annährend so schön, wie meines." Die Menschenmenge und der junge Mann schauten das Herz des alten Mannes an. Er schlug kräftig, aber es war voller Narben, es hatte Stellen, wo Stücke entfernt und durch andere ersetzt worden waren. Aber sie passten nicht richtig und es gab einige ausgefranste Ecken. Genauer, an einigen Stellen waren tiefe Furchen, wo ganze Teile fehlten. Die Leute starrten ihn an: Wie kann er behaupten, sein Herz sei schöner, dachten sie? Der junge Mann schaute auf des alten Mannes Herz, sah dessen Zustand und lachte :„Du musst scherzen", sagte er, „Dein Herz mit meinem zu vergleichen. Meines ist perfekt und deines ist ein Durcheinander aus Narben und Tränen." „Ja", sagte der alte Mann, „deines sieht perfekt aus, aber ich würde niemals mit dir tauschen. Jede Narbe steht für einen Menschen, dem ich meine Liebe gegeben habe. Ich reiße ein Stück meines Herzens heraus und reiche es ihnen und oft geben sie mir ein Stück ihres Herzens, das in die leere Stelle meines Herzens passt. Aber weil die Stücke nicht genau sind, habe ich einige raue Kanten, die ich sehr schätze, denn sie erinnern mich an die Liebe, die wir teilten. Manchmal habe ich auch ein Stück meines Herzens gegeben, ohne dass mir der andere ein Stück seines Herzens zurückgegeben hat. Das sind die leeren Furchen. Liebe geben, heißt manchmal auch ein Risiko einzugehen. Auch wenn diese Furchen schmerzhaft sind, bleiben sie offen und auch sie erinnern mich an die Liebe, die ich für diese Menschen empfinde. Und ich hoffe, dass sie eines Tages zurückkehren und den Platz ausfüllen werden. Erkennst du jetzt, was wahre Schönheit ist?"*

*Der junge Mann stand still da und Tränen rannen über seine Wangen. Er ging auf den alten Mann zu, griff nach seinem perfekten jungen und schönen Herzen und riss ein Stück heraus. Er bot es dem alten Mann mit zitternden Händen an. Der alte Mann nahm das Angebot an und setzte es in sein Herz. Er nahm dann ein Stück seines alten vernarbten Herzens und füllte damit die Wunde des Herzen des jungen Mannes. Es passte nicht perfekt, da es einige ausgefranste Ränder hatte.*

*Der junge Mann sah sein Herz an, nicht mehr perfekt, aber schöner als je zuvor, denn er spürte die Liebe des alten Mannes in sein Herz fließen.*

*Sie umarmten sich und gingen Seite an Seite miteinander weg.* (1)

---

(1) Aus meiner Geschichtensammlung.

## VI.11 Der Finanzbeamte mit der Angst vor dem Versagen

Ein Neurologe, mit dem ich an meinem Wohnort gut zusammenarbeite, überwies eines Tages einen 57jährigen Finanzbeamten an mich. Der Pat. benötigte nach einem langen Klinikaufenthalt in einer psychiatrischen Einrichtung, in der er medikamentös gut eingestellt worden war, eine ambulante Psychotherapie zur Wiedererstellung seiner Arbeitsfähigkeit. Seit ca. zwei Jahren war er wegen massiver Ängste und Depressionen krankgeschrieben. Der zuständige Amtsarzt befreite ihn bis zur völligen Genesung vom Dienst.

Der Pat. machte in der ersten Therapiesitzung einen sehr gealterten, unsicheren und Halt suchenden Eindruck. Er wirkte ferner deprimiert und erschöpft, sprach flüchtig und ungeordnet sowie ausschweifend über seine Probleme und Belange. Es bereitete mir viel Mühe, mich auf seine eintönigen Erzählungen „von Höckchen auf Stöckchen“ zu konzentrieren und ihm zu folgen. Vielfach beschrieb er seine konflikthafte Situation und hatte die Augen zu bzw. nahm kaum Blickkontakt auf, während er über seine Krisen redete.

Er schilderte seinen Hauptkonflikt als die immer komplizierter werdende Arbeit mit den großen Firmen und deren komplexen Steuererklärungen. Der Pat. bemühte sich sehr akribisch, um die Tricks der Firmen hinsichtlich der Steuerhinterziehung legal oder illegal aufzudecken. Er kenne mittlerweile kein Privatleben mehr. Auch nachts könne er nicht abschalten und schlafen, da er über die Labyrinthe der Steuererklärungen nachdenken müsse. Seine Freizeit habe er bereits stark reduziert, sein Alkoholkonsum sei inzwischen zwecks Entspannung gestiegen. Er fühle sich innerlich leer und im Kopf halte er es nicht mehr aus. Die Gedanken um die Wahrheitsfindung in der Steuerklärung hätten sich schon lange selbstständig gemacht, so dass er kaum Einfluss auf die Einschränkung bzw. Bremsung dieser Gedanken habe. Hinzu komme die sehr besorgniserregende Situation seiner Eltern. Sie seien beide depressiv und könnten nicht mehr miteinander leben. Es gebe täglich Streit zwischen den Eltern und er würde ständig angerufen und zur Schlichtung aufgefordert. Ängste und Hilflosigkeit ließen ihm keine Ruhe mehr. Er würde immer nervöser. Wenn seine Medikamente nicht wären, hätte er schon längst in der Psychiatrie eingesperrt bleiben müssen oder hätte Selbstmord begangen.

Auf meine Frage, welche von diesen Hauptkonflikten er zuerst lösen wolle, beantwortete er mit einigen Minuten des Nachdenkens. Der Pat. konnte sich kaum entscheiden, mit welchem Konflikt er sich zunächst befassen wollte.

In meinen Gesprächszimmern habe ich immer einige interessante Steine unterschiedlicher Größen liegen. Leichte und schwere, manche rund, einige flach und ein paar eckige sind auch dabei.

Ich finde, dass Steine eine faszinierende Lebensgeschichte erzählen würden, wenn sie sprechen könnten. Die runden Stellen dieser Steine haben einige Jahre oder Jahrhunderte der Reibung im Sinne von Schliff benötigt.

Ich habe den Pat. gebeten, sich einen Stein auszusuchen, der vom Gewicht her die Schwere der Probleme mit seinen Eltern ausdrücken könne. Er stand auf und schaute sich die Steine an, nahm einen Stein

und sagte: „Der vertritt meine Eltern und ihre Probleme." Ich forderte den Pat. auf, einen weiteren Stein auszusuchen, der den Konflikt an seinem Arbeitsplatz realistisch verkörpere. Er entschloss sich für einen zweiten Stein und brachte ihn zu seinem Sessel. Ich bat ihn ferner, er möge die beiden Steine vom Gewicht her vergleichen. Er tat es und machte die Äußerung: „Der Stein meiner Eltern ist bedeutend schwerer. Ich glaube, dass meine Eltern mir mit ihren Problemen mehr Sorgen und Ängste bereiten, als der Konflikt an meinem Arbeitsplatz." Dem Pat. war es gelungen, eine Priorität bezüglich seiner Probleme zu finden und sich für die gewichtigere Seite zu entscheiden.
Er beschrieb, dass er das Elternhaus bereits sehr früh aus Armut habe verlassen müssen, um eine Ausbildung zu machen und eigenes Geld zu verdienen. Gespräche über Konfliktlösungsmöglichkeiten habe es nie gegeben. Die Eltern hätten sehr aggressiv oder depressiv reagiert, wenn irgendwelche Probleme anstanden. In diesem Gespräch war ihm bewusst geworden, wie sehr er von seinen Eltern hinsichtlich des Umgangs mit Problemsituationen geprägt war, denn Unfähigkeiten, Unsicherheiten oder Ängste durfte er keinesfalls zeigen. „Ein Mann kennt keinen Schmerz," hieß es. Diese innere Haltung wurde zu einer Lebensgewohnheit, so dass er sich zusammenriss, um nirgends merken zu lassen, dass er eine Sache nicht beherrschte. Es wurde für ihn zu Gewohnheit, Nichtwissen als Schwäche zu sehen und diese zu unterdrücken und zu kaschieren.
Im Rahmen unserer Gespräche erzählte ich dem Pat., dass Ängste auch entstehen, wenn ein Mensch auf bestimmte Situationen nicht vorbereitet ist oder wenn er nicht zu bestimmten Anteilen seiner Person steht und sie daher immer zu verheimlichen sucht im Sinne einer Verdrängung. Der Pat. konnte mit langsamen Schritten den Zusammenhang zwischen seinen Ängsten und einigen seiner persönlichen Seiten verstehen lernen. Er wurde zunehmend offener. Es gelang ihm, sich zuzugestehen, dass die massiven Probleme seiner Eltern ihn sehr überforderten und er sich nicht im Stande fühlte, sie auf längere Sicht zu betreuen. Es gelang ihm seine Ängste als eine Aufforderung zu einer fundierten Lösung der Lebenssituation seiner Eltern zu verstehen, anstatt die Konflikte zu verschieben. Er entschloss sich darauf hin, gemeinsam mit den behandelnden Ärzten seiner Eltern eine altersgerechte, getrennte Betreuung für die Eltern zu finden und sich somit von dieser Belastung zu befreien. Diese Haltung konnte er gegenüber seinen Geschwistern selbstbewusst vertreten. Die Angst, wie sie reagieren würden, hatte ihn bisher an einer klaren Wegfindung gehindert. Mit diesen Schritten konnte der Pat. die positive Botschaft seiner Ängste verstehen und als Zeiger seiner Genesungsorientierung sehen.
Nachdem der Pat. eine angemessene Lösung für die Unterbringung seiner Eltern organisiert hatte, begann er sich mit den Konflikten am Arbeitsplatz zu befassen. Inzwischen machte er einen wacheren, konzentrierteren sowie mutigeren Eindruck. Er nahm immer mehr Blickkontakte zu mir auf, sprach konkreter und konfliktzentrierter. Auch im dienstlichen Bereich gelang es ihm, einige - ihn als „alten Hasen" überfordernde Fälle- als solche für sich zu akzeptieren und dieses als menschlich zu betrachten. Im Umgang mit den Kollegen war der Pat. offener und mutiger geworden und konnte mittlerweile eher seine

Belastungsgrenzen akzeptieren und mitteilen, anstatt sich stets als „Ironman" oder schmerzunempfindlichen Mullah zu geben.

*Der schmerzunempfindliche Mullah*

*Der Mullah ist in der Literaturgeschichte des Orients ein einfacher Laienprediger. Er ist als die personifizierte Figur für die große Weisheit, aber auch die einfachste Dummheit bekannt.*
*Als der Mullah sich einst oben in seinem Schlafgemach aufhielt, hörte seine Frau unten in der Küche ein lautes dumpfes Geräusch. In Sorge eilte sie die hohen sperrigen Stufen nach oben und sah ihren Mann auf dem Boden liegen.*
*„Was ist passiert Mullah?", fragte die besorgte Ehefrau.*
*„Nichts meine Liebste, nichts aufregendes ist geschehen", entgegnete der Mullah. „ Es war nur mein Gewand, das auf den Boden fiel." „Dein Gewand?", fragte die Frau. „Ja, meine aller Beste, mein Gewand ist vom Kleiderhaken heruntergefallen." „Was war dann aber das laute Geräusch du Garant meiner alten Tage?" „Nichts besorgniserregendes, du Stütze meiner schwachen Tag. Mein Gewand ist heruntergefallen, nur war ich rein zufällig mit darin."* (1)

## VI.12 Der Lehrer mit der Angst vor der Autobahnbrücke

Ein 50jähriger Lehrer der Berufsschule meldete sich aus Sorge seiner Ehefrau bei mir und bat mich um therapeutische Hilfe hinsichtlich seines Alkoholmissbrauchs, sowie seiner Angst, über eine Talbrücke zu fahren. Er schilderte, dass er sich bildlich vorstelle, von der Brücke hinunterzufallen, in dem er die Steuerung seines Wagens verliere. Er verstehe seine Angst nicht, dabei sei er selbstsicher und kenne kaum Ängste in seinem Leben. Er sei ein ziemlich rational eingestellter Mann. Die Logik seiner Talbrückenangst begreife er nicht. Er fühle sich dadurch sehr unsicher und grüble stets, was diese bedeute.
Ich habe ihn gebeten, über sein Elternhaus zu berichten. Der Pat. beschrieb, dass seine Eltern sehr leistungs- und erfolgsorientiert seien, Die Mutter sei eher depressiv und emotionsreserviert. Der Vater kannte keine Probleme. Die Kinder wurden materiell bestens versorgt, um gute Leistungen zu bringen. Es wurde häufig Alkohol getrunken, um zu vergessen oder zu entspannen. Das perfekte Familienbild nach außen musste strengsten eingehalten werden. Der Pat. betrachtete seinen Schuldienst als angenehm, abgesehen von massiven Probleme mit seinem Schulleiter und einigen Kollegen, die er aber stark verdrängte. Weder konnte er seinen Konflikt mit den Konfliktpartner klären, noch organisierte er für sich eine professionelle Hilfe von Außen, wie etwa in Form von Coaching, um seinen Konflikte kompetenter zu begegnen. Der „eiserne Anspruch" an sich, dass er allein mit dem Konflikt fertig

---

(1) Diese Geschichte erzählte mir mein Vater.

werden müsse, führte dazu, dass er zur Entspannung täglich Sport trieb, mit einem anschließenden sich steigernden Umtrunk. Auch an seinen Feierabenden zu Hause entspannte er sich immer häufiger mit zusätzlichem Bier. Sein Alkoholkonsum führte zunehmend zu einem massiven Ehestreit, der ihn nervlich strapazierte und ihn zu weiterem Bierkonsum verleitete. Seinen Alkoholkonsum hinterfragte der Pat. in den Therapiestunden nur mäßig. Er redete über ein „Problemchen", das leicht in den Griff zu bekommen sei.
Im weiteren Verlauf der Therapiesitzungen wurde festgestellt, dass der Pat. sowohl mengenmäßig als auch gewohnheitsbezogen seinen Alkoholkonsum extrem untertrieb und kaum bereit war, diesen kritisch zu reflektieren.
Ich begann mit ihm über die symbolischen Bedeutungen seines Angstbildes zu sprechen und fragte ihn, ob er einen Zusammenhang zwischen seiner Angst und dem Alkoholkonsum sehe. Er schüttelte den Kopf als Zeichen der Ahnungslosigkeit. Auf meine Frage, wie er die symbolische Bedeutung einer Brücke entschlüssele, antwortete der intellektuell und rational hervorragend gebildete Pat.: „Mit der Verbindungsstrecke zwischen zwei Lebensabschnitten." Das Tal stand für ihn für Niedergang bzw. Tod. Durch die Analyse des symbolischen Bildes seiner Angst konnte der Pat. eine selbstkritische Haltung seinem Alkoholkonsum gegenüber zulassen. Es gelang ihm , das *Fallen* in das Tal als seinen Alkoholkonsum zu verstehen und die Brücke als seine gesunde Lebensstrecke, die durch den Alkoholkonsum ernsthaft gefährdet war. „Meine Angst vor dem Sturz von der Brücke bedeutet, ich soll schnellstmöglich mein Trinkverhalten überprüfen, es kritisch ansehen und mit therapeutischer Hilfe andere, angemessene Wege zur Entspannung am Feierabend finden. Vor allem soll ich mich nicht ausschließlich als Alleskönner betrachten, sondern meine Probleme im Schulalltag zulassen und darüber mit einem vertrauten Menschen sprechen, um das nach Außen hin aufgebaute nur kompetente Bild zu relativieren."
Über die Geschichte vom Schweigegelübde lachte der Pat. Herzhaft und meinte: „Na, der Mönch und ich sind ganz schön gut im Durchhalten."

*Das Schweigegelübde*

*Es lebte einmal ein Mann, der beschloss, in ein Kloster einzutreten. Gleich bei seiner Ankunft legte er ein Schweigegelübde ab. Fünf Jahre sollte kein einziges Wort über seine Lippen kommen, nach dieser Zeit stand ihm eine fünfminütige Unterredung mit dem Abt zu. Fünf Jahre später bat der Abt ihn zu sich.*
*„Nun, was hast du über deine Zeit im Kloster zu sagen?"*
*Der Mönch dachte eine Zeit lang nach, dann sagte er:*
*„Zu Beginn hatte ich Probleme mit dem Begriff der Trinität, aber nun verstehe ich es. Außerdem fand ich es ziemlich schwer, jeden Morgen um vier Uhr aufzustehen. Aber ich habe mich daran gewöhnt."*
*„Ist das alles, was du zu sagen hast?", fragte der Abt. Der Mann nickte.*
*„Gut, dann sprechen wir in fünf Jahren wieder miteinander."*

*Fünf Jahre später ging der Mann wieder zum Abt.*
*„Was hast du zu sagen?"*
*„Nun ja, es war nicht gerade einfach, die Wahrheit des Katechismus anzunehmen, aber ich habe es schließlich getan. Allerdings fiel es mir schwer, nur mit einer Schüssel Haferschleim pro Tag auszukommen."*
*„Ist das alles, was du zu sagen hast?" Der Mann nickte.*
*„Gut, dann sprechen wir in fünf Jahren wieder miteinander."*
*Fünf Jahre später ging der Mann wieder zum Abt.*
*„Was hast du zu sagen?" „Es war eine Herausforderung, die Idee der göttlichen Gnade zu akzeptieren, aber ich habe es geschafft. Auch war es ziemlich ungemütlich, all die Jahre ohne die Matratze auf einem Steinboden zu schlafen, aber ich habe mich daran gewöhnt."*
*„Ist das alles, was du zu sagen hast?"*
*„Nein, noch eines, ich werde das Kloster verlassen."*
*„Na, das wird aber auch Zeit! Seit deiner Ankunft bist du am Motzen und Meckern."* (1)

Der Pat. entwickelte positive Schritte in Richtung Stressabbau und Entspannung und reduzierte den Alkoholkonsum als Selbstmedikation. Die Konflikte zu seiner Ehefrau wurden durch die Gespräche schrittweise weniger.

## VI.13 Die Auszubildende mit der Angst vor dem Tod des Großvaters

Eine junge 19jährige Auszubildende wandte sich an mich und fragte akut nach psychotherapeutische Hilfe. Ihr Hausarzt hatte ihr empfohlen, eine psychotherapeutische Behandlung in Anspruch zu nehmen, da er bei ihr nichts körperliches diagnostizieren konnte. Die Pat. erschien ängstlich und litt zeitweise zu Hause bzw. am Arbeitsplatz unter Panikattacken. Vor ca. zwei Monaten begannen die Beschwerden der Angst und Panik mit Atembeschwerden und Herzrasen. Unwohl habe sie sich bereits seit längerer Zeit gefühlt. Die Beschwerden seien immer stärker geworden. Der Höhepunkt ihrer Symptome sei vor zwei Monaten eingetreten, als ihr Opa wegen einer Herzkrankheit ins Krankenhaus musste. Sie habe wahnsinnige Angst um das Leben ihres Opas, da es sein könne, dass er stürbe. Sie besuche ihn täglich im Krankenhaus, zwar würde sich sein Zustand verbessern, aber ihre eigenen Beschwerden würden nicht weniger.
Einige Tage später wurde der Großvater gesund aus dem Krankenhaus entlassen. Es handelte sich bei ihm um einen altersbedingten Schwächeanfall , also nichts Gefährliches. Trotz dieser Nachricht kam es bei der jungen Pat. zu keiner Verbesserung ihres Angst- und Panikzustandes.
Ihre Ausbildungssituation als Reedereikauffrau erlebte die Pat. als

(1) Joel ben Izzy, Der Geschichtenerzähler oder das Geheimnis des Glücks, a.a.O., S. 63f.

positiv und sehr zufriedenstellend, sowohl von den Vorgesetzten als auch von den Mitarbeitern würde sie sehr gut und respektvoll behandelt. Die Ausbildung würde ihr sehr viel Spaß bereiten und sie freue sich später auf eine Stelle in einer Reederei, um ihr Leben eigenständig zu führen und zu finanzieren.
In den folgenden Sitzungen befragte ich die Pat. nach ihrer privaten Lebenssituation. „Ich wohne leider noch im Elternhaus und wenn ich die finanzielle Möglichkeit gehabt hätte, wäre ich schon längst ausgezogen und würde in meiner eigenen Wohnung leben.“ Die Aussage der Pat., vor allem aber ihre verbitterte, verärgerte und ratlose Tonlage, machte auf eine konflikthafte familiäre Situation aufmerksam. Ich bat sie, ihre Familiensituation etwas genauer zu beschreiben. Sie begann so ausführlich zu erzählen, als habe sie sich seit langem danach gesehnt .
„...mein Vater ist sehr liebevoll und zurückhaltend. Er ordnet sich leider seiner Frau unter und sagt kaum was. Meine Mutter mischt sich in alle Angelegenheiten der Familie ein. Alles muss nach ihrer Vorstellung laufen. Sie ist laut, hektisch, launisch und kritisiert andauernd herum, ohne Rücksicht auf uns. Sie kontrolliert mich ständig und ich habe kaum Freiheit. Mit 19 Jahren muss ich ihr immer berichten, mit wem ich Kontakte habe, warum ich am Wochenende bei meiner Freundin übernachte, wann ich zum Friseur gehe, was ich essen und wie ich mich anziehen soll. Meine 14jährige Schwester passt sich den Vorstellungen meiner Mutter voll an und hat daher kaum Probleme mit ihr. Ich glaube meine Mutter will nicht, dass ich erwachsen werde...“ Später erzählte die Pat., dass ihre Mutter sie aufgefordert habe, den Opa täglich im Krankenhaus zu besuchen, um ihr abends nach der Arbeit einen Bericht über seine Befindlichkeit zu geben. Sie selbst wolle eigentlich keinen Krankenhausbesuch machen. Ich fragte die Pat., ob sie die Umgangsart der Mutter nicht als erdrückend empfinde, was sie mit einem klaren „Ja“ beantwortete. Meine nächste Frage bezog sich auf den möglichen Zusammenhang zwischen ihren Beschwerden und der erdrückenden Art der Mutter. Die Pat. überlegte einige Minuten und balancierte gedanklich etwas hin und her. Schließlich äußerte sie, dass sie jetzt ihre Ängste und Panikprobleme langsam begreifen lerne. Die Mutter schränke ihre Eigenständigkeit permanent ein, so dass sie im wahrsten Sinne des Wortes keine Luft bekomme. Der Krankenhausaufenthalt des Opas und der mütterliche Zwang, ihn täglich besuchen zu müssen, machte die Problematik in der Mutter-Tochter-Beziehung sichtbar.
Die Pat. schilderte weiter, dass sie mit einem jungen Mann befreundet sei, der bescheiden und unauffällig aussehe. Er sei sehr liebevoll. Die Mutter lehne diesen jungen Mann kategorisch ab und bezeichne ihn als „Lump“ und begegne ihm mit offener Antipathie mit dem Ziel, ihn zu vertreiben. Die Pat. soll sich nach Meinung der Mutter von ihm trennen und einen ordentlichen, reichen und schicken jungen Mann als Partner suchen. Die Mutter spreche immer sehr abfällig über Menschen. Diese Art würde sie verunsichern und nervös machen, so dass sie sich bemüht an den Wochenenden entweder bei ihrem Freund oder bei Freundinnen zu übernachten, um sich der Mutter und ihrer Kontrolle zu entziehen. Dabei habe sie ein schlechtes Gewissen, denn die Mutter wirke krank und gereizt, wenn sie sich um ihre Freunde kümmere.

Die therapeutischen Gespräche machten der Pat. bewusst, dass ihre Ängste eine positive Botschaft ihrer Seele waren. Einerseits wiesen sie auf die unerträgliche, erdrückende Mutter-Tochter-Beziehung, andererseits vermittelten sie sich gegen die Kontrolle der Mutter zu wehren, um ihre Eigenständigkeit nicht länger aus der Hand zu geben.
In der Geschichte „Als Gott die Welt schuf" fand sich die junge Frau in ihrer Situation wieder.

*Als Gott die Welt schuf*

*Als Gott die Welt erschaffen hatte, kam der Mensch zu ihm und sagte: „Du hast mich als Mensch erschaffen; sage mir auch, wie lange ich leben, wie ich leben, wovon ich mich nähren und was ich arbeiten soll."*
*Gott sprach zu ihm: „30 Jahre sollst du leben. Nähren sollst du dich von allem, was deine Gesundheit nicht zerstört, und deine Arbeit wird es sein, alles zu beherrschen, was es auf der Erde gibt."*
*Der Mensch sagte: „ Gott, ich danke dir für das gute Leben, das du mir schenkst, aber die Jahre sind mir zu wenig." Gott sprach: „Geh und setze dich dort in die Ecke."*
*Da kam der Ochse und fragte Gott: „Gott, du hast mich als Ochsen erschaffen. Sage mir auch, wie lange ich leben, wie ich leben, was ich arbeiten und wovon ich mich ernähren soll."*
*Gott sprach zu ihm: „Siehst du den Menschen, der dort in der Ecke sitzt? Er wird dein Herr sein. Deine Arbeit wird es sein, den Acker zu pflügen und die Fuhren zu ziehen. Nahrung sollen dir Gras und Stroh sein, und 30 Jahre sollst du leben!"*
*Der Ochse sagte zu ihm: „Oh Gott, welch ein Ochsenleben! Nimm ein wenig von meinen Jahren." Als der Mensch in der Ecke das hörte, gab er Gott ein Zeichen und flüsterte: „Nimm von seinen Jahren und gib sie mir!"*
*Da lachte Gott und sprach: „Nimm dir 20 von dem Ochsen!" Er gab ihm 20 Jahre Ochsenleben.*
*Da kam der Hund und sagte: „Gott, du hast mich als Hund erschaffen. Sag mir, wie lange ich leben, was ich arbeiten und wovon ich leben soll." Gott sprach zu ihm: „Siehst du den Menschen in der Ecke? Er wird dein Herr sein. Du wirst ihm sein Haus, seine Schafe und allen Besitz bewachen. Nähren sollst du dich von den Brotrinden und Knochen, die an seinem Tische übrigbleiben, und 30 Jahre leben."*
*Der Hund sagte: „Ach Gott, welch ein Hundeleben! Nimm ein wenig von den Jahren!" Als der Mensch in der Ecke das hörte, gab er Gott ein Zeichen und flüsterte: „Nimm von den seinen und gib sie mir !" Gott lachte wieder und sprach: „Nimm dir 20 von dem Hund."*
*Und so zuallerletzt kam zu Gott der Affe und sagte: „Gott, du hast mich auf der Welt als Affe geschaffen. Sag mir, wie lange ich leben, wovon ich leben und was ich arbeiten soll." Gott sprach zu ihm: "Siehst du den Menschen, der in der Ecke sitzt? Er wird dein Herr sein. Nähren sollst du dich von Nüssen und anderen Früchten. Mit deinen Späßen und Spielereien sollst du ihn und seine Kinder erheitern. 30 Jahre sollst du leben." Der Affe sagte: „Ach Gott, welch ein Affenleben! Nimm ein wenig von den Jahren." Als der Mensch, der in der Ecke saß, das hörte, machte er Gott ein Zeichen und flüsterte: „Nimm von seinen Jahren und gib sie mir!" Gott lachte und sprach: „Nimm auch von ihm die 20 Jahre." Da nahm der Mensch noch 20 Jahre und es*

*wurden 90.*

*Und so lebt der Mensch 30 Jahre ein freies Menschenleben. Vom 30. bis 50. lebt er ein Ochsenleben. Er legt den Ochsenriemen um den Hals, plagt sich, um Frau und Kinder zu ernähren und Geld zu sparen. Mit 50 wird er alles, was er bis dahin erworben hat, wie ein Hund bewachen und bis zum 70. Jahr ein Hundeleben führen. Er wird den ganzen Tag mit allen schelten, über jede Kleinigkeit fluchen, schimpfen und keifen. Und schließlich vom 70. bis zum 90. Jahr lebt er ein Affenleben, wo alle über ihn spotten und lachen, ihn für ein kleines Kind oder einen Affen halten.* (1)

An dieser Stelle gelang es ihr, ihre Ängste und Panikreaktionen nicht als Krankheit zu sehen, sondern als Signal und Wegweiser zur Stabilisierung ihrer Situation als erwachsene Frau. Ferner wurde ihr transparent , dass es ihrer Mutter sehr schwer fiel, sich von ihr abzunabeln und die Eigenständigkeit ihrer Tochter zu achten. Weitere unterstützende therapeutische Gespräche trugen zur Stabilisierung der Pat. bei. Ihre Selbstsicherheit sowie ihr Selbstwertgefühl verbesserten sich deutlich. Die Angst- und Paniksymptome wurden überflüssig. Die Pat. konnte autonomer mit der problematischen Art der Mutter umgehen und sich besser gegenüber ihren Kontrollen wehren, ohne Gewissenskonflikte zu entwickeln.

## VI.14 Die Frau mit der Angst vor allem

Eine 35jährige Mutter wurde von ihrem Hausarzt an mich wegen Angstattacken und Depressionen überwiesen. In der ersten Therapiesitzung sah die Pat. sehr mitgenommen, verweint, verzweifelt, verbittert und Halt suchend aus. Sie weinte in dieser Sitzung so, dass sie kaum einen zusammenhängenden Satz heraus bekam. Die Trauer saß bei ihr zu tief. Ich hatten bei ihr den Eindruck, dass sie einen Menschen suchte, der ihr nur beim Weinen zuhörte, denn durch meine orientalische Herkunft habe ich gelernt, Weinen als befreiend und erleichternd zu empfinden und ausreichend Geduld zu schenken, wenn ein Mensch mit seinem Weinen die Tiefe seiner Trauer und die inneren seelischen Wunden zum Ausdruck bringen will. Darüber hinaus bin ich sowohl durch meine Selbsterfahrung als auch durch meine langjährige therapeutische Beobachtung zu dem Ergebnis gekommen, dass *WEINEN*, wenn man ihm achtsamer zuhört, Inhalte vermitteln will. Bevor ich weiter auf die Problematik der Pat. eingehe, möchte ich in diesem Zusammenhang kurz die unterschiedlichen Botschaften des Weinens bei Menschen erläutern.

Weinen ist nicht nur Ausdruck der Trauer, womit viele Menschen es zunächst verbinden. Weinen kann ebenso Zeichen der Freude, der Leidenschaft und des Glücks sein, etwa dann, wenn Menschen sich nach langer Zeit wieder sehen oder Leistungssportler nach herausragender Leistung auf dem Siegertreppchen stehen und ihre Nationalhymne hören. Weinen bringt Sehnsucht und das Bedürfnis nach An-

(1) Nossrat Peseschkian, Das Geheimnis des Samenkorns, a.a.O., S. 7 - 9

erkennung und Achtung zum Ausdruck. Ein Mensch weint, wenn er seelischen und körperlichen Schmerz empfindet, wenn er traumatisiert ist oder einen materiellen oder menschlichen Verlust erlitten hat. Elendssituationen wie Ungerechtigkeit, Armut, Unfreiheit und Krieg, zählen zu weiteren Inhalten des Weinens. Weinen in seiner Vielschichtigkeit teilt uns etwas über den Menschen mit, gleich ob die Tränen laut, leise oder stumm vergossen werden. Wir müssen es nur hören lernen.

Präzises und achtsames Zuhören beim Weinen eines Patienten ist eine unverzichtbare therapeutische Notwendigkeit und Kunst, um die Botschaft des Weinens zum Wohle des Patienten zu entschlüsseln.

Zurück zu der jungen heftig weinenden Mutter, die sich viel Zeit nahm, um sich in meiner Anwesenheit auszuweinen. In ihrem Weinen konnte ich einige Botschaften entnehmen, die ich notierte, um später mit ihr darüber zu sprechen.

Sie beschrieb, dass sie sich momentan in einer akuten Trennungsphase befinde, womit sie kaum umgehen könne. Ihr Ehemann habe aus heiteren Himmel die eheliche Beziehung beendet und ihr seine neue Lebenspartnerin vorgestellt. Grund sei seine Unzufriedenheiten mit der ehelichen Situation. Noch einige Wochen zuvor habe er sich als sehr glücklich in der Ehe gezeigt, daher verstehe sie diesen plötzlichen Wandel kaum und sei völlig schockiert über seine Entscheidung.

Von den drei gemeinsamen Kindern haben sich die 16jährige Tochter und der 14jährige Sohn für den Verbleib beim Vater entschlossen. Die kleine 6jährige Tochter blieb bei der Mutter, so dass die Pat. sich eine kleine Wohnung nehmen und aus dem gemeinsamen Haus ausziehen musste. Der Mann habe nun auf einmal begonnen, sie auf die übelste Art und Weise zu beschimpfen und sie als Rabenmutter zu bezeichnen.

Die Pat. wirkte durch die unschöne, kränkende Trennungssituation sehr erschöpft und leicht traumatisiert. Zu diesem Zeitpunkt fühlte sie sich außerstande, ihre ganze Situation emotional zu erfassen und zu verarbeiten. Ihr Weinen war ein Zeichen ihrer Fassungslosigkeit (Situation), ihres Trennungsschmerzes (Kinder, Ehemann), ihrer massiven Zukunftsängste (gescheiterter Familientraum), ihrer Verbitterung und ihres Gekränktseins (Umgangsart des Mannes mit ihr) und ihrer maßlosen Enttäuschung (menschliche Erwartungshaltung). Darüber hinaus habe ich weitere Botschaften der Pat. gehört: die der Sehnsucht nach Rückkehr zur Familie und Hoffnung auf Frieden mit ihren Kindern, die sich aus Solidarität zum Vater von ihr abwandten.

Die Pat. beschrieb ferner, dass sie sich kaum auf ihre geringfügige Arbeit, die ihr bislang sehr viel Freude gemacht hatte, konzentrieren könne. Der Haushalt in ihrer neuen Wohnung mache ihr keinen Spaß. Die Angst vor der Zukunft, ob sie es allein schaffen könne, die Sorge um ihre kleine Tochter lähme sie. Die Pat. dachte oft an Suizid, da sie im Leben kaum mehr einen Sinn sah. Sie hatte vor allem Angst davor, ihre beiden anderen Kinder nie wieder sehen zu können, da der Vater sie von ihr fern hielt und sie beide kein Interesse an der Mutter zeigen ließ. Er manipulierte die Kinder, in dem er von ihrer Mutter ein sehr schlechtes Bild vermittelte. Demgegenüber fühlte sie sich machtlos,

ausgeliefert. Mehrere Versuche der Anrufe, SMS oder Briefe ihrerseits wurden seitens der beiden zurückgebliebenen Kinder mit Nichtbeachtung und Kontaktsperre beantwortet.
Pat. beschrieb, dass sie in ihrem Elternhaus eine sehr pflichtbewusste und liebevolle Mutter erlebt hatte, die aber kaum Konflikte zuließ, ansprach bzw. behandelte. Den Vater erlebte sie als autoritär, aggressiv, gefühlsreserviert und egoistisch. Ihre zwei anderen Schwestern und ihre Mutter mussten sich sehr um das Wohlsein des despotischen Vaters bemühen. Raum für eigene Impulse, Bedürfnisse sowie Gefühle gab es kaum in der Familie. Nach ihrer ersten Berufsausbildung als Einzelhandelskauffrau arbeitete sie als Verkäuferin, um aus dem Elternhaus und dem Dienstmädchendasein für den Vater zu entkommen. Sehr bald lernte sie einen Mann kennen, den sie heiratete. Innerhalb weniger Jahre hatte sie drei Kinder. Konflikte mit ihrem Ehemann hatte es zwar immer gegeben, aber entweder wurden sie unter den „Teppich gekehrt" oder mit einer neuen Schwangerschaft bzw. Konsum zur „Versöhnung" gebracht.
Ein genauer und kritischer Rückblick hinsichtlich ihrer ehelichen Beziehung ermöglichte der Pat, die Trennung „aus heiteren Himmel" mit mehr Distanz zu betrachten und zu verstehen. Hierbei hat ihr die Kurzgeschichte „Das Menschenopfer" sehr geholfen.

*Das Menschenopfer*

*Ein König hatte eine grässliche Krankheit, deren Name ich lieber verschweigen will. Sein Zustand wurde von Tag zu Tag schlimmer. Griechische Ärzte, die lange vergeblich gegen das Leiden angekämpft hatten, nannten schließlich als einzige Rettung ein Heilmittel aus der Galle eines Menschen, dessen Konstitution aber ganz bestimmte Eigenschaften aufweisen musste, die sie ausführlich schilderten. Man forschte nun überall nach einem solchen Menschen. Nach einer Weile entdeckte man auch wirklich einen Bauernbuben, der genau so geartet war, wie die Ärzte es beschrieben hatten. Die Eltern des Jungen wurden verständigt. Man ließ sie an den Hof kommen und erkaufte dort durch fürstliche Geschenke ihr Einverständnis zu der Opferung des Kindes. Dann holte man auch ein Gutachten des Kadi ein, in dem festgestellt wurde: „Es ist zulässig, das Blut eines Untertanen zu vergießen, wenn die Gesundheit der Majestät das erfordert ..." Nachdem also alles Notwendige in Ordnung gebracht worden war, überantwortete man den Jungen dem Schwert des Henkers. Als nun aber dieser seines Amtes walten wollte, hob der Knabe sein Gesichte dem Himmel entgegen – und lächelte. Das überraschte den König sehr. Er gab dem Henker ein Zeichen zu warten, und fragte das Kind: „Wie kommt es, dass dir in dieser Stunde nach Lachen zumute ist?" Der Junge sah nach dem kranken Padeschah hin und gab zur Antwort: „Von den Eltern erwartet man Zärtlichkeit, vom Richter verlangt man sein Recht, und vom Schah erhofft man Gerechtigkeit. Ist das nicht so? Wie aber steht das nun mit mir? Vater und Mutter haben mein Blut verkauft, der Richter hat meine Tötung gebilligt, und der Sultan sieht in meinem Verderben sein Heil und Gesunden... Zu wem soll ich mich da wenden? Aber mir ist eingefallen, dass es ja noch Gott gibt, der mächtiger ist als ihr alle, und ich nehme meine Zuflucht zu ihm!" Diese Worte griffen dem König ans Herz. Tränen füllten mit einmal seine Augen, und er rief aus: „Dieses unschuldige Kind da soll sein Leben lassen, nur, damit ich das behalte? Nein, nein, dann ist es schon besser, ich sterbe!" Damit zog er den Buben in seine Arme, küsste ihm Gesicht und Augen voll Zärtlichkeit, beschenkte ihn reich und gab ihn frei. Der Padeschah aber, so wird erzählt, fand noch in der gleichen Woche seine Gesundheit wieder.* (1)

Im Rahmen der therapeutischen Gespräche wurde ihr ersichtlich, dass sie ihren Mann nicht aus bewusster Liebe geheiratet hatte, sondern weil ein Kind unterwegs war und sie selbst eine Sicherheit zum Leben brauchte. Der Ehemann sollte ihr die Lebenssicherheit, die ihr fehlte, garantieren. Die kritische Auseinandersetzung mit der Vergangenheit ermöglichte der Pat. einzusehen, dass sie sich, geprägt von ihrer Mutter, sehr um ihre Familie kümmerte, um geliebt zu werden, gemäß dem Motto „Liebe durch Leistung" und dabei ihren Mann und ihre Kinder völlig verwöhnte. Auf diese Weise wurde die Erwartungshaltung der Familienmitglieder an sie immer größer und selbstverständlicher. Die einseitige Verwöhnung des Ehemannes führte vor allem dazu, dass sie sich kaum Zeit nahm, ihn wirklich kennen zu lernen. Sie musste sich eingestehen, dass er schon öfters Affären mit Frauen gehabt hatte, zu denen sie schwieg, um keinen Konflikt auszulösen, denn Missachtung und Liebesentzug, wie in ihrem Elternhaus, wären die Folge gewesen. In ihrem Elternhaus wurden Probleme immer verleugnet, eine Gewohnheit, die sie unbewusst in ihre eigene Ehe tradierte. Der Ausdruck „aus heiterem Himmel" bedeutete in Wahrheit „Ich wollte das Unangenehme nicht sehen". In diesem Zusammenhang gelang es der Pat., ihre Ängste und tiefe Traurigkeiten als Ausdruck ihrer naiven Lebenseinstellung zu begreifen und als Auftrag des Aufbaus einer neuen, autonomen, kritischen Lebenseinstellung ohne den vermeintlich starken Mann an ihrer Seite. Die positive Deutung der Angst vor der Zukunft beinhaltete die Freiheit des selbstständigen, freien Handelns ohne die Angst vor dem Liebesentzug und der Kränkung unter Anerkennung ihrer Fähigkeiten. Die weitere therapeutische Unterstützung der situativen Ermutigung und positiven Deutungen halfen ihr, ihre Lebensfragestellungen im Sinne ihrer Selbstsicherheit im Alltag zu erörtern und als eigenes Lebenskonzepte zu integrieren.
Ihre Angstsymptome relativierten sich zunehmend. Es gelang der Pat. ihre zweite Berufsausbildung als Gesundheitsberaterin auszubauen, in der Beziehung zu Männern genauer hinzuschauen und die Aspekte der Liebe in der Beziehung zu Menschen im Sinne einer Dienstleistung immer mehr herauszuklammern.

## VI.15 Die Arzthelferin mit der unerklärbaren Angst

Eine 45jährige Arzthelferin arbeitete als Sekretärin eines Chefarztes. Sie kam zur Therapie, weil sie seit einigen Monaten unter undefinierbaren Ängsten litt, so dass sich zunehmend körperliche Beschwerden wie innere Unruhe, Schlafstörung, Herzrasen und Magenprobleme einstellten. Sie hatte gehofft, dass ihre Ängste eines Tages von allein verschwinden und sich die Symptome erübrigen würden. Einen Zusam-

(1) Saadi, Hundertundeine Geschichte aus dem Rosengarten, a.a.O., S. 56 - 58

menhang zwischen ihren Ängsten und den körperlichen Beschwerden hatte sie bisher für sich ausgeschlossen. Auf Anraten einer Freundin entschloss sich die Arzthelferin zu einer Psychotherapie. Es fiel ihr sehr schwer, sich einzugestehen, dass sie nicht allein mit ihren Ängsten klar kam. Nach außen hin machte die Pat. einen sehr selbstbewussten kompetenten Eindruck, lächelte stets sehr freundlich, so dass sie den Eindruck erweckte, sie würde keine Probleme haben und käme mit dem Leben zu Recht. Im Erstgespräch bemerkte, dass es ihr sehr peinlich war, die Hilfe eines Therapeuten in Anspruch zu nehmen. Ein paar mal machte sie die Äußerung: „Eigentlich bin ich sehr zufrieden mit meinem Leben. Ich habe eine Arbeit, Geld, ein eigenes Haus, nette erwachsene Kinder, einfühlsame Freundinnen, mit dem Partner geht es gerade noch. Meine Mutter ist gut versorgt und kommt mit ihrem Leben einigermaßen zurecht. Ich verstehe meine Ängste überhaupt nicht." Sie beschrieb, dass sie sich von ihrem Mann wegen seines Egoismus und seiner mangelnden Einfühlsamkeit gegenüber der Familie getrennt hätte. Er sei eher mit seiner Arbeit verheiratet, habe viel Zeit und Energie dafür verwandt und seine eigene Familie sei permanent zu kurz gekommen. Irgendwann habe sie die Konsequenz gezogen und sich zur Trennung entschlossen, weil sie den ewigen Streit mit ihrem Mann um mehr Zeit und Aufmerksamkeit für die Familie leid gewesen sei. Nach der Trennung entfernte sich der Mann auch von seinen Kindern, nach dem Motto „Aus dem Auge aus dem Sinn" und kümmerte sich kaum mehr um sie. Nach einer kurzen Bekanntschaft mit einem anderen Mann musste sie leider feststellen, dass er genauso egoistisch strukturiert war. Sie trennte sich von ihm und lebte einige Jahre ohne Partner, kümmerte sich um die Kinder bis sie aus dem Gröbsten waren. Seit einigen Monaten lebe sie wieder mit einem Mann zusammen, von dem sie nicht recht wisse, was sie von ihm halten solle. Er sei eigenartig, rede kaum und benehme sich wie ein unbeholfener Junge, obwohl er schon Mitte 50 sei. Da es ihr in ihrem Alter immer schwerer falle allein zu leben, versuche sie es aber mit ihm auszuhalten. „Eigentlich halte ich die Zweisamkeit mit ihm mehr aus, als sie zu genießen. Er entpuppt sich auch als nicht beziehungsfähig. Ich muss alles machen und er setzt sich ins gemachte Nest."

Zum besseren Verstehen ihrer Lebenssituation und Stärkung ihrer Selbstreflexion gab ich ihr die orientalische Geschichte „der Wanderer" zum Lesen.(1) Ich bat sie, diese Geschichte zu Hause in Ruhe durchzulesen und einige Zeilen dazu zu schreiben. Sie solle sich dabei auf ihre Lebenssituation beziehen. Eine Woche später berichtete sie: „Nun bin ich die Wanderin und möchte hiermit meine Lasten, die an mir hängen und mir das Leben schwer machen mit Ihnen besprechen und schauen, ob Sie es auch so sehen." Sie fuhr fort, dass sie sich von ihrer Mutter ganz subtil vereinnahmt fühle. Sie würde sie kontrollieren und ihr ein schlechtes Gewissen einreden, so dass sie sich stets für ihre Mutter verantwortlich fühle. Die täglichen Anrufe und lange Gespräche mit der Mutter würden sie nerven und sie in ihrem Alltagsleben einschränken. Sie müsse sich stets nach Besuchen bei der Mutter zurückmelden, was

---

(1) Die Geschichte ist aus dem Fall des Lehrers mit seiner Angst vor der Sexualität mit seiner Frau bekannt, vgl. IV.9 der Arbeit

diese zum Anlass nähme, wieder eine Stunde lang mit ihr zu telefonieren. Ihre erwachsene Tochter würde ebenso an ihr hängen und andauernd ihre Hilfe in Anspruch nehmen, ohne auf sie und ihre Zeit Rücksicht zu nehmen. Gegenüber dem Partner fühle sie sich auch verantwortlich. Er lasse sich von vorne bis hinten von ihr bedienen. Sein einziges Hobby sei Fernsehen in ihrem Beisein, ohne dabei ein Wort mit ihr auszutauschen. Ihr Gesprächsbedürfnis mit ihm würde als Störungen empfunden und mit einem kränkenden Gestöhne abgeschmettert. „...ich bin in meinem sozialen Umfeld von Menschen umgeben, die sich von mir bedienen lassen und ich mache das Spiel wehrlos und aktiv mit", resümiert die Pat. Ihre Ausführungen bejahte ich mit Nachdruck und fragte ich sie, ob sie an dieser Stelle die Botschaft ihrer unerklärbaren Ängste verstehen würde. Die Pat. antwortete: „Meine Ängste wollen mir seit längerer Zeit sagen, dass ich *NEINSAGEN* lernen muss, gegenüber diesen ganzen sozialen Ausnutzungen und Engpässen und ich ignoriere diese Botschaft. Ich muss mich mehr abgrenzen und mehr auf meine eigenen Bedürfnisse, Gefühle und Belange achten. Ich darf meine Mutter nicht mehr so oft mit meinen überbetonten Dienstleistungen verwöhnen, damit sie in ihrem Alter mehr Selbstständigkeit lernt, anstatt sich von mir abhängig zu machen. Auch gegenüber meiner Tochter muss ich eine gesunde Distanz halten, um ihre Eigenständigkeit zu fördern, um mich auf mein Leben konzentrieren zu können. Mit meinem Partner muss ich eine offene Aussprache führen und ihm vermitteln, dass ich diese Form von Zusammenleben nicht mehr will." Nach diesem Gespräch begann die Pat. die herausgearbeiteten Therapieziele und Botschaften ihrer Ängste in die Praxis umzusetzen.

Ihr Partner tat sich mit einer positiven, wirklich partnerschaftlichen Veränderung schwer, so dass sich die Pat. von ihm trennte. Einige Monate später lernte sie, dieses Mal unter bewusster Wahrnehmung, einen Mann kennen, der ihren Vorstellungen von einem Partner entsprach. Sie ging die Beziehung ein, nicht weil sie nicht allein sein konnte, sondern weil er bereit war, sich partnerschaftlich in die Beziehung einzubringen.

Es gelang ihr auch, die Beziehung zu ihrer Mutter und Tochter unabhängiger und autonomer zu gestalten und sich somit aus der veralteten Rolle zu lösen.

### VI.16 Die Verkäuferin mit der Angst vorm Autofahren

Eines Tages kam eine junge 26jährige Frau zu mir, die als Einzelhandelskauffrau in einem großen Supermarkt arbeitete und klagte über ihre Ängste, die sie in allen Lebenslagen behindern und ihre Bewegungsmöglichkeiten enorm einschränken würden. Am liebsten würde sie zu Hause sitzen, alle zu sich kommen und sich von ihren nahen Angehörigen (Ehemann, Eltern, Schwester) überall hinbringen lassen. Ihrem Mann gehe langsam die Geduld aus, da er sie überall hin bringen müsse, wenn sie kein Auto mehr fahren könne. Sie traue ihrer Fahrkompetenz nicht mehr und habe Angst, die Kontrolle über ihr Auto zu verlieren und durch Hyperventilation (Panikatmung) im Auto

bewusstlos zu werden, mit der Folge eines bösen Unfalls. Sie könne auch nicht allein zu Hause sein, keine Treppe dort steigen und nicht allein irgendwo hingehen. Überall müsse sie einen Begleiter haben. Diese Angstzustände minderten ihre Lebensfreude und -qualität.
Sie fühle sich depressiv, genervt, gereizt, habe Beklemmungsempfindungen im Brustkorb.
Zeitweise beschäftige sie sich mit Gedanken des Ausscheidens aus dem Leben. Am Arbeitsplatz hingegen sei sie die fröhlichste und best gelaunteste, fühle sich wohl und habe keine Bewegungseinschränkungen. „...ich verstehe meine Ängste nicht, habe zusätzliche Ängste, eines Tages verrückt zu werden, ...mein Magen verkrampft sich so, überall im Körper habe ich Verspannungen, das Herzrasen macht mir Sorgen um meine Gesundheit, ich schwitze viel, insbesondere wenn ich in den typischen Angstsituationen stehe. Ich mag mich in solchen Situationen nicht mehr."
Die Pat. wirkte sehr haltlos, verzweifelt und deprimiert. „Ich habe bis jetzt versucht meine Ängste vor allen Menschen zu verheimlichen, außer vor meinem Mann und meinen Eltern, die mich immer gefahren haben. Aber ich kann diese Ängste nicht länger hinterm Berg halten. Es muss anders werden. Ich fühle mich wie ein kleines Kind und werde auch so behandelt und beschimpft. Ich halte meine momentane Situation nicht mehr aus und brauche Hilfe."
Pat. schilderte ferner, dass sie sehr eifersüchtig auf ihren Mann geworden sei und damit ihre Ehe gefährde. Sie fühle sich in ihrer Haut sehr unwohl und klein, nasche, wo immer sie könne und neige zum Überessen, so dass ihre Figur nicht mehr nach ihrer Vorstellung aussähe.
Bei der Pat. stellte sich eine sehr komplizierte Ansammlung von Ängsten heraus, so dass sie sich kaum einen Überblick über die Zusammenhänge ihrer Ängste und körperlichen Beschwerden zu verschaffen vermochte.
Ich habe sie in den nachfolgenden Sitzungen gebeten, über ihre Eltern zu sprechen, was sie für Menschen sind und wie sie mit ihren Kindern früher und heute umgegangen sind bzw. umgehen würden. Nach der Beschreibung der Pat. sind die Eltern einfache Bauern, die immer viel gearbeitet haben und stets dafür sorgten, dass die Kinder -zwei Töchter und ein Sohn- materiell gut versorgt sind. Die Mutter beschrieb die Pat. als gefühlsreserviert, sehr verwöhnend, unsicher und ängstlich im sozialen Umgang mit allen Menschen, zurückhaltend und stets dem Ehemann zu Dienste stehend. Neben ihrer alltäglichen Arbeit im Stall und Haushalt, hatte sie immer Angst um die Kinder und ihre Bedürfnisse, war stets bemüht, den Kindern jegliche Aufgabe abzunehmen, so dass sie nicht lernen brauchten, ihre täglichen Aufgaben eigenständig zu erledigen. Die Kinder sind, nach Schilderung der Pat., sehr lange als Kind „gehalten" worden und somit in allen psychosozialen Belangen und Situationen unsicher. Der Vater kümmerte sich kaum um die Erziehung der Kinder, er sei ein sehr introvertierter Mensch, der seiner Arbeit nachging und den Kindern auch nichts zutraute und stets herumkritisierte. In der Beschreibung ihrer Kindheit erzählte die Pat. weiter, dass sie über eine lange Zeit bis hinein in das junge Erwachsenenalter die Rolle als Kasper bzw. „smiley girl" gespielt habe, um ihre persönliche Unsicherheit zu überspielen. Am Arbeitsplatz sei sie in

dieser Rolle vollkommen akzeptiert und sorge stets für eine gute kollegiale Stimmung, werde von allen sehr gelobt und anerkannt. Sie habe aber nicht immer Lust, diese Rolle zu spielen. Die Pat. schilderte ferner, dass ihr Mann und ihre Eltern sie in dieser Rolle kaum mehr ernst nähmen und sie mit ihren sarkastischen Äußerungen ärgern. Diesen Umgang mit sich wolle sie nicht länger hinnehmen. In diesem Moment der Genervtheit habe ich sie gefragt, ob sie die Symbolik ihrer Ängste verstehen würde. Spontan antwortete sie: „Ich muss lernen, erwachsen zu werden und die Kasperrolle abgeben. Diese Botschaft ist mir bewusst geworden, während ich meine Lebensgeschichte erzählte. Mir ist aber der Weg zum Erwachsenwerden nicht klar. Ich brauche eine therapeutische Begleitung, um diesen Weg zu gehen.“
Der Pat. habe ich unterstützende Literatur zum Selbststudium zu Hause empfohlen und sie gebeten, ein Tagebuch zu führen, in dem sie täglich notiert, auf welche, zunächst kleine Abhängigkeiten in der Beziehung zu ihr nahe stehenden Menschen, sie verzichten möchte. Sie begann, wie sie es selbst nannte, aufzuräumen und mit einer gesunden Menge Mut, Selbstkritik zu üben, in dem sie sich vornahm, ihre wirkliche und gewünschte Rolle bei den Eltern, ihrem Mann, ihren Freundinnen und Nachbarn sowie an ihrem Arbeitsplatz gegenüber Kollegen und Kolleginnen zu finden und in allen Situationen auf die Bequemlichkeiten zu verzichten, an die sie sich sehr gewöhnt hatte. Sie schrieb auf, was sie an ihren Verhaltensweisen, Haltungen und Gedanken störte und welche sie sich stattdessen lieber aneignen möchte.
Zur Unterstützung erhielt sie folgende Geschichte.

*Der weiße Elefant*

*Ein orientalischer König schenkte einem Kalifen einen weißen Elefanten. Der Kalif war hoch erfreut über dieses wunderbare Geschenk und sah täglich nach dem Elefanten. Eines Tages dachte er, wie schön es doch wäre, wenn der Elefant das Sprechen lernen würde, dann könnte er sich auch mit ihm unterhalten. Er rief alle Wesire seines Hofes zusammen und fragte sie: „Wer von Euch kann dem Elefanten das Sprechen beibringen?" Die Wesire schauten sich an und schüttelten die Köpfe, einer nach dem anderen, und murmelten vor sich hin, wer je schon so etwas erlebt habe, dass ein Elefant das Sprechen lernen könne. Ein junger Wesir trat jedoch vor den Kalifen und sprach:*
*„Ich will dem Elefanten das Sprechen beibringen, gib mir dazu 2 Jahre Zeit."*
*Der Kalif war über diese Antwort sehr glücklich und belohnte den Wesir reich. Die anderen jedoch fragten ihn: „Wie kannst Du nur so etwas dummes machen? Jedermann weiß doch, dass Elefanten nicht sprechen lernen können!" „Ja, das ist richtig", antwortete der junge Wesir, „doch warum sollte ich dem Kalifen nicht den Gefallen tun? Ich habe mir 2 Jahre Zeit auserbeten, wer weiß, was in dieser Zeit alles geschieht!*
*Der Elefant kann sterben. Der Tod kann den Teppich des Lebens unseres erhabenen Kalifen zusammenrollen und wegtragen und das gleiche kann auch mir geschehen."* (1)

Die therapeutische Unterstützung hinsichtlich der situativen Ermutigung, Wertschätzung ihrer guten persönlichen Eigenschaften und positiven Deutung der Lebenssituationen gaben ihr mehr Stabilität, Selbstsicherheit sowie ein verbessertes Selbstwertgefühl, um sich

(1) Nossrat Peseschkian, Psychosomatik und Positive Psychotherapie, a.a.O., S.242

eine eigene Lebensvorstellung in den unterschiedlichen Situationen zu erarbeiten und dadurch an Zufriedenheit für sich selbst zu gewinnen. (1) Teilweise musste sie Konflikte mit ihren Eltern ausfechten, um ihre Position klarzustellen, auf einige Freundinnen bzw. Bekannte verzichten, die ihr nicht gut taten, ihren Mann und seine Gewohnheiten toleranter behandeln, anstatt sich kindlich, gekränkt zurückzuziehen. Zu guter letzt gelang es ihr, am Arbeitsplatz eine offenere und eigen bestimmte Rolle zu finden.
Irgendwann kam die Pat. allein mit ihrem eigenen neuen Auto zu einer der letzten Sitzungen und tat damit ihre letzte freie Handlung kund, als angstfreie Autofahrerin mit einem überaus stolzem Gefühl. So wollte sie mir, nach dem Motto „Geteilte Freude ist die doppelte Freude" auch eine große Freude bereiten, was sie äußerst erfolgreich schaffte.
Ihre positive, persönliche und reife Entwicklung führte dazu, dass sie von ihrem Chef mit einer höheren Aufgabe im Supermarkt betraut wurde, die sie nach einer kurzen Zeit mit Bravour beherrschte.

## VI.17 Die Frau mit der Angst vor der Zukunft und den Krankheiten

Es kam eine 30jährige junge Mutter zu mir zur Therapie und bat mich um Hilfe. Den Weg zu mir hatte sie auf Empfehlung einer Freundin, die vor einigen Jahren meine therapeutische Hilfe in Anspruch genommen hatte, gefunden.
Die Pat. wirkte sehr unruhig und machte einen traumatisierten Eindruck. Ihre Beschwerden beschrieb sie wie folgt: Herzrasen, innere Unruhe, Durchfall, Schwindelgefühle Konzentrationsprobleme, Kreislaufschwierigkeiten, Verspannungen im gesamten Körper. Sie leide insbesonders an Depressionen und Angstzuständen und fühle sich verfolgt. Zur ersten Sitzung kam sie in Begleitung ihrer 5jährigen kleinen Tochter, die sie nirgendwo unterbringen konnte. Sie schilderte, dass sie seit ca. einem Jahr von ihrem gleichaltrigen Mann geschlagen werde, da er mit der ehelichen Sexualität unzufrieden sei. Er sei arbeitslos und wolle täglich mehrere Male mit ihr schlafen. Kam sie seinem ständigen Bedürfnis nicht nach oder äußert Unlust, so wurde er wütend, schlug sie und zwang sie zum Beischlaf. Teilweise machte sie mit, um Ruhe zu haben, da sie zur Miete wohnten und sie keinen Ärger mit Nachbarn haben wollte. Teilweise wehrte sie sich dagegen. In diesem Fall gab er ihr einige Ohrfeigen, knallte die Haustür zu und besuchte die ganze Nacht über Bordelle und befriedigte sich dort. Damit habe sie mittlerweile keine Probleme mehr, da sie auf jeden Fall ihre Ruhe fände. Die Pat. berichtete, dass sie seit ca. einem ¾ Jahr unter Ängsten leidet. Sie habe stets das Gefühl von ihrem Mann verfolgt zu werden. Er sei überall präsent und wolle sie zum Sex „bequatschen". Außerdem leide sie unter der Angst durch eine schlimme Krankheit ihr Leben zu verlieren, wodurch ihre kleine Tochter die einzige Bezugsperson verlieren würde. Ihre Tochter und sie haben eine sehr innige Beziehung zueinander. Die Tochter begann ebenfalls fürchterlich zu weinen, wenn ihr Vater anfing, die Mutter zu schlagen. Sie hatte auch mittlerweile Ängste entwickelt

(1) u.a. erhielt sie den Literaturhinweis Nina Larisch-Haider, Von der Kunst, sich selbst zu lieben, Berlin 2004

und konnte nachts kaum schlafen, litt unter Bettnässen, war morgens unausgeschlafen und ging müde zum Kindergarten.
Die Pat. beschrieb, dass sie inzwischen sehr traurig und hilflos sei, jedoch nicht mehr weinen könne, da sie dafür zu erschöpft sei, außerdem müsse sie für ihre Tochter noch stark sein. Ich sicherte ihr jegliche Hilfe zu, um ihrer tragischen Krise zu entkommen.
Um sie etwas zu stärken habe ich in der ersten Sitzung eine Entspannungs- und Kräftigungsübung mit ihr gemacht. Meine Frau, die mein Büro organisiert und führt, brachte ihr anschließend eine Tasse Tee, die sie sehr dankbar annahm. Nach einigen Sitzungen hatte ich den Eindruck, dass die Pat. meine Frau und mich zu ihren heimlichen Adoptiveltern erklärt hatte und große Hoffnung auf die therapeutische Hilfe legte.
In der zweiten Therapiesitzung habe sich sie gebeten, etwas über ihr Elternhaus zu erzählen, um ihre Biographie und Persönlichkeitsentwicklung kennen zu lernen und sie auf bestimmte entscheidende Ereignisse aufmerksam zu machen.
Diese Aufmerksamkeit ist für die weitere therapeutische Arbeit in der Gegenwart von großer Bedeutung. Da die Pat. die Möglichkeit hat, sich und ihre Gegenwart durch die bewusste Betrachtung der Vergangenheit besser zu verstehen. Sigmund Freud, der Vater der Psychoanalyse, sagt: „Wer seine Vergangenheit nicht aufarbeitet, ist gezwungen, sie in der Gegenwart und der Zukunft zu wiederholen." (1)
Die Patientin schilderte, dass sie als Einzelkind in einer aus der Türkei stammenden Familie aufgewachsen ist. Der Vater ist Baggerfahrer und die Mutter Hausfrau. Die Eltern haben sich vor sieben Jahren getrennt, da ihr Vater ständig Affären mit anderen Frauen hatte. Ihre Mutter hatte aus diesem Grund Depressionen bekommen, da sie an der Situation nichts ändern konnte. Nach der Trennung heiratete der Vater eine bedeutend jüngere Frau aus seinem Dorf in der Türkei. Die Mutter lebt allein, leidet unter ihrer Depression und hielt sich mit Hilfe der Betreuung ihrer Tochter (Pat.) und den verordneten Medikamenten über Wasser. Eine partnerschaftliche Beziehung wolle sie nicht mehr.
Durch näheres Befragen konnte sich die Pat. verschwommen an sexuelle Handlungen ihres Vaters erinnern, da sie als Kind oft wegen Schmerzen in Genital- und Analbereichen klagte und deswegen beim Arzt gewesen sei. Ihren Erinnerungen nach können Vater, Mutter und sie in der Mitte des Ehebettes konstruiert werden, wobei der Vater sich fest an sie drückte und sich bewegte, was sie nicht verstand und sie in Angst und Verlegenheit versetzte. Später hörte sie oft Streitigkeiten der Eltern über Sexualität, weil der Vater sie wollte und die Mutter sie ablehnte. Die Pat. kann sich in der Pubertät an sehr laute Auseinandersetzungen der Eltern zum Thema Sexualität erinnern, die ihr Schamgefühle und Hilflosigkeit bereiteten.
Durch die Fokussierung ihrer Lebensgeschichte wurde ihr bewusst, dass sie mittlerweile das gleiche Schicksal getroffen hatte wie ihre Mutter. „Meine Eltern sind beide krank und unfähig zum Leben und nehmen mich und meine Hilfen in Anspruch, um mit ihrem Leben

---

(1) Dieser Auffassung schließe ich mich, sowohl aus eigener Erfahrung als auch der in meiner Tätigkeit als Psychotherapeut, an.

einigermaßen klarzukommen. Und ich fühle mich gegenüber ihnen schuldig, kann nicht nein sagen, das belastet mich sehr."

Patientin berichtete weiter, dass sie seit sechs Jahren verheiratet sei. Sie hatte ihren Realschulabschluss gemacht und wollte eine Ausbildung absolvieren. Ihr Vater habe sie mit einem Urlaub in die Türkei gelockt und ihr dort den Pass abgenommen. Sie würde den Pass erst wiederbekommen, wenn sie den Mann, den der Vater für sie vorgesehen hatte, heiraten würde. Sie brauche keine Berufsausbildung. Sie solle eine Familie gründen. Dieses sei ihr zweites Trauma gewesen. Sie habe sich ausgeliefert gefühlt und bis heute ohnmächtig.

Ich setzte mich mit dem Ehemann in Verbindung und bat ihn um ein Gespräch, dem er bereitwillig nachkam. Im Gespräch mit ihm habe ich sehr bald festgestellt, dass er unter einer wahnhaften Sexsucht litt, wovon er sich nicht abbringen ließ. Er erarbeitete Verbesserungsvorschläge hinsichtlich des Umgangs mit seiner Frau, versprach, sie umzusetzen, brach diese allerdings bereits nach kurzer Zeit mit Rückfällen in alten Verhaltensmustern.

Ich habe der Pat. meine typische Frage gestellt, ob sie die positive Botschaft ihrer Ängste in diesem Moment verstehen würde. Zuvor hatte ich ihr vermittelt, dass Ängste zwar unangenehme Gefühle und Empfindungen verursachen, aber auch immer eine positive Botschaft in sich tragen würden. Diese Sichtweise hatte die Pat. durch ständige Wiederholung ansatzweise verinnerlicht. Sie antwortete : „Wenn ich ehrlich bin, muss ich mich von diesem sehr kranken Mann trennen. Ich muss mich auch weniger um meinen Vater kümmern. Meine Mutter möchte ich nach wie vor unterstützen, damit sie selbstständiger wird. Vor allem bin ich jetzt an der Reihe, mich um mich zu kümmern." Darauf hin habe ich die Pat. gebeten, sich ihr Vorhaben aufzuschreiben, damit wir in der Therapie Ziel für Ziel verfolgen könnten. Die Pat. machte sich präzise Pläne und begann als Erstes mit dem Projekt der Trennung. Mit Hilfe einer Freundin nutzte die Pat. eine Reise ihres Mannes in der Türkei und besorgte für sich und ihre Tochter eine Wohnung. Sie mobilisierte ihren Freundeskreis, auf sie Acht zu geben, um eventuelle Übergriffe ihres Mannes abzuwehren. Bei Belästigungen von ihm sollte auch gegebenenfalls die Polizei eingeschaltet werden. Die Pat. hatte bei dieser Entscheidung große Gewissensbisse. Ihr Mann hatte die Fähigkeit, sich sehr schnell in eine Opferrolle zu begeben, so dass sie sich um ihn Sorgen machte.

An dieser Stelle habe ich die Pat. an ihre Ängste vor Verfolgung und schlimme Krankheiten erinnert und sie gebeten, zu versuchen diese positiv zu entschlüsseln und sich auf ihre eigene Befindlichkeit und persönlichen Zukunftspläne zu konzentrieren, anstatt wie in ihrem Elternhaus geprägt, um die Belange anderer. Die Pat. entschlüsselte ihre Verfolgungsangst vor ihrem Mann als ein für ihn ständiges sexuelles zur Verfügung stehen, die finanzielle Abhängigkeit zu ihm und den Verzicht auf Eigenständigkeit. „Seine ständigen Bordellbesuche können Geschlechtskrankheiten oder AIDS mit ins Haus bringen und mich beim Sex infizieren. Dadurch kann ich mein Leben riskieren. Meine Ängste sind also meine besten Freundinnen, die mir sagen, dass ich mich möglichst schnell von diesem Mann, der für mich eine Gefahr ist, trenne. Ich muss unabhängig werden lernen, sowohl von der Last

der Eltern als auch von diesem problematischen Mann." Ich habe sie bei ihrer sehr treffenden positiven Entschlüsselung ihrer Ängste bestätigt.
Mit Hilfe weiterer therapeutischen Unterstützungen im Sinne der Selbstsicherheit und durch den Beistand ihrer Freundinnen, gelang es der Pat., sich von ihrem Mann zu trennen. Es ist ihr ferner gelungen, sich von ihren Eltern besser abzugrenzen. Die situative Ermutigung der Patientin ermöglichte ihr, eine Ausbildung zur Bürokauffrau zu beginnen und diese konzentriert und engagiert voranzutreiben. Mittlerweile hat sie ein distanziertes Verhältnis zu ihrem geschiedenen Mann entwickeln können, so dass sein gelegentlicher Besuch seiner Tochter sie nicht mehr ängstigt. Die Patientin hat sich sehr gut stabilisiert. Gegenüber ihrem Vater konnte sie sich schrittweise besser abgrenzen. Die körperlichen Symptome sind weitgehend zurückgegangen. Sie hat an Wertschätzung ihrer Person und mehr Selbstwertgefühl gewonnen. Es ihr gelungen, ihren eigenen Lebensplänen zu vertrauen und sich nicht länger von ihren problematischen Angehörigen verunsichern zu lassen.
Zum Abschluss ihrer Therapie wählte die Pat. die nachfolgende Geschichte, weil sie, wie sie sagte, von der Grausamkeit und Gerechtigkeit im Leben erzählt, wie sie sie auch erlebt hatte und von dem Weg, dessen Ende man am Anfang nicht kennt.

*Krise als Chance*

*Es wird erzählt, wie ein liebender Mann durch lange Jahre hindurch unter den Qualen der Trennung von der Geliebten gelitten hatte und vom Feuer des Fernseins verzehrt ward. Durch die Gewalt der Liebe wurde sein Herz der Geduld bar und sein Körper des Lebens müde. Leben ohne sie schien ihm Blendwerk, und die Zeit begann, ihn zu verzehren. Wie viele Tage verbrachte er ruhelos, in Sehsucht nach ihr, und in wie vielen Nächten floh ihn der Schlaf in seinem Schmerz nach ihr. So wurde sein Körper zum Seufzer, und die Wundheit seines Herzens machte ihn zum Wehlaut. Vergebens hätte er tausend Leben verschenkt, um nur einen Tropfen vom Wein ihrer Gegenwart zu kosten, aber es gelang ihm nicht. Kein Arzt vermochte ihn zu heilen, und seine Nähe wurde von den Freunden gemieden. Ärzte kennen kein Mittel, um Liebe zu heilen, nur die Hand der Geliebten vermag ihm zu helfen. Schließlich trieb der Baum seiner Sehnsucht die Frucht der Verzweiflung, und das Feuer seiner Hoffnung erstarb in der Asche, so daß er eines Abends lebensmüde sein Haus verließ und die Straße hinauszog. Plötzlich gewahrte er, wie ihn eine Nachtwache verfolgte. Er versuchte zu fliehen, doch die Wache eilte ihm nach, und es wurden ihrer viele, so daß ihm am Ende jeder Ausweg verstellt war. Gehetzt schrie er auf, lief ohne Ziel hin und her und stöhnte: „Gewiss ist diese Wache Izrail, mein Engel des Todes, daß sie sich so eilt, mich zu packen, oder es ist ein Menschenschinder, der nach mir greift." So kam dieser weidwunde Liebende mit Füßen, die liefen, und einem Herzen, das ächzte, bis an die Mauer eines Gartens, die er mit größter Mühe erklomm. Aber oben angelangt, erkannte er ihre schwindelnde Höhe und stürzte sich, sein Leben nicht achtend, hinab in den Garten.*
*Doch siehe, welch ein Anblick! Dort war seine Geliebte, eine Lampe in der Hand, einen Ring suchend, den sie verloren hatte. Und als er, der sein Herz verloren, sie, die es ihm geraubt hatte, ansah, entrang sich ihm ein Seufzer der Erlösung und er rief, die*

*Hände zum Himmel erhoben: „O Gott, gib der Wache Ruhm, Reichtum und langes Leben, denn sicher war sie der Engel Gabriel, der mich geführt hat, oder Izrafil, der Engel des Lebens, der mich, den Gequälten, erquickte."*
*Dieser Mann hatte recht, denn wieviel Gerechtigkeit und Erbarmen waren in der scheinbaren Grausamkeit jener Wache verborgen! In ihrem Grimm hatte sie den in der Wüste der Liebe verdursteten zum Meere der Geliebten geführt und die Finsternis der Trennung durch das Licht des Wiedersehens vertrieben. Sie hatten den Entfernten in den Garten der Nähe und die leidende Seele zum Arzt des Herzens geleitet.* (1)

## VI.18 Die Auszubildende mit Angst- und Panikattacken am Arbeitsplatz

Eine 17jährige Frau kam in Begleitung ihres Vaters in meine Praxis und suchte psychotherapeutische Hilfe. Sie wirkte stark traumatisiert, verängstigt und angespannt, weinte und zitterte am gesamten Körper hyperventilierte fast, während sie über ihr Problem sprach. Die Pat. war als Schülerin in der Altenpflegeausbildung in einem Ausbildungskrankenhaus tätig. Sie schilderte ihre Beschwerden wie folgt: Angstzustände (Todesangst) Schlafstörung, Herzrasen, innere Unruhe und Magenkrämpfe. Die Symptome habe sie seit ca. sechs Wochen und seither habe sie ihre Ausbildung nicht weiter verfolgen können und sie nun abgebrochen. Durch ihren Hausarzt erfolgte bis auf Weiteres die Krankschreibung.
Sie schilderte, dass sie vor sechs Wochen, während ihres Dienstes im Krankenhaus auf die dringende Hilfe einer alten Patientin aufmerksam wurde, der sie zur Hilfe eilte. Die alte Frau habe kaum sprechen können und habe ihre Hand fest gehalten. Nachdem sie einige nur schwer verständliche Sätze formuliert hatte und immer noch ihre Hand festdrückte, machte sie ihre letzten Atmzüge und starb. Die junge Frau machte in diesem Moment *hautnah* ihre erste Todeserfahrung mit einem Menschen, ganz allein und unvorbereitet am Bett ihrer zu betreuenden Patientin. Sie hatte während der Zeit vielfach laut um die Hilfe anderer Kolleginnen gebeten, aber keine sei gekommen. Nach einigen Minuten sei eine Kollegin gekommen, habe die Ernsthaftigkeit der Lage bemerkt und die weitere Betreuung der alten verstorbenen Frau übernommen. Die Patientin, die traumatisiert war, ließ sich von ihrer Mutter abholen und meldete sich seit dieser Erfahrung krank. Sie wurde von ihrem Hausarzt mit einer IMAP-Injektion als angstlösende Soforthilfe versorgt. Die Pat. sprach über ihre Ängste vor dem Krankenhaus und ihrer Ausbildung und hatte stets das Bild der alten Frau vor Augen, die ihr in ihren letzten Atemzügen zu geflüstert hatte, am liebsten würde sie sie mitnehmen, um nicht so allein zu sein. Diese in der Hilflosigkeit und Angst formulierten Äußerungen der alten Frau lösten in meiner Pat. eine Todesangst mit begleitender massiver Schlafstörung aus.
Ich signalisierte ihr, dass sie mit Hilfe der Therapie es sehr schnell

(1) Aus den Baha`i-Schriften, in: Nossrat Peseschkian Das Geheimnis des Samenkorns, a.a.O., S. 131f.

schaffen würde, aus diesem Trauma herauszukommen und es kein Grund zur ernsthaften Sorge gäbe.
Diese Äußerung beruhigte die Pat. und ich vereinbarte weitere Sitzungen in einen zwei- bis dreitägigen Abstand, um sie in ihrer Not der Todesangstpanik intensiv aufzufangen.
Die Pat. war in einem behüteten Elternhaus und Umfeld aufgewachsen, in dem alle Probleme negiert wurden. Nach außen hin musste immer ein zufriedenes und intaktes Bild abgeliefert werden. Die Eltern besprachen ihre Probleme nicht offen miteinander oder mit den Kindern. Oft habe sie Spannungen in der Familie gespürt, die sie jedoch nicht genauer benennen konnte. Spiritualität und Themen wie Sterben und Tod hatten im Elternhaus kaum einen Platz gefunden. Diese Themen wurden aus dem Familienleben ausgeklammert. Zu Beerdigungen gingen die Eltern mit verkrampfter Haltung, ohne anschließend über die Trauerfeier zu sprechen. Erst nach ihrem Realschulabschluss in ihrer Ausbildung im Krankenhaus sei sie mit einigen Konflikten konfrontiert worden, die sie überforderten. Der Todesfall der alten Frau habe sie direkt und massiv mit dem Ernst des Lebens konfrontiert und ihre innere Welt erschüttert. Sie beschrieb ferner, dass sie diese Konfliktsituationen überhaupt nicht gewohnt sei und daher überfordert reagiere. Ich fragte sie, ob sie im Medizinbereich den Sinn der Impfung verstehe. Sie bejahte. Weiter fragte ich sie, ob sie wisse, was der Inhalt der Impfstoffe sei. Sie antwortete: „Es sind geschwächte oder getötete Krankheitserreger, um die weißen Blutkörperchen zur Abwehr des Körpers zu trainieren bzw. zu stärken.“ Dann habe ich sie gebeten, diese Kenntnis als angehende Altenpflegerin auf ihre psychosoziale Krise zu übertragen und damit ihre Krise positiv und neu zu beschreiben. Sie überlegte einige Sekunden und meinte: „Ich soll durch diese Krise lernen, mich mit dem Tod bewusster auseinanderzusetzen wie in der Erzählung vom Todesengel, da ich in Zukunft als angehende Altenpflegerin öfters damit konfrontiert sein werde. Außerdem soll ich mich bei Konflikten mit meinen Kolleginnen und Kollegen nicht zurückziehen und alles persönlich nehmen, sondern lernen mich damit auseinanderzusetzen.“

*Die Signale des Todesengels*

*Ein Mann hatte mit dem Todesengel Freundschaft geschlossen.*
*Eines Tages sagte er zu dem Todesengel: „Du erfolgreicher aller Zeiten: wohin du auch gehst, du kommst immer zum Ziel. Ich habe eine Bitte an dich: Sage mir rechtzeitig Bescheid, bevor du mich abholst." Der Todesengel stimmte zu.*
*Eines Tages kam er zu seinem Freund und sagte: "Morgen werde ich dich abholen." „Das kann nicht dein ernst sein," sagte der Mann, „du hast mir doch versprochen, mir rechtzeitig Bescheid zu geben." Da antwortete der Todesengel: „Ich habe dir sehr viele Zeichen gegeben, aber du hast nie meine Signale verstanden:*
*Als dein Vater starb, wußtest du es nicht zu deuten; als deine Mutter starb, hörtest du nicht auf diese Botschaft; als ich deinen Schwager, deine Nachbarn und deinen Freund nacheinander abholte, hast du die Augen verschlossen...Komm morgen mit mir!"*
*Als der Engel den Freund am nächsten Tag abholte, und in den Himmel führte, zeigte er ihm Scharen von verstorbenen Menschen, die laut riefen: "Warum hast du uns nicht*

*rechtzeitig Bescheid gesagt? Wir hätten vorher doch noch so viel erledigen können!" "Du siehst nun," sagte der Todesengel, "wie die Menschen mit meinen Signalen umgehen!"* (1)

Ich habe sie für ihre unerfahrene, aber gut verlaufene Todesbegleitung der alten Frau bewundert und bereitete sie in den darauf folgenden Sitzungen auf ähnliche Situationen vor, die sie professioneller überwinden lernen konnte. Dabei habe ich die Methode des Rollenspiels angewandt, in dem ich mich als sterbender Pat. anbot und sie ihre letzte traumatisierende Erfahrung im Krankenhaus durchleben ließ. Der Pat. gelang es, sich innerhalb weniger Stunden aus ihrem Trauma zu erholen und ihre Ängste als positive Botschaft der Auseinandersetzung mit dem Thema Tod und Sterben verstehen zu lernen und somit ihre Ausbildung doch weiter fortzusetzen.

## VI.19 Der Bankkaufmann mit der Angst vorm Herzinfarkt

Ein 32jähriger Bankkaufmann wurde von seinem Hausarzt wegen akuter Angst und Depression an mich überwiesen. Im Erstgespräch wirkte der junge Mann sehr niedergeschlagen und verzweifelt, angespannt am gesamten Körper. Er berichtete, dass er seit einigen Wochen an innerer Unruhe, Schlafstörung, Rastlosigkeit, Herzrasen und Atembeschwerden leide. Oftmals träume er von einem Absturz in ein tiefes Loch und er könne sich an keinem Hindernis festhalten. Dabei habe er panische Angst und das Gefühl, ihm bliebe das Herz stehen. Er verstehe diese Angst nicht. Tagsüber habe er manchmal auch diese Panik und er müsse leichte Beruhigungsmittel zu sich nehmen, um sich auf seine Arbeit zu konzentrieren. Die Beschwerden und Ängste kenne er seit einem guten halben Jahr.
Nach seiner partnerschaftlichen und familiären Situation befragt, erzählte er, dass er einen einjährigen Sohn habe und gemeinsam mit seiner Frau eine glückliche Ehe führe. Seine Eltern seien schon seit einigen Jahren verstorben und mit seinen neun Geschwistern habe er eine mehr oder weniger tragfähige Beziehung, „...man liebt sich nicht, aber man bekämpft sich auch nicht."
Als ich ihn nach seinen Arbeitsbedingungen fragte, wurde er unruhig und rot im Gesicht, so als würde er unter einem enormen Druck stehen. Er schilderte, dass er bis vor einem halben Jahr als Filialenleiter einer Bank sehr erfolgreich und zufrieden gearbeitet habe. Es gab keine Beschwerden seitens der Vorgesetzten, eher wurde er wegen seiner Führungsqualität und seines guten Umgangs mit den Kunden mehrfach von oben anerkennend gelobt. Einer seiner Vorgesetzten habe ihm dann in der Zentralfiliale eine verantwortungsvollere Stelle organisiert und ihn dort hin berufen. Diese Stelle wurde ihm auch mit einer höheren Bezahlung versprochen. Mit der Entscheidung, in die Hauptfiliale zu kommen, habe er sich etwas schwer getan, zu dem er mit seinem Posten als Filialenleiter sehr zufrieden war. Er traf die Entscheidung für die Stelle

(1) Nossrat Peseschkian, Das Geheimnis des Samenkorns, a.a.O, S.266f.

in der Hauptstelle der Bank an seinem Wohnort , zu mal ihm weitere höhere Karrieremöglichkeiten in Aussicht gestellt worden waren.
Da er ein Haus gebaut hatte, konnte er die Gehaltserhöhung durch die neue Stelle gut gebrauchen. Nach einigen Wochen des Wechsels in die neue Tätigkeit wurde jedoch seine Stelle in der Hauptfiliale eingespart und er wurde auf eine niedrigere Stelle versetzt.
Wegen der schlechten Finanzlage der Bank wurde ihm nun die Aussicht auf eine bessere Karriere versagt. Eine Rückkehr in seine alte Filialenleiterstelle war nicht möglich, da sie bereits mit einem anderen Kollegen besetzt worden war. Der Pat. musste sich mit einer für ihn unbefriedigend stellenden Position in der Hauptfiliale zufrieden geben. Er hatte kaum konkrete Aufgaben, sondern musste alles, was andere Kollege nicht geschafft hatten, bearbeiten. Hier begann für ihn, nach seiner Beschreibung, das Grübeln über seine weitere berufliche Zukunft, während zeitgleich die Unzufriedenheit in ihm anstieg. Gleichzeitig traten nun morgendliche Übelkeit, Schwindelgefühle mit Unruhe und Widerwillen zum morgendlichen Aufstehen auf.
Zahlreiche hausärztliche Behandlungen mit medikamentöser Unterstützung halfen nicht. Der Pat. fühlte sich nicht im Stande, einen Zusammenhang zwischen seinen Konflikten am Arbeitsplatz und seinen Beschwerden psychosomatischer Natur herzustellen. Er wurde letztlich durch den Hausarzt wegen Arbeitsunfähigkeit krank geschrieben.
Er machte sich viele Sorgen um seine Arbeitsstelle und entwickelte Ängste, aufgrund seines Krankheitszustandes diese zu verlieren. Der innere Druck stieg beim Patienten immer mehr an, mit der Folge akuter Schlafstörung.
In seiner akuten Gesundheitssituation empfahl ich ihm, mindestens drei mal in der Woche ein Fitnessstudio zu besuchen, um dort mit Hilfe verschiedener Geräte seinen Stress körperlich abzubauen. Seinerseits schlug er vor, an den Wochenenden lange Spaziergänge mit seiner Frau und dem Sohn zu machen.
Von mir erhielt der Pat. zwei Termine pro Woche, um ihn in seiner Not therapeutische Unterstützung anzubieten.
Nachdem ich in zwei Therapiesitzungen ausreichend Informationen über den Patienten und sein Umfeld gesammelt hatte, sagte ich zu ihm, dass er nach meinem Eindruck einen heftigen und gerechten Widerstand gegenüber dem gegenwärtigen Arbeitsverhältnis leiste. Sein Widerstand habe aber eine symptomatische Form und ich fragte ihn, ob er meinen Eindruck verstehen könne. „Nicht ganz“, antwortete er.
Ich fragte ihn, ob er gelernt habe, sich zu wehren, wenn ihm Unrecht geschähe. Er verneinte. „Warum wehren Sie sich nicht?“, fragte ich ihn. „Weil ich Angst habe, bestraft zu werden. Mein Vater war Alkoholiker und schlug uns immer, wenn wir ihm Widerworte gaben.“ „Also haben Sie gelernt, alles hinunterzuschlucken.“ Was er bejahte.
An dieser Stelle erklärte ich ihm, dass die Psychologie davon ausgehe, dass die Unterdrückung von Wut, Unzufriedenheit, Ungerechtigkeit etc., wie er sie im Elternhaus gelernt hatte, im Unterbewusstsein zu seelischen (Angst, Depression) und körperlichen (Schlafstörung, Herzrasen, Rückenverspannung) Beschwerden führen würde.
Diese Symptome aus dem Unbewussten sagen: „Ich will mit mir nicht so umgehen lassen!“ Nach dieser Erläuterung wurde der Patient

nachdenklich und konnte langsam seine Beschwerden und ihre positiven Botschaften besser verstehen lernen. „Also will mir meine Angst sagen, ich soll mich zu Wehr setzen und mir diesen Umgang vom Vorgesetzten nicht länger gefallen lassen."
Durch eine sechswöchige Krankschreibung gelang es dem Patienten, sich mit Hilfe der therapeutischen Unterstützung so weit zu stabilisieren, dass er sich in Ruhe Möglichkeiten wegen seiner fehlgeschlagenen Forderung nach einem zufrieden stellenden Arbeitsverhältnis überlegen konnte. Mit Hilfe des Personalrats sprach er mit seinem Vorgesetzten über seinen Konflikt. Auf diese Weise konnte er nach ca. fünf Monaten der Verhandlung, eine neue Filiale als Leiter erhalten und seine frühere Tätigkeit wieder aufnehmen. Der Pat. war durch seine berufliche Krise und deren Aufarbeitung gestärkt über sich hinausgewachsen und es gelang ihm, noch selbstsicherer und erfolgreicher seine Filialentätigkeit auszuüben. Zum Abschluss sagte der Pat., er fühle sich wie der Tagelöhner in der Geschichte.

*Das Glück des Tagelöhners*

*Es war einmal ein armer Tagelöhner, der lebte glücklich und zufrieden mit seiner Frau und seinen Kindern in einem kleinen Haus am Rande des großen Waldes. Er fällte Bäume, hackte Holz und schnitt Bretter zu, und so verdiente er sein tägliches Brot. Es war eine schwere, mühsame Arbeit, viel Schweiß für wenig Geld, und doch klang am Abend meist Lachen und Singen aus dem kleinen Haus, so dass die Leute sich verwunderten. Auch der König, der oft auf dem Weg zum Schloss an der Hütte des Tagelöhners vorbeikam, hörte das Singen und Lachen. Erst war er verwundert, dann war er verärgert, endlich war er ganz empört: "Was haben Tagelöhner zum Lachen?" Und er schickte seine Soldaten zum Haus des Tagelöhners.*
*"Höre, Holzhacker", sagte der Hauptmann, "dies befiehlt dir unser Herr, der König: Liefere fünfzig Säcke mit Sägemehl bis zum Morgengrauen, und kannst du das nicht, so seid ihr alle des Todes, du, deine Frau und deine Kinder!"*
*Der Tagelöhner erschrak. "Fünfzig Sack Sägemehl! In einer Nacht! Das kann kein Mensch schaffen. Ach, nun sind wir verloren." Seine Frau aber tröstete ihn und sprach: "Mein Lieber, wir haben es doch ein gutes Leben gehabt. Wir hatten uns und unsere Kinder, wir hatten unsere Freunde und Freude genug. Die Säcke können wir doch nicht bis zum Morgen füllen. Also lass uns in dieser Nacht noch einmal unser glückliches Leben feiern, mit unseren Kindern und Freunden. So, wie wir es gehabt haben, wollen wir auch dem Tod entgegengehen!"*
*Und sie riefen ihre Kinder herbei, und luden ihre Freunde ein, und sie feierten in dieser Nacht noch einmal ein Fest, sangen und lachten und waren glücklich bis zum Morgengrauen. Dann schliefen die Kinder ein, und die Gäste gingen, einer nach dem anderen, und dann war der Tagelöhner allein mit seiner Frau. Schweigend standen sie am Fenster und warteten auf den Morgen. Und als sie sahen, wie sich der Himmel rötete, da überfiel sie die Traurigkeit.*
*"Nun ist es aus mit uns", sagte die Frau, "ach, es ist schwer, das Leben zu lassen, wenn es so glücklich war." - "Lass gut sein", sagte der Mann, "es ist doch besser, dankbar für all unser Glück zu sterben als weiterzuleben in ständiger Angst und Traurigkeit."*

*Da klopfte es an der Tür. „Das werden die Männer des Königs sein," sagte der Tagelöhner. Noch einmal umarmte er seine Frau, dann machte er die Tür weit auf. Draußen stand der Hauptmann des Königs. Zögernd trat er ein, und lange schwieg er. "Höre, Holzhacker", sagte er dann, "schneide zwölf Eichenbretter für einen Sarg. In dieser Nacht ist der König gestorben."* (1)

## VI.20 Der krebskranke Verwaltungsbeamte mit der Angst vorm Tod

Ein 60jähriger Verwaltungsangestellter wurde von seinem Hausarzt mit akuten Angstzuständen und Depressionen an mich überwiesen. Der Pat. entwickelte panische Ängste nach einem Lungenkrebs. In einer schweren Operation hatte die Hälfte seines rechten Lungenflügels entfernt werden müssen. Um eventuelle Metastasenbildungen zu verhindern, bekam er nach seiner Lungenoperation regelmäßige Bestrahlungen.
Aufgrund seiner Krebserkrankung und der schweren Operation war er in den vorzeitigen Ruhestand versetzt worden, um ihn zu schonen und ihm Ruhe und Zeit für eine Genesung zu geben.
Zum Zeitpunkt des Therapiebeginns litt er neben seinen vitalen Ängsten an innerer Unruhe, Schlafstörung, Rastlosigkeit, Herzrasen, Gereiztheit und Verlust des Lebenssinns.
Im Erstgespräch machte der Pat. einen sehr deprimierten und verängstigten Eindruck. Er schien sichtbar hoffnungslos zu sein und war sehr mit sich beschäftigt, so dass alles andere um ihn herum kaum interessierte. Insbesondere war der Pat. mit seiner tiefen Trauer und der Enttäuschung über seine Gesundheit befasst, womit er ausdrücklich überfordert schien und benötigte daher professionelle Hilfe.
Der Pat. schilderte, dass er eigentlich keine Angst und Depressionen in seinem Leben kenne, daher verstehe er sich selbst nicht mehr und vor allem die Angstzustände nicht. Seine Ängste würden ihn nerven und er wolle sie nicht haben, könne sie aber nicht mehr wegdrängen.
Auf meine Bitte der Beschreibung seiner Lebensgeschichte stellte sich heraus, dass er vom Elternhaus her zu einem korrekten, perfekten, zuverlässigen und gewissenhaften Mensch geprägt worden war. Alles musste seine Ordnung haben, nachvollziehbar und planbar sein. Unregelmäßigkeiten konnte der Pat. nicht aushalten bzw. integrieren. Sie bereiteten ihm große Unruhe und eine Weltuntergangsstimmung. „...ich kann nicht ab, wenn Gäste nicht pünktlich sind, oder wenn andere sich nicht an bestehende soziale Regeln halten bzw. wenn Arbeiten nicht korrekt geleistet werden... ." Nach seiner Darstellung hat sich der Pat. immer massiv über jeden Autofahrer geärgert, der die Verkehrsregeln nicht vorschriftsmäßig einhielt. Auf diese Weise war er sehr oft angespannt und unzufrieden, verbittert und schlecht gelaunt.
Ich fragte ihn nach dem Sinn des Lebens und seine spirituelle Orientierung, seine Einstellung über den Tod und das Leben danach.
Diese Fragen überraschten ihn sehr, denn sie waren für ihn sehr fremd.

(1) Das armenische Märchen erhielt ich von einer Kollegin für meine Geschichtensammlung geschenkt. Quelle unbekannt.

Er antwortete, dass er sich über diese Fragen noch keine ernsthaften Gedanken gemacht habe. Um diese Themen habe er immer einen großen Bogen gezogen. So habe er den Tod seiner Eltern nach seiner Auffassung noch nicht richtig verarbeitet. Er habe ihn einfach hingenommen. Jedes Jahr um den Todestag seiner Eltern im Spätherbst bzw. Weihnachten sei er immer sehr aufgewühlt und depressiv. Am liebsten würde er diese Tage allein ohne Menschen verbringen und mit keinem Kontakt haben. Im Elternhaus sei über so was nie geredet, sondern mit absolutem Schweigen belegt worden.
Nach einigen Sitzungen zu seiner Lebensgeschichte stellte ich dem Pat. meine typische Frage, ob er den Sinn seiner Ängste und Depressionen verstehe und ob er die Zusammenhänge zwischen seinen Symptomen und seiner Lebenseinstellung nachvollziehen könne.
Der Pat. hatte, wie viele andere Menschen auch, Probleme, Verbindungen zwischen seiner Lebenseinstellung und seinen Beschwerden herzustellen und wirkte dabei sehr hilflos.
Er fragte mich, wie die Psychologie diese Verbindung herzustellen versuche. Mit Hilfe des Flipcharts stellte ich ihm folgendes entwicklungspsychologisches Modell der vier Vorbilddimensionen aus der Sicht der Positiven Psychotherapie vor: (1)

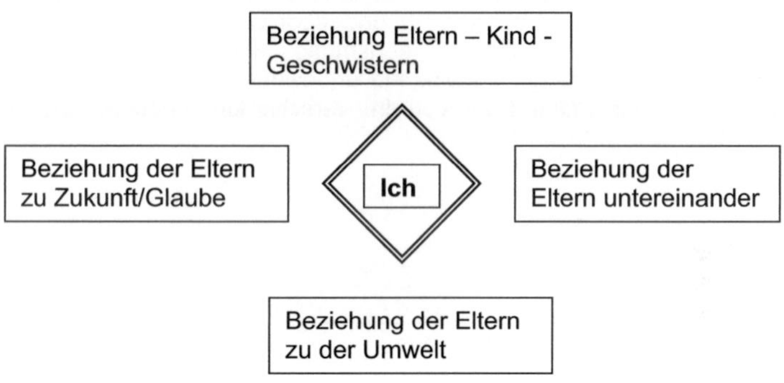


Vier Vorbilddimensionen der Positiven Psychotherapie

Nach dem Modell der vier Vorbilddimensionen von Prof. Dr. Peseschkian wird der Umgang eines Menschen mit sich selbst durch den Umgang der Eltern mit ihm beeinflusst. Wenn Eltern oder ein Teil der Eltern bzw. Erziehungsberechtigte auf Pünktlichkeit, Ordnung, Gehorsam, Zuverlässigkeit, Leistung und Erfolg bzw. Sparsamkeit und andere Fähigkeiten einen überbetonten oder unterbetonten Wert legen, lernt das Kind, diese Werte unbewusst zu übernehmen. Er geht später ähnlich mit sich und seinem Leben um.

(1) Vgl. Nossrat Peseschkian, Positive Familientherapie. Aus der Praxis einer Behandlungsmethode, 5. Aufl.Frankfurt a.M.,1999, S. 107

Peseschkian spricht von einer undifferenziert rebellischen Persönlichkeit. Wenn das Kind eine extrem andere Richtung und Position als die Eltern einschlägt und damit in die völlige Opposition zu ihnen gerät. Hier entwickelt sich der Mensch zu einer rebellierenden Persönlichkeit. Peseschkian geht davon aus, dass es zu einer integrierenden und souveränen Persönlichkeitsentwicklung kommt, wenn seitens der Eltern eine relativierte und ausgewogene Wertevermittlung erfolgt.
Von mumifizierter Persönlichkeit spricht er, wenn die Kinder durch eine strenge einseitige Erwartungshaltung seitens der Eltern keine eigenständige Lebensvorstellung entwickeln und dem Elternhaus gegenüber überloyal bleiben. (1)
Das Kind lernt Beziehungen zu führen am Modell der Beziehung der Eltern, die sie untereinander führen. Ob der Umgang mit gegenseitiger Achtung, Harmonie, Offenheit und Einfühlsamkeit begleitet ist oder in entgegen gesetzter Richtung. Kinder beobachten die Umgangsformen ihrer Eltern sehr genau, auch wenn die Eltern es nicht merken. Sie übernehmen unbewusst -am Modell der Eltern als Vorbilder- deren partnerschaftliche Umgangsformen und wenden diese in ihren eigenen späteren Beziehungen an. Auch die sozialen Beziehungen und ihre Qualitäten prägen die Kinder sehr und geben ihnen Wertevorstellungen über den Umgang mit der Umwelt. Und letztlich prägt die Haltung der Eltern in Bezug auf die Zukunft und Spiritualität die Kinder und ihr Wertesystem entsprechend, so dass die spätere unbewusste Lebenseinstellung der Eltern übernommen oder abgelehnt wird. (2)
Die Gewohnheiten, Normen, Lebensmottos und Umgangsformen im Alltagsleben, die Kinder vorwiegend unbewusst von den Eltern übernehmen, lassen sich in Form von drei verschiedenen Inhalten wie folgt beschrieben:

veraltete Lebenseinstellungen oder Gewohnheiten
korrigierbedürftige Lebenseinstellungen oder Gewohnheiten
taugliche Lebenseinstellungen oder Gewohnheiten

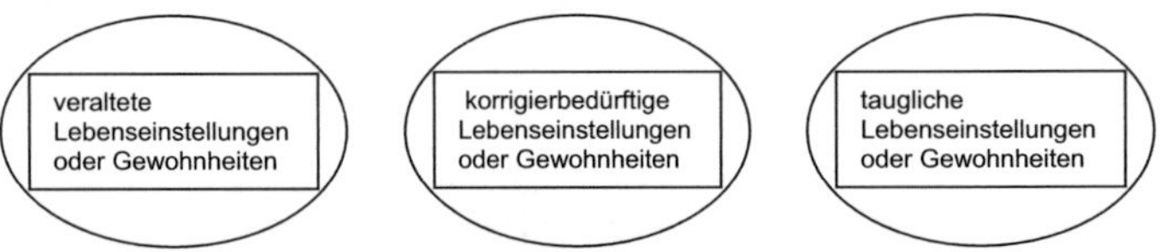

Beschreibung der Lebenseinstellung/Gewohnheiten des Elternhauses (3)

Die Aufgabe eines bewusst lebenden, sich selbst reflektierenden Menschen ist es, bei sich zu beobachten, welche von diesen Einstellungen oder Gewohnheiten aus der Vergangenheit veraltet sind und ausgemustert werden müssen, welche korrigiert und welche weitergelebt bzw. an die eigenen Kinder tradiert werden können. Einigen Menschen gelingt es, diese Aufgabe selbst zu lösen, während manche

(1) Vgl. Nossrat Peseschkian, 33 und eine Form der Partnerschaft. Mit Illustrationen von Liselotte Lang, 12. Aufl. Frankfurt a.M. 2004, S. 152
(2) Vgl. Nossrat Peseschkian, Das Leben ist ein Paradies zu dem wir den Schlüssel finden können, a.a.O., S. 24f., 82f.
(3) Persönliche Aufzeichnung aus den Seminaren von Prof. Dr. N. Peseschkian wähmeiner Ausbildung in Wiesbaden.

eine Begleitung in Form von Therapie, Supervision, Coaching, Beratung oder entsprechende Seminare benötigen. Die Lösung dieser Aufgabe bewegt den Menschen durch Erneuerungsschritte in Richtung seiner Gesundheit.
Nach meinen psychologischen Ausführungen konnte der Pat. mich und meine Fragen besser versehen und vor allem gelang es ihm, seine Ängste, Depressionen und körperliche Beschwerden schrittweise nachzuvollziehen. Er sagte zu mir, „...Sie meinen, meine Ängste und Beschwerden wollen mir mitteilen, ich soll manche extremen Gewohnheiten bei mir korrigieren und vor allem mich mit dem Tod und Sterben auseinandersetzen, anstatt sie zu verdrängen, wie ich es in meinem Leben immer getan habe... ." Ich nickte ihm lächelnd zu und antwortete: „Sie haben vollkommen recht mit Ihrer Analyse." Der Pat. freute sich über meine Rückmeldung und bat mich um weitere Hilfestellungen zur Klärung bzw. Sortierung seiner inneren teilweise noch chaotischen emotionalen Welt. Statt Verdrängen und Verleugnen entschloss sich der Pat. für den Weg der Auseinandersetzung mit den ungeklärten inneren Themen und Konflikten.
In den darauf folgenden Sitzungen half ich dem Pat. bei seinen Schritten zur Relativierung seiner überbetonten persönlichen Eigenschaften wie Pünktlichkeit, Ordnung, Gehorsam, Fleiß/Leistung und Festhalten an veralteten Gewohnheiten. In einigen Sitzungen sprachen wir über das Thema Tod und Sterben. Es gelang ihm, offener mit diesem Thema umzugehen und über den Tod seiner Eltern, seine Trauer und ihr Ausmaß zu sprechen. Vor allem konnte sich der Pat. mit seinem eigenen Tod und seiner gefährliche Krankheit den Lungenkrebs befassen und freier darüber reden.
Ich gab ihm die Geschichte „Noch ein langes Programm" zum Lesen, über die er sehr schmunzelte.

*Noch ein langes Programm*

*Ein Kaufmann hatte hundertfünfzig Kamele, die seine Stoffe trugen, und vierzig Knechte und Diener, die ihm gehorchten. An einem Abend lud er einen Freund (Saadi) zu sich. Die ganze Nacht fand er keine Ruhe und sprach fortwährend über seine Sorgen, Nöte und die Hetze seines Berufes. Er erzählte von seinem Reichtum in Turkestan, sprach von seinen Gütern in Indien, zeigte die Grundbriefe seiner Ländereien und seine Juwelen. "Oh Saadi", seufzte der Kaufmann, „Ich habe nur noch eine Reise vor. Nach dieser Reise will ich mich endlich zu meiner wohlverdienten Ruhe setzen, die ich so ersehne wie nichts anderes auf der Welt. Ich will persischen Schwefel nach China bringen, da ich gehört habe, daß er dort sehr wertvoll sei. Von dort will ich chinesische Vasen nach Rom bringen. Mein Schiff trägt dann römische Stoffe nach Indien, von wo ich indischen Stahl nach Halab bringen will. Von dort will ich Spiegel und Glaswaren in den Yemen exportieren und von dort Samt nach Persien einführen." Mit einem träumerischen Gesichtsausdruck verkündete er dem ungläubig lauschenden Saadi: „Und danach gehört mein Leben der Ruhe, Besinnung und Meditation, dem höchsten Ziel meiner Gedanken."* (1)

(1) Nossrat Peseschkian, Der Kaufmann und der Papagei, a.a.O., S. 125

Zunehmend gelang es ihm, achtsamer auf das Genießen des Lebens in der Gegenwart zu werden und jeden kostbaren Moment bewusster wahrzunehmen, anstatt sich mit anderen Themen herumzuärgern. Der Pat. kaufte sich als positives Ergebnis der Gespräche ein Wohnmobil und begann gemeinsam mit seiner Frau, Deutschland zu bereisen. Sein neues Lebensmotto, so teilte er mir mit laute fortan: „Lebensqualität statt Lebensqual."

## VI.21 Die Apothekenhelferin mit der Angst vor Küchenmessern

Eine 34jährige Apothekenhelferin wandte sich an mich und bat wegen ihrer Angstzustände um psychotherapeutische Hilfe. Sie kam auf dringende Empfehlung einer Freundin, die sich ernsthafte Sorgen um sie machte. Sie schilderte, dass sie seit einem dreiviertel Jahr beim Anblick eines Küchenmessers Mordimpulse empfinde und parallel dazu intensive Ängste entwickle, irgendjemandem -insbesondere ihren Ehemann- tödlich verletze. „Ich fürchte, dass ich entweder mir oder meinem Mann oder irgendjemandem, der sich bei uns in der Wohnung gerade aufhält, was Böses antue. Ich bekomme bei diesen Impulsen Kreislaufbeschwerden, Schwindelgefühle und habe den Drang, aus der Wohnung zu flüchten. Über mich und meine Gedanken bin ich ganz schön erschrocken. Ich schäme mich für diese Gedanken, die mich zu diesen Taten drängen wollen. Dabei bin ich eine sehr friedlich und Harmonie liebende Person. Ich bekomme auch häufig Angst vor mir selbst."

Mit diesen Äußerungen beschrieb die Pat. ihre verzweifelte Situation und wirke dabei sehr unsicher, hilflos, angespannt, nervös. Sie wolle, dass ihr so schnell wie möglich geholfen werde, bevor sie sich und andere mit ihren Gedanken und dem Messer gefährde. Das Entsetzen über ihre Gedanken war bei der Pat. so groß, dass sie eine tiefe Trauer in sich spürte und teilweise mit Weinkrämpfen reagierte.

Sie hielt sich bislang für sehr friedvoll, hilfsbereit, höflich, rücksichtsvoll und einfühlsam. Daher war sie von sich selbst sehr enttäuscht und verstand sich und ihre Gedanken nicht mehr.

Ich sicherte ihr zu, dass wir gemeinsam ihre Probleme lösen könnten, wenn sie ausreichend Geduld mitbringe. Mit einigen orientalischen Weisheiten, wie *„Geduld bringt Rosen und Ungeduld bringt Neurosen", ...durch Geduld werden saure Trauben zu Rosinen",...* oder *„nach ausreichend Geduld ist der Sieg an der Reihe",* bemühte ich mich, sie in ihrer Hoffnung und Geduld zu unterstützen und trug ihr auf, diese Sprüche aufzuschreiben und täglich einige Male einen Blick auf sie zu werfen und sie mental zu wiederholen. Auch solle sie Geschichten und Lebensweisheiten, die Geduld zum Thema hätten, sammeln und in die nächste Sitzung mitbringen.

Zum Abbau ihrer Anspannung gab ich ihr für den nächsten Termin eine Atementspannungs-CD zur täglichen Übung mit.

Ich erklärte ihr, dass ich ihr helfen werde, die Bedeutung ihrer Ängste positiv zu entschlüsseln und sie in absehbarer Zeit ihre Ängste verstehen könne. Die Pat. wirkte beruhigt und gefasst.

Zur darauf folgenden Sitzung kam die Pat. deutlich ruhiger und präsentierte mir voller Stolz ihre gesamten „Hausaufgaben". Ihr Gesichtsausdruck war nicht mehr so erschrocken, geängstigt und hilflos. Vielmehr interessierte sie sich für die Bedeutung ihrer Ängste. Sie erzählte, dass sie in der letzten Woche einige Male wieder die Ängste vorm Messer gehabt hatte, die sie aber etwas besser unter Kontrolle halten konnte, da sie sich auf unseren Termin und dessen Ergebnis freute. Sie war sehr neugierig auf die Bedeutung ihrer Ängste und entwickelte sich zu einer Forscherin ihrer inneren unbewussten Welt. Ich bat sie nun das Messer, wovor sie Ängste entwickelte, zu definieren.

„Ein Werkzeug, ein Instrument", antwortete sie. „Was für ein Instrument?", fragte ich sie. „Ein Schneideinstrument", beschrieb sie weiter.

„Also kann man mit anderen Worten sagen, ein aggressives Instrument!", antwortete ich ihr. „Ja, stimmt. Es kann ein mörderisches Instrument sein", erwiderte sie.

Ich habe sie darauf hin gefragt, ob sie es sich erlauben würde aggressiv oder wütend zu sein.

„Nein. Nie! ich bin in meinem Leben noch nie wütend gewesen. Ich kenne diese Gefühle nicht." Die Frage, ob sie ihre Eltern jemals wütend erlebt habe, verneinte sie ebenfalls.

„Meine Eltern (Bauern) haben immer leise gesprochen, harmonisch gelebt und wir kennen in der Familie keine Wut oder Aggressionen. Meine Eltern haben immer gesagt, wer schreit, laut ist und wütend ist, hat unrecht!"

Ich fragte sie, ob sie in ihrem Alltag Wut oder Ärger erlebe. „Nein!", antwortete sie, „ich kenne diese Gefühle nicht!"

In diesem Moment habe ich sie gebeten zum nächsten Termin, sich bewusster zu beobachten und aufzuschreiben, welche Situationen sie ärgerlich oder wütend machen können.

Zum nächsten Termin erschien sie mit den gemachten „Hausaufgaben". Sie beschrieb, dass sie zwar nicht wütend gewesen sei, aber sie habe bei sich beobachtet, dass ihr die Arbeitsweise ihres Mannes (Landmaschinenvertreter) nicht passe und dass sie jedes Mal, wenn er abends spät von den Kunden nach Hause komme, sie Angstzustände und Atembeschwerden habe. Sie möge in diesem Moment nicht in die Küche gehen und bitte ihren Mann, das Abendbrot aus der Küche ins Wohnzimmer zu bringen. Bei ihrem Chef sei es manchmal auch so und auch wenn ihre Mutter sich in ihren Alltag einmische.

An dieser Stelle erzählte ich der Pat. von den unbewussten Verarbeitungsprozesse, Aggressionen und körperlichen Beschwerden seelischer Ursachen, der Psychosomatik. Ich erklärte, dass Wut, Ärger und Proteste in ihrem Elternhaus zu verpönten Umgangsformen und menschlichen Gefühlen gehörten und sie gelernt habe, diese zu unterdrücken. Durch die Unterdrückung dieser natürlichen und wichtigen Gefühle würden andere Formen der Verarbeitung im Unterbewusstsein entstehen. Eine Form der Verarbeitung sei die Angst, eine weitere die der diversen körperlichen Beschwerden. Zu weiteren Formen gehörten Depressionen und bizarre Phantasien, die durch ihre Symbolik einer Entschlüsselung bedürften. Auch innere seelische Abwehrmechanismen gehörten zur Herstellung vom psychischen Gleichgewicht. Sie

könnten durch einseitige Inanspruchnahme selbst zum inneren sowie zwischenmenschlichen Konflikt werden. Zu den sehr häufig unbewusst angewandten Abwehrmechanismen würden die Projektion gehören. Sie bedeutet, dass der Mensch bestimmte Eigenschaften, die er bei sich ablehnt auf andere Menschen, Situationen, Tiere oder Gegenstände bzw. Zeiten übertrage, sprich projiziert.
Die Pat. hörte sehr aufmerksam zu und fragte: „Meinen Sie, dass ich meine eigene Wut auf das Messer übertrage und das Messer gar keine Schuld an dieser Angelegenheit hat?" Ich bejahte die Frage der Pat. und führte fort. „Wenn Sie Ihre Wut auf Ihren Mann, weil er immer zu spät nach Hause kommt oder die Wut auf andere Personen wie z.B. ihre Eltern unterdrücken, da Sie sie nicht haben dürfen, bekommen Sie vor dem Messer Angst, da es Sie an Ihre stets unterdrückte Wut erinnert. Eigentlich wünschen Sie sich, Ihrem Mann, Ihrer Mutter, Ihrem Chef richtig mal die Meinung und die dazugehörenden Gefühle zu sagen." Die Pat. schmunzelte an dieser Stelle und antwortete: „Das würde ich mal richtig gern tun. Jetzt verstehe ich die Botschaft meiner Ängste vor dem Messer. Es will mir sagen, ich soll meine Wut wahrnehmen und ihr Raum zum Ausleben geben." Ich nickte ihr zu, lächelte sie dabei an und sagte ihr meinen herzlichen Glückwunsch zu ihrer Erkenntnis. Die Pat. wirkte sehr erleichtert, nachdem sie ihre Ängste verstehen und sie einordnen konnte. Die weiteren Sitzungen dienten dem Erlernen des angemessenen Umgangs mit der Wut und Aggression sowie dem Ärger und der Unzufriedenheit in der Beziehung zu den Mitmenschen. Die therapeutische Begleitung half der Pat., diese Gefühle als notwendige menschliche Qualitäten anzunehmen, in sich zu integrieren und somit durch langsame Schritte den täglichen Umgang damit zu finden.

## VI.22 Die Bürokauffrau mit der Angst vor engen Räumen

Eine 30jährige Bürokauffrau meldete sich in meiner Praxis und bat um psychotherapeutische Hilfe. Ihr Psychiater überwies sie an mich wegen Angst in kleinen Räumen bzw. in großen Menschenansammlungen.
Sie klagte darüber hinaus über Kopfschmerzen und Verspannungen im Nacken-, Schulter-, Rückenbereich sowie Herzrasen und Schwindelgefühl.
Im Erstgespräch machte sie einen sehr zurückhaltenden, unsicheren und übervorsichtigen Eindruck. Körperlich wirkte sie angespannt und nervös. Ansonsten empfand ich die Pat. sehr kooperativ und offen.
In der Beschreibung ihrer Lebensgeschichte erwähnte sie, dass sie als Einzelkind aufgewachsen ist. Beide Elternteile waren dominant, besonders der Vater, der dazu neigte, ihr vieles abzunehmen, so dass sie nicht lernen konnte, ihre Belange, Bedürfnisse und Grenzen selbst zu spüren und eine eigenständige und entsprechende Entscheidung für sich zu treffen. Nach ihrer Heirat war sie aus dem Elternhaus ausgezogen und nahm mit ihrem Mann, dort wo beide eine Arbeitsstelle gefunden hatten, eine gemeinsame Wohnung. Der Abstand vom Elternhaus betrug einige hundert Kilometer. Obwohl sie mit ihrem Leben insgesamt sehr zufrieden ist, entwickelten sich in engen Räumen bzw. an Plätzen,

wo sich viele Menschen versammelten, Angst. Sie konnte ihre Ängste überhaupt nicht verstehen. „Wir sind glücklich verheiratet, haben beide Arbeit, genügend Geld einen guten Lebensstandard und um uns herum nette Freunde. Uns fehlt nichts. Kinder wollen wir beide nicht, so dass ich eigentlich keinen Grund zur Angst habe."
Die Pat. wirkte in ihrem Zustand verzweifelt und ratlos.
Im weiteren Verlauf der Therapiegespräche habe ich sie gebeten, eine typische Situation zu schildern, in der sie Ängste spüre. Sie beschrieb einen Restaurants- oder Kneipenbesuch, in dem sie mitten im Geschehen, wenn alle gut gelaunt sind, erzählen und trinken immer stiller werde, sich zurückziehe und langsam Ängste entwickle, so dass sie sich, so peinlich wie es ihr sei, von der Gruppe verabschieden und nach Hause gehen müsse. Auch fühle sie sich inmitten von Menschenmengen unwohl und müsse entweder die Situation verlassen oder sich am den Rand der Menge aufhalten, um sich Fluchtwege zu sichern, für den Fall, dass sie von ihren Ängsten überfallen würde. „Meine Ängste schränken mich in meinen sozialen Kontakten erheblich ein. Ich will einmal in Ruhe in einem Lokal lange sitzen bleiben, ohne von meinen Ängsten heimgesucht zu werden. Mein Mann nimmt mich bald nicht mehr ernst. Ich habe auch versucht, länger in einem Lokal zu bleiben, um meine Ängste positiv zu provozieren. Das half aber nicht. Ich bekam danach Übelkeit und Panik und musste spätestens dann das Lokal verlassen."
Nach ihren Ausführungen über ihre Ängste fragte ich sie, wie sie im Elternhaus die sozialen Kontakte der Eltern erlebt habe bzw. wie Lokalbesuche seitens der Eltern gehandhabt wurden. Sie beschrieb, dass ihre Eltern sich nicht gut verstanden hätten. Es gab viel Spannung und Streit. Daher klappte es mit Besuchen nicht, was bei Lokalbesuchen ähnlich war. Außerdem hieß es immer: „Wenn du reden willst, muss was vernünftiges heraus kommen und kein Blödsinn." Im Elternhaus selbst sei aber kaum vernünftig miteinander gesprochen worden. Entweder wurde gestritten oder es herrschte Sendepause. Auf meine Frage zur Situation als Einzelkind, das dieser Atmosphäre allein und hilflos ausgesetzt gewesen sei und ihrer Empfindung, antwortete sie: „Es war, wenn ich jetzt so darüber nachdenke, sehr schlimm und anstrengend. Meine Eltern haben sich später von einander getrennt und ich blieb bei meinem Vater. Ich verstand nicht, wie es zu dieser Trennung kam. Man kann doch über Probleme in Ruhe und sachlich reden. Ich habe mich immer für die Beziehung meiner Eltern zu Hause geschämt und war bemüht, dass es nirgendwo heraussickerte. Ich hatte immer Angst mit Freundinnen auszugehen, da ich das Gefühl hatte, sie würden es mitbekommen. Außerdem zählte meine Meinung kaum und ich konnte mich nicht zu meinen eigenen Belangen und Interessen oder Konflikten äußern. Es gab kein Ohr dafür. Meine Eltern hatten genug mit sich selbst zu tun." Während dieser Ausführungen weinte die Pat. bitterlich. Ich habe sie gefragt, ob sie einen Zusammenhang zu ihren Ängsten heute sehe. Sie antwortete: „Bei Freundinnen im Lokal habe ich immer das Gefühl, dass alle miteinander reden, meine Belange interessieren kaum, ich bin unwichtig, so dass ich mich langsam zurückziehe." – „Sie haben also nicht gelernt, Small Talk zu führen über Gott und die Welt und erwarten, dass andere sie in der Kommunikation

abholen. Und wenn das nicht geschieht, fühlen Sie sich gekränkt und werden richtig krank mit Angst, Schwindel, Übelkeit, Herzrasen etc." Sie überlegte einige Minuten und antwortete: „Sie meinen, ich konstruiere die gleichen Verhältnisse wie ich sie im Elternhaus erlebt habe?" Ich bejahte. „Leider haben Sie die Verhältnisse zu Hause, sprich die Umgangsformen Ihrer Eltern mit Ihnen und untereinander, unbewusst sehr geprägt, so dass Sie es selbst nicht merken. In Menschenmengen fühlen Sie sich kaum mehr als ein Individuum, da andere Menschen von Ihnen als wichtiger erlebt werden und Sie kaum existent sind, ja sich sehr klein fühlen."
Die Pat. konnte durch diese Gespräche langsam ihre Ängste und deren Botschaften verstehen lernen. Angeregt durch die Geschichten, die bei mir in der Praxis ausliegen, hatte sie begonnen, nach solchen Ausschau zu halten und brachte zur nächsten Sitzung folgende Geschichte mit:

*Von den drei Fischen*

*In einem Teich lebten drei Fische. Eines Tages blieben auf dem Wehr über ihnen Fischer stehen. „Der Teich ist voller Fische", sagten sie, „wir müssen ihn morgen leer fischen!" Die drei Fische vernahmen das. Der erste wurde nachdenklich, und dann sagte er sich: "Was du heute kannst besorgen, das verschiebe nicht auf morgen!" Noch am selben Tag schwamm er zum Wehr, und durch ein Loch im Wehr floh er in den Bach. Der zweite Fisch zerbrach sich wegen der Reden der Fischer nicht all zu sehr den Kopf. „Der Morgen ist klüger als der Abend", sagte er sich, und erst am nächsten Morgen begann er, das Loch im Wehr zu suchen, doch er fand es nicht mehr, denn die Fischer hatten es verstopft. „Es steht schlecht", sagte sich der Fisch. „Doch es ist noch nicht aller Tage Abend, ich darf nur nicht den Kopf verlieren." Er schwamm an die Oberfläche und ließ sich mit dem Bauch nach oben treiben, als wäre er tot. Als ihn die Fischer sahen, warfen sie ihn ans Ufer, damit ihn die Vögel fressen. Dann senkten sich die Netze in den Teich. Der Fisch schnellte nun herum und sprang in den Bach. Er war gerettet. Der dritte Fisch kümmerte sich überhaupt nicht um die Reden der Fischer. „Es ist bisher irgendwie gegangen, es wird auch irgendwie weitergehen!", sagte er sich solange, bis sich das Netz ganz um ihn zusammengezogen hatte. Und so fingen ihn die Fischer, töteten ihn und verkauften ihn auf dem Markt.* (1)

„Als ich die Geschichte las, habe ich gedacht, du bist einer von den drei Fischen. Einer, der wichtig ist." - „Richtig", folgte ich ihren Gedanken und ergänzte, „aber Sie müssen auch als eine wichtige Person auftreten und sich nicht von anderen diesen Auftritt ermöglichen lassen." – „Genau! Ich glaube, jeder trägt die Verantwortung in der Gruppe für sich selbst und das muss ich noch lernen."
Nachdem die Pat. die Botschaft ihrer Ängste begreifen konnte, setzte sie sich erleichtert das Ziel, die notwendige Kompetenz der Selbstverantwortung im Gruppenleben in den folgenden Therapiesitzungen zu erlernen. Ihre Ängste und körperlichen Beschwerden nahmen immer mehr ab. Die letzten Therapiestunden fanden in Abständen von drei bis Monaten zwecks eines Realitätstrainings statt, ohne dass die vormals

---

(1) Nossrat Peseschkian, Das Geheimnis des Samenkorns, a.a.O., S. 116

belastenden Symptome erneut auftraten. So konnte die Pat. die Therapie zufrieden und stabil beenden.

## VI.23 Die Kassiererin mit der Angst vorm Verrücktwerden

Ein Neurologe überwies an mich eine Pat. zur psychotherapeutischen Behandlung. Die 34jährige einfache Pat. war von ihrem Neurologen medikamentös gut eingestellt worden, so dass sie die Therapie in der ambulanten Praxis fortsetzen konnte. Sie war in den letzten zwei Jahren dreimal psychotisch geworden und musste psychiatrisch behandelt werden.
Gleich zu Beginn fragte mich, die durch ihre Krise und Medikation sehr müde wirkende Pat., was eigentlich eine Psychose sei. Ihr sei oft gesagt worden, dass sie eine habe, aber was Psychose hieße, habe ihr keiner erklärt. Ich erklärte ihr:
„Psychose bedeutet, dass ein Mensch aufgrund seiner psychosozialen Krisensituationen nicht mehr in der Lage ist, eine Lösung für seine Probleme zu finden und deshalb den Bezug zur Realität teilweise oder ganz verliert. Er begibt sich in eine unrealistische Phantasiewelt und versucht für diese Krise entweder dort eine Lösung zu finden oder zumindest einen Schutzraum für sich zu bauen. Auf diese Weise wird die drohende Realität abgewehrt. In der Umgangssprache verwendet man für den Begriff *Psychose* häufig den Begriff *Verrücktsein*. Viele Menschen reagieren darauf mit Angst und Hilflosigkeit."
Meine Darstellung über Psychose erleichterte die Pat., da sie sich eine Überwindung der Psychose vorstellen konnte, wenn sie lernen würde, ihre Krise realistisch zu behandeln. Das Prinzip Hoffnung war in ihr geweckt worden. Bis dahin hatte sie von Psychose die Vorstellung „...einer unheilbaren, schlimmen Krankheit, die nur in die Klapsmühle führt..." und die Menschen bis ans Lebensende gefangen hält.
Nach der Erläuterung bat ich sie, etwas über ihr Elternhaus und ihre partnerschaftliche Beziehung zu erzählen. Zwischendurch versuchte ich sie, in Anbetracht ihrer Müdigkeit, sie alle 15 Minuten zu einer Atemübung einzuladen, um ihre Sauerstoffzufuhr zu erhöhen. (1)
Die Pat. reagierte auf die Atempause sehr motiviert, ermuntert und erzählte weiter. Später schlug sie selbst eine kurze Atemübungspause vor, wenn sie sich nicht mehr konzentrieren konnte.
Sie wuchs in einem sehr einfachen Elternhaus als Einzelkind auf. Ihr herzkranker Vater war verstorben und ihre Mutter lebte mit einem Mann zusammen, der später ihr Stiefvater wurde. Nach ihrer Beschreibung war ihre Mutter immer depressiv und ängstlich gewesen. Sie rauchte

---

(1) Schwere Lebenskrisen reduzieren die Atemfähigkeit. Die Pat. atmen unbewusst immer flacher, so dass sie chronisch unter Sauerstoffmangel leiden, was wiederum die Konzentration und Aufmerksamkeit massiv einschränkt. Antidepressiva reduzieren als Nebenwirkung die Merkfähigkeit sowie die Konzentration. Es ist daher wichtig, in Psychotherapiesitzungen auf die Konzentrationsfähigkeit der Pat. zu achten und gegebenenfalls für eine Atemübung zu sorgen, um die Ermunterung zu erreichen. Manchmal ist es notwendig die Therapiestunde auf eine halbe Einheit zu reduzieren, um diese Pat. nicht in ihrem Zustand zu überfordern.

sehr stark und trank zeitweise sehr heftig. Nachdem ihr neuer Partner ihr wegen des Trinkens gedroht hatte, sie zu verlassen, stellte sie dieses vor einigen Jahren ein.
Über ihre Psychose erzählte sie, ihre Krise habe vor ca. drei Jahren begonnen, als sie einen Mann kennen lernte. Die Mutter habe sich an sie geklammert und wollte, dass sie sich weiter um sie kümmerte. Wegen ihrer massiven Schuldgefühle und Gewissensbisse habe sie ihre Mutter nicht loslassen können. Der Umzug der Pat. in die gemeinsame Wohnung mit dem Partner verschärfte die Krise, so dass ihre Mutter Ablösungsängste bekam und sich die Pat. wegen des Zusammenziehens mit dem Partner Vorwürfe machte.
Als Folge der Vorhaltungen der Mutter und der scheinbaren Ausweglosigkeit war die Pat. zum erstem Mal psychotisch geworden. Die medikamentöse Behandlungen relativierte ihre Krise, so dass sie sich gegenüber den Vorhaltungen der Mutter durchsetzen konnte und in die gemeinsame Wohnung mit dem Partner einzog. Von nun an forderte die Mutter direkt oder indirekt tägliche Besuche ihrer Tochter und deren Partner, der sich jedoch klar gegenüber der angehenden Schwiegermutter abgrenzte und selbst die Häufigkeit und Länge der Besuche bestimmte. Die Pat. hatte das Gefühl in dieser Situation zwischen „zwei Stühlen“ zu stehen und es keinem recht machen zu können. Nun wurde sie zum zweiten Mal psychotisch als Ausdruck der Machtlosigkeit.
Weihnachten, ein halbes Jahr später, wurde die Pat. zum dritten Mal psychotisch, da die Mutter auf einem Weihnachtsbesuch von ihr und ihrem Freund bestand, während dieser seine eigene Mutter besuchen wollte.
Stets fühlte sich die Pat. gezwungen, sich gegenüber der Mutter loyal zu zeigen. Die mangelnde Bereitschaft der Unterordnung des Partners unter den Willen der angehenden Schwiegermutter führte zu einer Abwertung seiner Person und weiteren Spannungen. Die Mutter suggerierte ihr, er sei kein guter Partner für sie und versuchte Zweifel zu säen. Sie solle sich gut überlegen, ob sie mit ihm länger leben und mit ihm Kinder zeugen wolle. Diese intolerante und nicht loslassende Haltung der Mutter brachte die Pat. in die nächste seelischen Krise, die die Pat. in der Psychotherapie lösen wollte.
Ich sagte der Pat., dass ich bei dieser Mutter auch fast verrückt geworden wäre, weil sie ihre Tochter nicht erwachsen werden ließe und stellte zwei Stühle in den Raum mit der Bitte, sie möge zwischen den Stühlen einen Platz für sich zum Sitzen finden. Die Pat. mühte sich redlich, saß einige Sekunden jeweils halbwegs dazwischen und merkte die Anstrengung und innere hin und her Gerissenheit in ihrem Bemühen.
Die folgenden Sitzungen stellten die Lösung dieses Konflikts in ihren Mittelpunkt. Die Pat. erkannte, dass sie zwischen den Stühlen, sprich zwischen ihrer Mutter bzw. ihren Freund „saß“, was sie ängstigte. Eine Entscheidung für eine Seite war bis dato stets mit Liebesentzug und Leid für sie einher gegangen. Eine Lösung hatte sie aber nicht gebracht.
Ich brachte ihr einen dritten Stuhl und bat sie, mit Hilfe des dritten Stuhls die Verbindung zu ihren Angstsymptomen zu finden. Das

therapeutische Hilfsmittel ermöglichte ihr, ihren eigenen Stuhl in Beziehung zu den anderen zu setzen. Sie platzierte ihren Stuhl in die Nähe des Stuhls ihres Partners und setzte sie sich auf ihren Platz. Ich forderte sie auf, ihre Augen zu schließen und nachzufühlen, wie sich ihr Platz in der Beziehung zur Mutter und zum Partner anfühlte. „Ungewohnt, aber freier“, antwortete sie. An dieser Stelle der Therapie gelang es der Pat., den Zusammenhang zwischen ihren Angstsymptomen und den Mutterkonflikten zu erkennen und diese Angst für sich positiv zu entschlüsseln. „...Meine Angst sagt mir, ich soll in der Beziehung zu meiner Mutter und zu meinem Partner meinen eigenen Platz beziehen und nicht eine entweder/oder Entscheidung zu Gunsten irgendeiner Seite treffen.“ Ihr wurde bewusst, dass sie nicht für die alleinige Bedürfnisbefriedigung und Problemlösung ihrer Mutter verantwortlich sei, wenn diese z.B. Probleme mit ihrem zukünftigen Schwiegersohn hatte und sie es nicht schaffen könne, es allen recht zu machen, so wie in der Geschichte.

*Die Schwierigkeit, es allen recht zu machen*

*Ein Vater zog mit seinem Sohn und einem Esel in der Mittagsglut durch die staubigen Gassen von Keshan. Der Vater saß auf dem Esel, den der Junge führte. „Der arme Junge", sagte ein Vorübergehender. „Seine kurzen Beinchen versuchen mit dem Tempo des Esels Schritt zu halten. Wie kann man so faul auf dem Esel herumsitzen, wenn man sieht, daß das kleine Kind sich müde läuft."*

*Der Vater nahm sich dies zu Herzen, stieg hinter der nächsten Ecke ab und ließ den Jungen aufsitzen. Gar nicht lange dauerte es, da erhob schon wieder ein Vorübergehender seine Stimme: „So eine Unverschämtheit. Sitzt doch der kleine Bengel wie ein Sultan auf dem Esel, während sein armer, alter Vater nebenher läuft."*

*Dies schmerzte den Jungen und er bat den Vater, sich hinter ihn auf den Esel zu setzen. „Hat man so etwas schon gesehen?" keifte eine schleierverhangene Frau, „solche Tierquälerei! Dem armen Esel hängt der Rücken durch, und der alte und der junge Nichtsnutz ruhen sich auf ihm aus, als wäre er ein Diwan, die arme Kreatur!"*

*Die Gescholtenen schauten sich an und stiegen beide, ohne ein Wort zu sagen, vom Esel herunter. Kaum waren sie wenige Schritte neben dem Tier hergegangen, machte sich ein Fremder über sie lustig: „So dumm möchte ich nicht sein. Wozu führt ihr denn den Esel spazieren, wenn er nichts leistet, euch keinen Nutzen bringt und noch nicht einmal einen von euch trägt?" Der Vater schob dem Esel eine Hand voll Stroh ins Maul und legte seine Hand auf die Schulter seines Sohnes. „Gleichgültig, was wir machen", sagte er, „es findet sich doch jemand, der damit nicht einverstanden ist. Ich glaube, wir müssen selbst wissen, was wir für richtig halten."* (1)

Die Pat. fühlte sich sehr entlastet und setzte durch, dass sie ihre täglichen „Zwangsbesuche“ auf einmal die Woche und nach ihrem eigenen Bedürfnis einrichtete.

Im weiteren Verlauf der Therapie wurde sie immer selbstbewusster und fröhlicher und konnte sich gegenüber ihrem Partner gut behaupten. Ihre Krisen relativierten sich. Seit über einem Jahr wird die Pat. in großen

---

(1) Nossrat Peseschkian, Der Kaufmann und der Papagei, a.a.O., S. 130

großen Abständen therapeutisch betreut, ohne wieder in eine psychotische Krise geraten zu sein. Sie ist in der Lage, ihre Krisen und Ängste positiv zu entschlüsseln und diese als Entwicklungsschritte zu verstehen. Ihre Mutter hat sich inzwischen an die selbstständige und selbstbewusste Art ihrer Tochter gewöhnt und ihre Bemühungen, sie durch Gewissenskonflikte zu verunsichern, greifen kaum.

## VI.24 Die Seniorin mit der Angst vor dem Verlust des Ehemannes

Eine 60jährige Frau meldete sich mit der Angst, ihren Mann zu verlieren und allein ihr restliches Leben bestreiten zu müssen, zur Therapie. Schlaflosigkeit, innere Unruhe, Herzrasen, Bluthochdruck zählten nach ihrer Beschreibung zu den Begleitsymptomen ihrer Angst. Vor etwa drei Monaten, beobachtete die Pat. ihren Ehemann bei einem Telefongespräch mit einer Frau. In diesem Moment sei für sie die Welt zusammengebrochen und sie reagiere seither mit Angstsymptomen und den bereits genannten körperlichen Beschwerden.
Ihr bereits im Ruhestand befindliche Mann hatte sich, wie sich später herausstellte, mit einer Mitpatientin aus der Kur über die gegenseitige Befindlichkeiten unterhalten, da sie seit einiger Zeit nichts mehr von einander gehört hatten. Der Mann hatte die besagten Telefongespräche immer in Abwesenheit seiner Frau geführt, um sie nicht zu beunruhigen. Als Grund gab der Ehemann an, dass er sich sehr gut mit der ehemaligen Mitpatientin unterhalten konnte. Die Pat. entwickelte eine panische Angst, dass ihr Mann sie bald verlassen und sich mit seiner Bekannten zusammen tun würde und sie ihr restliches Leben allein leben müsse.
Meine Frage, ob sie auch solche Gespräche mit ihrem Mann über seine Befindlichkeit oder Gott und die Welt führen würde, verneinte sie mit dem Hinweis: „Wir haben für solche Gespräche keine Zeit, da wir tagsüber mit unseren Aufgaben beschäftigt sind. Ich muss mich um meine 88jährige Mutter kümmern, die allein lebt, was mich viel Zeit kostet. Der Haushalt muss auch irgendwie gemacht werden. Außerdem wohnt meine Tochter gleich nebenan und sie braucht mich oft zur Betreuung ihrer kleinen Kinder, da sie berufstätig ist und mit ihrem Mann abends oder am Wochenende manchmal etwas unternimmt."
Ich habe die Äußerungen der Pat. hinsichtlich ihres Zeitmanagements auf die Tafel im Gesprächsraum hintereinander notiert und sie gefragt, ob sie eigentlich für sich und ihren Mann Zeit hätte. In diesem Moment wurde ihr bewusst, dass sie sich darüber keine Gedanken gemacht hatte, aber auch nicht darüber, dass ihr Mann eventuell das Bedürfnis hat, mit ihr zu reden. Die Betreuung der Mutter und ihrer Enkelkinder ließen keinen Raum für sich selbst und ihre Beziehung zum Ehemann. Die Pat. verstand den Sinn ihrer Angst im neuen Überdenken ihrer überbetonten familiären Verpflichtungen. „Meine Angst bedeutet, ich soll die Aufmerksamkeit auf mein eigenes Leben mit meinem Mann lenken." Das Begreifen der Angst wirkte auf die Pat. beruhigend, in dem sie mit Hilfe der nachfolgenden Gespräche neue Gewohnheiten entwickelte. Es gelang ihr, sich mehr Zeit für ihre Ehe zu nehmen, im Sinne gemeinsamer Unternehmungen und Gespräche. Sie konnte sich

im Rahmen der Therapie mit der Option einer guten Heimunterbringung ihrer Mutter befassen, ohne Gewissenskonflikte zu bekommen und den Eindruck zu haben, die Mutter abzuschieben. Gegenüber ihrer Tochter konnte sie sich immer besser abgrenzen und nein sagen. Sie meldete sich bei einem Seniorenchor an, da sie schon immer singen wollte, sich bisher dafür aber nie die Zeit genommen hatte.

Im Rahmen dieser Veränderungen bauten sich die Beschwerden immer mehr ab, bis sie symptomfrei die Therapie beendete.

In der letzten Sitzung bat mich die Pat. um die folgende Geschichte, da sie sie daran erinnerte, dass es in ihrer Macht lag, ihr Leben selbst in die Hand zu nehmen und es mit Leben und Zufriedenheit, statt mit Sorgen und Angst zu füllen.

*Es liegt in Eurer Hand*

*Im Orient lebte ein alter weiser Mann. Er war beliebt im ganzen Lande, und wann immer einer seiner Mitmenschen Sorgen hatte, ging er zu ihm, um Rat zu holen. Denn der alte, weise Mann konnte aus einer reichen Lebenserfahrung schöpfen und gab stets guten Rat. Dies wiederum machte einige seiner Mitbürger neidisch, die selbst gern für klug und weise gehalten worden wären. Sie beschlossen dem alten Mann eine Falle zu stellen. Aber wie?. Nach längerem Nachdenken kam man auf folgende Idee: Man wollte ein winziges Vögelein fangen, es dem alten Mann in der geschlossenen Hand präsentieren und ihn fragen, was sich in der Hand befinde. Sollte der alte Mann wider Erwarten die Frage richtig beantworten, so würde er mit Sicherheit an einer weiteren Frage scheitern, nämlich der, ob es sich bei dem Vögelein um ein lebendes oder ein totes handele. Würde er nämlich sagen, es handele sich um ein lebendes, so könne man die Hand zudrücken, und das Vögelein ist tot. Würde er hingegen sagen, es handele sich um ein totes Vögelein, so könne man die Hand öffnen und das Vögelein wegfliegen lassen. So vorbereitet erschien man vor dem alten weisen Mann und fragte ihn wie zuvor besprochen. Nach einiger Überlegung antwortete der alte weise Mann auf die erste Frage: „Das, was Ihr in der Hand haltet, kann nur ein winziges Vögelein sein." „Nun gut", sagten die Neidischen, „da magst du recht haben, aber handelt es sich um ein lebendes oder ein totes Vögelein?" Der alte weise Mann wiegte seinen Kopf eine Weile hin und her, schaute dem Frager dann in die Augen und sagte: „Ob das, was Ihr in der Hand haltet, lebt oder tot ist, das liegt allein in Eurer Hand."* (1)

## VI.25 Der Kfz-Meister mit der Angst vorm Unbekanntem

Ein 37jähriger Vater zweier kleiner Kinder vereinbarte mit mir einen Termin, da er mit seinen Ängsten und Panikattacken nicht mehr umgehen könne. Er berichtete von Herzrasen, Magenproblemen, Rückenbeschwerden, Nacken- und Schulterverspannungen und morgendlicher Übelkeit. Die Bemühungen mit seinem Hausarzt, die Beschwerden und Ängste in den Griff zu bekommen, führten zwar zur Linderung der

---

(1) Nossrat Peseschkian, Das Leben ist ein Paradies zu dem wir den Schlüssel finden können, a.a.O., S. 28f.

Symptome, jedoch nicht zur Heilung. Alle 14 Tage erhielt der Pat. eine IMAP-Injektion, um arbeitsfähig zu bleiben.
Der Pat. hatte Angst, dass er seine Arbeitsstelle als Werkstattleiter aufgrund seiner Fehltage verlieren könnte. Als Meister einer Autowerkstatt war er die zentrale Figur und konnte sich keine längere Krankheit leisten.
Der Pat. beschrieb, dass er als Einzelkind in einfachen Familienverhältnissen aufgewachsen war. Nach seinem Hauptschulabschluss machte er eine Berufsausbildung als Kfz-Mechaniker. Unmittelbar nach seiner Gesellenprüfung erlangte er den Meistertitel und spezialisierte sich auf den Bereich Autoelektronik. Zu seinen Aufgaben gehörten als fachlich kompetenter Werkstattleiter, Leitung und Ausbildung der Mitarbeiter (zwei Gesellen und drei Auszubildende) sowie Kundenbetreuung/ Kundenservice, Lageraufsicht und Abdeckung der Elektronikarbeiten aller Autotypen. Der Pat. beschrieb, dass er unter massiven Schlafstörung leide und morgens mit Schweißausbrüchen und Angstzuständen aufwache. Sein Interesse an der Familie sei geringer geworden, da er stets an seine Arbeit und die Korrektheit der Dinge in der Werkstatt denke. Er dürfe keinen Fehler zulassen, da Beschwerden der Kunden „...die Ohren des Chefs erreichen...“, der ihn dann zur Verantwortung ziehen würde. Dies wäre für ihn die größte Kränkung im Leben. Er spüre Angst und Nervosität und könne diese Beschwerden nicht einordnen, dabei sei im privaten und beruflichen ansonsten alles in bester Ordnung. Seine Arbeitsstelle sei ziemlich sicher. Er habe ein Haus gebaut und seine Familie (Eltern, Frau und Kinder) würden ihn sehr unterstützen.
Die Zusammenhänge seiner Krise waren dem überfleißigen, perfektionistischen Pat. nicht bewusst.
Ich bat ihn zu Hause aufzuschreiben, welche beruflichen und privaten Projekte er in den letzten fünf Jahren bewerkstelligt hatte. Diese Hausaufgabe erledigte er mit einer Bravour und brachte sie zur nächsten Sitzung mit. Gemeinsam betrachteten wir die einzelnen Projekte.
Als da waren

- Erfolgreiche Meisterprüfungen vor fünf Jahren in zwei Bereichen
- Geburt des ersten Kindes (Sohn)
- Beginn der Arbeitstätigkeit als Werkstattmeister in einer neugegründeten Firma (Autoreparatur und Verkauf)
- Aufbau der Firma mit dem Chef mit großem Erfolg
- Spezialisierung auf Gasautos und Autoelektronik
- Hausbau in erheblicher Eigenleistung
- Geburt des zweiten Kindes (Tochter)
- Auseinandersetzung mit dem überkorrekten und dominanten Schwiegervater (Einmischungen und Erwartungshaltungen von ihm)
- Aktive Mitarbeit in der Nachbarschaft, Dorfgemeinschaft und freiwilligen Feuerwehr

Dazu rauchte der Pat. täglich fast zwei Schachteln Zigaretten und wirkte völlig erschöpft. Ich habe ihn bei der Besprechung der Auflistung gefragt, ob er seinen momentanen gesundheitlichen Zustand verstehe. Er antwortete mit einem klaren „Ja“.

Gerade beim Hausbau und der weiteren Finanzierung des Eigenheims durfte nichts bei der Arbeit schief gehen. Der Pat. hatte im Zuge der letzten fünf Jahre unbewusst eine überbetont penible Art entwickelt und in seine Position als Werkstattleiter keinen Fehler zugelassen. Er übernahm deshalb selbst viele Tätigkeiten, um sicher zu sein, dass sie perfekt verrichtet wurden. Dadurch hatte er seine Mitarbeiter entlastet und verwöhnt, so dass sie ihn wegen jeder Kleinigkeit störten und in Anspruch nahmen und seine Konzentration seiner Arbeitsbereiche beeinträchtigten. Er geriet auf diese Weise in Hektik und verlor die Kontinuität bei seiner eignen Tätigkeit. Morgens betrat er als erster die Firma und verließ sie als aller letzter. Sein langer, Kraft zehrender Arbeitstag ließ ihn ungeduldig werden und belastete die familiäre Atmosphäre, zudem er immer weniger Interesse am Familienleben zeigte.
Im Zuge der Gespräche in der Therapie gelang es ihm, einen Hubschrauberblick über seine private und berufliche Lebenssituation zu erlangen und sich diese bewusster neu anzuschauen, wobei ihm folgende Geschichte half.

*Der Lohn und die Arbeit*

*Ein Pferd begegnete einst einem Frosch. Das Pferd sprach: „Bitte überbringe diese Botschaft einer Schlange, und alle Fliegen, die mich umkreisen, gehören Dir." Der Frosch antwortete: „Der Lohn gefällt mir, aber ich kann nicht sagen, daß ich diesen Auftrag ausführen könnte."* (1)

„Meine Ängste wollen mir sagen: STOPP! Es geht so nicht weiter; es muss ein neuer Lebens- und Arbeitsstil her, ansonsten wird diese Lebensform mich umbringen." Der Pat verstand seine Angst als klare Grenzsetzung und akutes Überdenken der gegenwärtigen Lebensführung, die an einigen Stellen der Korrektur bedurften. Das Verstehen der eigenen Ängste und ihre symbolischen Botschaften erleichterte den Pat. sehr, da er die Behandlung seiner Krise in seinen eigenen Händen sah. Es war, wie er es vermutet hatte, keine gefährliche und unheilbare Krankheit, die ihm seine bereits errungenen Erfolge zunichtemachen wollte.
Mit Hilfe der folgenden Sitzungen, gelang es dem Pat., seine Einstellung gegenüber Fehlern zu relativieren. Er begann einige Tätigkeiten im Betrieb an seine Mitarbeiter zu delegieren, um sie an Verantwortung zu gewöhnen und führte ein persönliches Heft, in das alle Gedanken, Ideen und Erinnerungen eingetragen werden konnten, um nicht alles im Kopf behalten zu müssen. Diese Schritte trugen enorm zur mentalen Entlastung des Pat. bei, so dass er ruhiger wurde und immer besser schlafen konnte. Mit seinem Chef vereinbarte er regelmäßige Teamsitzungen zwecks Betriebsbesprechung, so dass die Betriebsabläufe reibungsloser liefen. Im Privatleben gelang es dem Pat. mehr freie Zeit für sich und seine Familie zu planen und sich gegenüber überzogenen Ansprüchen der Schwiegereltern, Nachbarn und Dorfgemeinschaft abzugrenzen. Er lernte unerledigte Arbeiten inzwischen liegen und stehen lassen, um sich um die eigene Regeneration zu kümmern. Der Spruch: „Erst die Arbeit, dann das Vergnügen" relativierte sich zu einer Einstel-

(1) Idries Shah, Lebe das wirkliche Glück. Das Lesebuch der Sufi-Weisheit. Freiburg im Breisgau, 1996, S. 121

lung von: „Arbeiten und genießen im Alltag im ausgewogenen und regelmäßigen Maße ist der Geheimtipp eines gesunden Lebensstils." Nach dem Motto: „Wer nicht genießt, wird ungenießbar."
Nach einem halben Jahr verließ der Pat. die Praxis angst- und beschwerdefrei und IMAP-Injektionen gehörten der Vergangenheit an.

## VI.26 Statt eines Resümees

Die ausgewählten Fallbeispiele geben einen Einblick in meine jahrzehntelange Arbeit mit Angstpatienten. Gemeinsam ist ihnen allen, unter Berücksichtigung ihrer Einzigartigkeit und Unverwechselbarkeit, der Wunsch ihre Ängste ad acta legen zu dürfen. Mit großer Beharrlichkeit und Geduld machten sie sich auf den Weg, die Botschaften ihrer Ängste zu erforschen und zu entschlüsseln. Anfangs noch unsicher, dann aber immer mutiger ließen sie sich begleiten, hörten in sich hinein, nahmen wahr, versuchten den tieferen Sinn ihrer Ängste zu *begreifen,* ganz nach der Maxime des Sufipfades, *„Laß für dich tun, was für dich getan wird. Tu für dich, was du für dich tun musst."* (1)
Der Humor der Geschichten und Weisheiten diente auf diesem anstrengenden Pfad der Überwindung, der Aufweichung verhärteter, erstarrter Denkweisen einer negativ gestimmten Gefühlswelt, um sich letztlich selbst aus dem Käfig der Ängste zu befreien, dem indischen Vogel gleich. (2)

*Der indische Vogel*

*Ein Kaufmann hielt einen Vogel in einem Käfig. Er wollte nach Indien reisen, dem Land, aus dem der Vogel stammte, und fragte ihn, ob er ihm irgend etwas mitbringen könne. Der Vogel bat um seine Freiheit, aber das wurde ihm abgeschlagen. Da bat er den Kaufmann, er möge in Indien einen Dschungel aufsuchen und dort den freien Vögeln von seiner Gefangenschaft berichten. Der Kaufmann führte das auch aus, und kaum hatte er zu Ende gesprochen, als ein wilder Vogel von derselben Art wie sein eigener, wie tot auf dem Baume auf die Erde fiel. Der Kaufmann nahm an, dieser müsse ein Verwandter seines eigenen Vogels sein, und es tat ihm leid, vielleicht Schuld an seinem Tod zu sein. Als er nachhause kam, fragte der Vogel ihn, ob er gute Nachrichten aus Indien bringe. „Nein", sagte der Kaufmann, „ich fürchte, habe schlechte Nachrichten. Einer deiner Verwandten brach tot zusammen und fiel mir vor die Füße, als ich von deiner Gefangenschaft erzählte." Kaum waren diese Worte ausgesprochen, als der Vogel des Kaufmanns zusammenbrach und auf den Boden des Käfigs fiel. „Die Nachricht vom Tod seines Verwandten hat auch ihn getötet", dachte der Kaufmann. Betrübt nahm er den Vogel und legte ihn auf die Fensterbank.. Sogleich wurde der Vogel wieder lebendig und flog auf einen nahen Baum.„Nun verstehst du wohl", sagte der Vogel, „daß du für ein Unglück hieltest, was in Wirklichkeit eine gute Nachricht für mich war. Und daß die Botschaft, der Rat, wie ich mich verhalten müsse, um mich befreien zu können, mir von dir selber, der du mich in Gefangenschaft hieltest, überbracht wurde." Und endlich befreit, flog er davon.*

(1) Idries Shah, Das Geheimnis der Derwische. Geschichten der Sufi-Meister, 3.Aufl. Freiburg i.Br. 1984, S.55. Shah zitiert den großen Meister Ibrahim Khawwas.
(2) Ebd., S.143f.

## VII. Achtsamkeit in der Psychotherapie

Der Grund des Themas Achtsamkeit in dieser Arbeit liegt sowohl in der transpersonalen Orientierung der Positiven Psychotherapie, die durch die Sinnvermittlung eine Art der Achtsamkeit lehrt als auch in meiner persönlichen transpersonalen und meditativen Orientierung im Privaten und Beruflichen.
Seit Jahren übe ich Achtsamkeit durch tägliche Meditation-, Qi Gong-sowie Zenübungen. Unter Achtsamkeit verstehe ich bewusst, stets in der Gegenwart zu sein, die inneren Prozesse bewusster wahrzunehmen und zu begleiten, den inneren Frieden zu fördern und einen toleranten, verstehenden akzeptierenden Umgang mit meinem Umfeld zu führen.
In der therapeutischen Arbeit mit meinen Patienten ist ihre fehlende Achtsamkeit auf sich Selbst auffällig. Sie leben vielfach seit ihrer Kindheit mit Fremdkonzepten und handeln mit unbewussten, für sich und ihre Umwelt schädlichen, veralteten Gewohnheiten. Vor diesem Hintergrund gewinnt die Förderung der Achtsamkeit in der Therapie an großer Bedeutung.

### VII.1 Begriffsbestimmung

Nach Thich Nhat Hanh ist Achtsamkeit eine besondere und ausschließliche Aufmerksamkeit auf die Atmung. Es handelt sich um ein bewusstes Spüren der Atemzüge, des Ein- und Ausatmens, als Bewegung eines Geschehens, des Empfinden der im Körper stattfindenden physiologischen Bewegungen in Form der Aus- und Zurückdehnung des Brustkorbes. Durch die achtsame Atmung können Menschen lernen, diese gewonnene Fähigkeit auf alle anderen Lebenssituationen zu übertragen. Nach Thich Nhat Hanh findet Meditation und Achtsamkeit nicht nur in Meditationsräumen statt, sondern im Alltag z. B. im achtsamen Umgang mit dem Geschirr oder Schälen einer Orange. Er spricht von der Achtsamkeit als dem Heiligsein, den alltäglichen Erledigungen vergleichbar dem Meditieren im Tempel. Diese Achtsamkeit entsteht durch ein Lächeln im Gesicht, das die Entspannung von hunderten von Muskeln im Körper zur Folge hat. Die Achtsamkeit der Atmung verlangsamt die Denkprozesse und ruft einen Zustand der Ruhe, Gelassenheit und des inneren Friedens hervor. Unsere übertrieben gelebte, einseitige Nutzung von Kognitionen führt zur Verspannung und liefert uns dem Geschehen der Realität aus. Die Übung der Achtsamkeit ist nach Thich Nhat Hanh absichtslos, ganz im buddhistischen Sinne von wunschlos. Besonders im Westen sind viele Menschen überaus zielorientiert.
Meditation und die Ausbildung der Achtsamkeit lässt das Erreichen eines Ziels gegenstandslos werden, da alles, was ein Meditierender braucht bereits in ihm vorhanden ist. Die Weisheit *„der Weg ist das Ziel*“ stammt ursprünglich aus der buddhistischen Tradition und vermittelt das Dasein und das Wahrnehmen in der Gegenwart, *„wir sitzen, um das Sitzen zu genießen“.* (1)

---

(1) Vgl. Thich Nhat Hanh, Ich pflanze ein Lächeln. Wege der Achtsamkeit, 7. Aufl. München 1992, S.12

Die Psychiaterin Anderssen-Reuster definiert Achtsamkeit wie folgt:

> *„Achtsamkeit ist ein Prozess, bei dem die Aufmerksamkeit nichtwertend auf den gegenwärtigen Augenblick gerichtet ist. Sie nimmt wahr, was ist, und nicht, was sein soll. Das heißt: sie ist einerseits nüchtern, real, desillusionierend, andererseits annehmend, integrierend, und vielleicht sogar auf mütterliche Weise liebevoll. Achtsamkeit ist aber auch mehr: Sie ist ein Instrument, um unsere affektiven, geistigen oder körperlichen Regungen in statu nascendi zu beobachten, und sie vermittelt den Kontakt mit der Gegenwart, die, wenn sie nicht explizit in den Blick genommen wird, häufig nicht wirklich erlebt wird."* (1)

Etymologisch leitet sich der Begriff Achtsamkeit/ achten aus dem altdeutschen *ahten* ab, d.h. *„merken auf", „beachten", „erwägen", „sich kümmern"*,d.h. ein *„...aktives Verhalten des Bedenkens..."* (2)
Reuster schreibt weiter, dass die Übungen der Achtsamkeit aus Tradition in meditativen Räumen stattfinden und dass sie im psychotherapeutischen Kontext ihren Nutzen in entsprechenden Einrichtungen haben können. Ron Kurtz hat die Meditationsverfahren der Achtsamkeit in den 60er Jahren in seine erfahrungs- und körperorientierte Psychotherapiemethode integriert. Als Begründer der Hakomitherapie entnahm er die *„Bewusstseinsverfassung der Achtsamkeit"* der buddhistischen Tradition und integrierte sie in die Tiefenpsychologie. Im psychodynamischen Prozess verwendet er den Begriff „innere Achtsamkeit", um eine Abgrenzung hinsichtlich der Anwendung der Achtsamkeit in der spirituellen Welt zu betonen.
Anfang der 90er Jahre erlernte ich während einer mehrjährigen psychotherapeutischen Zusatzausbildung am Deutschen Ausbildungsinstitut für Focusingtherapie München unter der Leitung des aus Wien stammenden Psychotherapeuten Dr. Johannes Wiltschko die Hakomi-Therapie nach Ron Kurtz, die ich seither zur Schulung der inneren Achtsamkeit bei meinen Patienten anwende.
Auf Grund meiner praktischen Erfahrungen erweist sich die Methode der inneren Achtsamkeit, insbesondere bei Menschen mit gravierenden Selbstwahrnehmungsdefitizen, als sehr effektiv.
Peter Gottwald, Professor für Psychologie und Philosophie an der Universität Oldenburg lehrt und praktiziert seit vielen Jahren die Zenschulung. Seine Bemühung gilt dem Vergleich zwischen Zen-Buddhismus und der westlichen Philosophie des Lebens. Im Sinne einer Integration beider psychodynamisch wirksamen Strömungen versucht er, die buddhistische Lehre mit der humanistischen und transpersonalen Psychologie in Verbindung zu bringen.
Das Ziel des transkulturellen Vergleichs und der transkulturellen Integration bezieht sich u.a. auf den Zenweg, dazu führt er aus,

> *„Die auf dem Zenweg möglichen Erfahrungen werden dabei als wirkliche und wirksame aufgefasst, die das Leben in allen seinen Berei-*

---

(1) Ulrike Anderssen-Reuster, Einleitung: Was ist Achtsamkeit? In: Ulrike Anderssen-Reuster (Hg), Achtsamkeit in Psychotherapie und Psychosomatik.Haltung und Methode, Stuttgart 2007, S.1

(2) Vgl. Thomas Reuster, Achtsamkeit aus der Perspektive europäischer Philosophie und Mystik in: ebd., S.9

*chen verändern, genauer gesagt stabilisieren, ausbalancieren und zur Entwicklung anregen, ja sogar eine geistige >Mutation< bewirken können."* (1)

Nach Gottwald ist Achtsamkeit, ähnlich wie bei Thich Nhat Hanh, eine kontinuierliche und aufmerksame Wahrnehmung des Atems mit Hilfe von Zenübungen. (2) Die konsequente und regelmäßige Übung führt zur inneren Ruhe und Ausgeglichenheit, eine neue Stabilität erfüllt den Körper, Symptome wie z.B. Migräne bilden sich langsam zurück. Bestimmte geistige Kräfte wie etwa die Kreativität, Konzentrationsfähigkeit, Intuition werden verstärkt.(3)
Die Übungen haben keinen medikamentösen Charakter, die für eine bestimmte Zeit zur Symptomdämpfung bzw. -eliminierung ausgeführt werden, sondern sind als lebenslange Begleitung zu sehen. Um Korrekturen zu ermöglichen ist die Begleitung durch eine Gruppe erforderlich,

> *„Wer die Zen-Erfahrung auf diese Weise integriert hat, verkörpert nicht nur eine Haltung der Achtsamkeit, man könnte von diesem Menschen auch sagen, es sei ihr oder ihm die Welt ebenso transparent, wie sie sich selbst es sind."* (4)

Die Äußerungen Gottwalds erinnern mich an ähnliche Beschreibungen der Sufilehre, die den Menschen als Mikrokosmos versteht, der bei langjähriger Meditation, dem Samah des inneren Hinhörens sich Selbst, den Mikrokosmos findet. Die wirkliche Selbstfindung ermöglicht den Pfad zur Findung des Makrokosmos des Alls.

## VII.2 Grundsätze der Achtsamkeit

Achtsamkeit bedeutet offen und wahrnehmend sich und dem anderen gegenüber und nicht auf den eigenen Vorteil bedacht zu sein, gleich dem Schüler Buddhas.

*Auf der Suche nach Buddha*

*Buddha reiste durch die Welt, um seine selbsternannten Schüler zu treffen und ihnen von der Wahrheit zu berichten. Wo immer er sich auch aufhielt, immer strömten die Leute, die an sein Wort glaubten, in Scharen herbei, um ihm zuzuhören, ihn zu berühren oder zu sehen, und sei es auch nur dies eine Mal in ihrem Leben.*
*Vier Mönche, die erfahren hatten, dass Buddha irgendwann auch nach Vaali kommen würde, luden ihre Siebensachen auf ihre Maultiere und machten sich auf die Reise, die, wenn alles gut ging, einige Wochen dauern würde. Einer von ihnen kannte sich nicht so gut aus, er heftete sich an die Fersen der anderen.*
*Nach drei Tagen wurde die Gruppe von einem gewaltigen Sturm überrascht. Die Mönche beschleunigten ihr Tempo und gelangten in ein Dorf, wo sie Unterschlupf*

---

(1) Peter Gottwald, Zen im Westen – neue Lehrrede für eine alte Übung, Münster - Hamburg – London 2003, S.10
(2) Seine Methode werde ich im Kapitel VIII dieser Arbeit ausführlich vorstellen.
(3) Vgl. Peter Gottwald, Zen im Westen – neue Lehrrede für eine alte Übung, a.a.0., S.10
(4) Ebd., S.1

fanden, bis der Sturm vorbei war.

Der letzte aber erreichte das Dorf nicht rechtzeitig und musste etwas außerhalb Zuflucht im Haus eines Schäfers suchen. Der Schäfer gab ihm Kleidung, Verpflegung und ein Dach über den Kopf für die Bevor er am nächsten Morgen aufbrach, wollte sich der Mönch noch von seinem Wohltäter verabschieden. Doch der Sturm hatte die Schafe verscheucht, und der Schäfer war damit beschäftigt, sie wieder zusammenzutreiben. Der Mönch überlegte, dass seine Mitbrüder eventuell schon das Dorf verlassen hätten und er sie sicherlich nicht mehr einholen konnte, wenn er sich nicht beeilte. Aber es schien ihm unmöglich, seine Reise fortzusetzen und den Schäfer, der ihm Kost und Logis gewährt hatte, seinem Schicksal zu überlassen. Also beschloss er zu bleiben, bis sie gemeinsam alle Schafe wieder eingefangen hätten.

.Erst drei Tage später konnte er sich eilig auf den Weg machen, um Anschluss an seine Gefährten zu finden.

Auf den Spuren der anderen machte er an einem Bauernhof halt, um seinen Wasservorrat aufzufrischen. Eine Frau zeigt ihm, wo der Brunnen war, und entschuldigte sich, ihm nicht recht behilflich sein zu können, denn sie müsse ihre Ernte einbringen. Während der Mann sich anschickte, seine Maultiere zu tränken und seine Wasserschläuche zu füllen, schilderte sie ihm, wie schwierig es für sie und ihre Kleinen nach dem Tod ihres Mannes war, die Felder abzuernten, bevor das Korn verdarb.

Der Mönch erkannte, dass es die Frau niemals schaffen konnte, die gesamte Ernte innerhalb gebotener Zeit einzubringen, aber er wusste auch, dass er, wenn er bliebe, die Spur verlieren und nicht in Vaali sein würde, wenn Buddha dort ankäme.

>Dann sehe ich ihn eben ein paar Tage später>, dachte er, denn er wusste, dass Buddha erst in ein paar Wochen von Vaali aufbrechen würde. Nach drei Wochen war die Ernte eingebracht, und der Mönch begab sich wieder auf die Reise. Da erfuhr er, dass Buddha Vaali bereits verlassen hatte und zu einem Dorf im Norden unterwegs war. Der Mönch änderte seine Route und trieb sein Maultier in Richtung dieses Dorfes an.

Er hätte dort hinkommen und ihn wenigstens sehen können, doch auf dem Weg musste er einem älteren Paar zu Hilfe eilen, das stromabwärts trieb und ohne seinen Beistand dem sicheren Tod ins Auge geblickt hätte. Als die beiden Alten wieder bei Kräften waren, nahm er seinen Pfad wieder auf, da er wusste, dass auch Buddha seine Reise fortsetzte...

Zwanzig Jahre folgte der Mönch Buddha auf seinem Weg. Jedes Mal, wenn er in seine Nähe gelangte, kam es zu einem Zwischenfall, der seine Reise unterbrach. Immer gab es d a jemanden, der seine Unterstützung brauchte und ihn unwissentlich davon abhielt, rechtzeitig bei Buddha einzutreffen. Schließlich hörte der Mönch, dass Buddha an seinen Geburtsort zurückkehren wollte, um dort zu sterben.

>Das ist meine letzte Gelegenheit>, dachte er bei sich. >Wenn ich nicht selbst sterben will, ohne Buddha vorher gesehen zu haben, darf ich nicht mehr vom Weg abkommen. Jetzt gibt es nichts Wichtigeres mehr, als Buddha zu treffen, bevor er das Zeitliche segnet. Danach wird es noch genügend Gelegenheit geben, anderen zu helfen.>

Und auf seinem letzten Maultier machte er sich mit dem restlichen Proviant auf die Reise. Am Morgen, bevor er das Dorf erreichte, stolperte er fast über einen verletzten Hirschen. Er kümmerte sich um ihn, gab ihm zu trinken und bedeckte seine

*Wunden mit frischer Tonerde. Der Hirsch schnappte verzweifelt nach Luft, da ihm schon mehr und mehr der Atem wegblieb. >Ich jemanden anderen finden, der bei ihm bleibt>, dachte der Mönch, >damit ich weiterreisen kann.> Aber weit und breit war kein Mensch in Sicht. Behutsam bettete er das Tier gegen einen Felsen, um seinen Weg fortzusetzen, er ließ ihm Wasser und Futter in Reichweite seiner Schnauze da und erhob sich zum Gehen.*

*Er hatte kaum zwei Schritte getan, da wusste er, dass er Buddha nicht unter die Augen treten konnte und im tiefsten Herzen wissen, dass er ein sterbendes Wesen sich selbst überlassen hatte...*

*Also sattelte er das Maultier wieder ab und blieb, um die arme Kreatur zu pflegen. Die ganze Nacht lang*

*Wachte er über den Schlaf des Hirschen, als handelte es sich um eine Kind. Er gab ihm zu trinken und wechselte die Umschläge auf seiner Stirn.*

*Als der Morgen graute, hatte das Tier sich erholt.*

*Der Mönch stand auf setzte sich an einen verborgenen Ort und weinte... Schließlich hatte er auch die letzte Gelegenheit verstreichen lassen.*

*>>So habe ich dich nicht treffen können>>, sagte er laut.*

*>> Such nicht weiter nach mir>>, sagte eine Stimme hinter ihm, >> denn du hast mich bereits getroffen.>>*

*Der Mönch drehte sich um und sah, wie sich der Hirsch mit Licht füllte und die rundliche Form Buddhas annahm.*

*>>Du hättest mich verloren, wenn du mich heute nacht hättest sterben lassen, um mich im Dorf zu treffen...Und, was meinen Tod angeht, so sei unbesorgt: Solange es Menschen wie dich gibt, die sich jahrein jahraus auf die Suche nach mir begeben und unterdessen zugunsten anderer auf ihre eigenen Bedürfnissen verzichten, kann Buddha nicht sterben. Denn genau das ist Buddha. Buddha ist in dir.* (1)

Thich Nhat Hanh, vietnamesischer Mönch und Freund des Dalai Lama stellt 14 Regeln auf, um seine Schüler und Mitreisende auf Entscheidungen des Lebens in der Gegenwart vorzubereiten. Diese Regeln lassen sich in ihrer Effektivität gut auf den Prozess einer Psychotherapie übertragen. Der Patient soll in der Besprechung der 14 Regeln mit dem Therapeuten zu diesen eine autonome Stellungsnahme entwickeln. Die Bearbeitung der Regeln kommt meistens zu positiven Ergebnissen, da Patienten mit Fremdkonzepten bzw. naiven Lebenseinstellungen dazu motiviert werden, darüber nachzudenken und eine Achtsamkeit gegenüber diesen Konzepten zu entwickeln. Da ich die *Regeln der Achtsamkeit* in ihrer niedergeschriebenen Form für derart prägnant halte, möchte ich, um sie nicht zu verfälschen oder zu beschneiden im Ganzen zitieren.
Die „Vierzehn Regeln der Achtsamkeit“ nach Thich Nhat Hanh:

1. „Lass dich von keiner Lehre, Theorie oder Ideologie fesseln oder zu abgöttischer Verehrung hinreißen. Alle Denksysteme geben nur Richtungen an: sie sind nicht absolute Wahrheit.

---

(1) Jorge Bucay, Komm ich erzähl dir eine Geschichte, Frankfurt a.M. September 2007, S. 119 - 123

2. Geh nicht davon aus, das Wissen, das du gegenwärtig besitzt, sei unveränderliche, absolute Wahrheit. Vermeide Engstirnigkeit und bleibe nicht an momentanen Anschauungen kleben. Lerne und übe das Nichtanhaften an Anschauungen, damit du offen bist, die Ansichten anderer Menschen zuzulassen. Wahrheit findet sich im Leben nicht bloß in begrifflichem Wissen. Sei bereit, dein ganzes Leben lang zu lernen und die Wirklichkeit in dir und der Welt immerzu wahrzunehmen.

3. Dränge andere Menschen, einschließlich Kinder, unter keinen Umständen dazu, deine Ansichten zu übernehmen, ob du dich nun dabei auf Autorität, Drohungen, Geld, Propaganda oder auch die Erziehung stützt. Doch hilf anderen in einem Dialog voller Mitgefühl, Fanatismus und Engstirnigkeit aufzugeben.

4. Geh der Berührung mit dem Leiden nicht aus dem Weg, verschließe nicht die Augen vor ihm. Vergiss nicht, dir bewusst zu machen, dass es im Leben der Welt Leiden gibt. Suche auf alle Fälle Wege, bei den Leidenden zu sein, auch durch persönliche Kontakte und Besuche oder über Bilder und Klänge. Weck dich und die anderen auf diese Weise auf, damit ihr die Realität des Lebens in der Welt seht.

5. Sammle keinen Reichtum an, während Millionen hungern. Setz dir kein Lebensziel wie Ruhm, Profit, Reichtum oder Sinneslust. Leb einfach und teile Zeit, Energie und materielle Mittel mit Notleidenden.

6. Halte nicht an Wut oder Hass fest. Lerne sie zu durchschauen und umzuwandeln, solange sie bloß Samen in deinem Bewusstsein sind. Sobald Wut oder Hass aufsteigen, richtest du deine Aufmerksamkeit auf den Atem, um die Natur deiner Wut oder deines Hasses zu erkennen und zu verstehen, außerdem das Wesen der Menschen, die der Anlass deiner Wut, deines Hasses sind.

7. Verliere dich nicht in Zerstreuungen oder in deiner Umwelt. Übe achtsames Atmen, um zu dem zurückzukehren, was im gegenwärtigen Moment geschieht. Sei in Fühlung mit dem Wunderbaren, Erquickenden und Heilsamen, das in dir und um dich herum ist. Pflanze die Samen der Freude, des Friedens und Verstehens in dich ein, damit das Werk der Umwandlung in den Tiefen deines Bewusstseins leichter vonstatten geht.

8. Sprich keine Worte aus, die Zwietracht säen und die Gemeinschaft zerbrechen lassen. Gib dir alle Mühe, jeden Konflikt, wie klein er auch sein mag, beizulegen und zu lösen.

9. Sag nichts Unwahres um persönlicher Vorteile willen oder weil du die Leute beeindrucken willst. Sprich keine Worte aus, die zu Entzweiung und Hass führen. Verbreite keine Neuigkeiten, wenn du nicht sicher weißt, dass sie stimmen. Kritisiere und verdamme keine Dinge, die du nicht genau kennst. Sprich stets aufrichtig und konstruktiv. Sprich mutig über Ungerechtigkeiten, auch wenn das deine Sicherheit gefährdet.

10. Benutze die religiöse Gemeinschaft nicht dazu, persönlichen Einfluss zu gewinnen oder Profit zu machen. Verwandle deine Gemeinschaft nicht in eine politische Partei. Eine religiöse Gemeinschaft sollte sich allerdings deutlich gegen Unterdrückung und Ungerechtigkeit wenden und sich bemühen, die Lage zu ändern, ohne sich auf Parteienstreit einzulassen.

11. Geh keinen Beruf nach, der die Menschen und die Natur schädigt. Gib dein Geld nicht Gesellschaften, die anderen die Lebensmöglichkeiten nehmen. Such dir einen Beruf, der dir bei der Verwirklichung deines Ideals des Mitleids hilft.

12. Töte nicht. Lass nicht zu, dass andere töten. Suche nach allen möglichen Mitteln und Wegen, Leben zu schützen und Krieg zu verhindern.

13. Besitz nichts, was eigentlich anderen gehört. Achte das Eigentum anderer, doch halte sie davon ab, sich zu bereichern und dabei das Leiden der Menschen oder anderen Wesen in Kauf zu nehmen.

14 Geh nicht schlecht mit deinem Körper um. Lerne ihn mit Achtung zu behandeln. Sieh deinen Körper nicht bloß als Werkzeug. Erhalte deine Lebensenergien, um den Weg zu verwirklichen. Zur Sexualität sollte es ohne Liebe und Engagement nicht kommen. Sei dir in sexuellen Bereichen bewusst, dass möglicherweise zukünftiges Leiden geschaffen wird. Respektiere die Rechte und das Engagement anderer Menschen, damit ihr Glück erhalten bleibt. Sei dir voll bewusst, welche Verantwortung es ist, neues Leben in die Welt zu setzen. Meditiere über die Welt, in die du neue Wesen bringen möchtest." (1)

Bei näherer Betrachtung der oben dargestellten Grundsätze der Achtsamkeit entdecke ich eine Fülle an Werten individueller und zwischenmenschlicher Qualität, die in unserer westlichen Gesellschaft in Vergessenheit zu geraten scheinen.
Die Konsumorientierung von Dingen und Menschen scheint uns zu beherrschen. Der übermäßige Medienkonsum oder der unreflektierte Gebrauch der neuen Technologien führt zur Entfremdung und fehlenden Achtsamkeit. Lehrkräfte an den Schulen klagen über Unkonzentriertheit, Verhaltensauffälligkeiten wie notorischer Unruhe, Grenzen- und Distanzlosigkeit bei Kindern und Jugendlichen. Die Diagnosen Aufmerksamkeitsdefizitssyndrom (ADS) bzw. Aufmerksamkeitsdefizitshyperaktives Syndrom (ADHS) werden immer häufiger durch Hausärzte, Neurologen und Therapeuten gestellt.
Nach meinen Beobachtungen ist bei meinen jüngeren Patienten im Alter von 18 bis Mitte dreißig eine Orientierungslosigkeit, mangelnde Kon-zentration und Aufmerksamkeit in allen Lebenssituationen festzustellen. Sie wollen alles mühelos haben und erreichen, so zu sagen per Knopf-druck auf der Fernbedienung.
Die Achtsamkeitsregeln Thich Nhat Hanh stoßen, nach einer gewissen Zeit der therapeutischen Gesprächen, insbesondere bei den jüngeren Patienten auf gute Resonanz. Als Begründung geben sie an, eine gewisse, freie sowie autonome Wertevermittlung erfahren zu haben, die sie unter therapeutischer Begleitung im Kontakt entscheiden konnten. Meditationsübungen während der Therapie geben praktische Hilfen in Richtung eines Aufbaus, der Stabilisierung und der Entwicklung der Achtsamkeit.

## VII.3 Achtsamkeit im Umgang mit Gefühlen

Thich Nhat Hanh vergleicht die Gefühle mit einem Fluss, der von besonderer Bedeutung für das Denken und Handeln der Menschen ist. Sein bildhaftes Beispiel, am Flussufer der Gefühle zu sitzen und absichtslos zu betrachten, welches Gefühl auftaucht und wie es unser Denken und Handeln zu beeinflussen beginnt, ist eine anschauliche Darstellung der Achtsamkeit der Gefühle.
Er unterscheidet drei Arten von Gefühlen, angenehme, unangenehme und neutrale. Fakt ist, so Thich Nhat Hanh, dass Menschen die unan-

(1) Thich Nhat Hanh, Ich pflanze ein Lächeln. Wege der Achtsamkeit, a.a.O., S.149ff.

genehmen Gefühle lieber schnell loswerden würden. Psychodynamisch bedeutet das, dass sie entweder gemäß interaktioneller Konfliktentstehung handeln oder gemäß der intrapsychischen Konfliktentstehung verdrängen. Den meditativ achtsamen Umgang mit unangenehmen Gefühlen beschreibt er wie folgt,

> *„Beim Einatmen weiß ich, dass ein unangenehmes Gefühl in mir ist. Beim Ausatmen weiß ich, dass ein unangenehmes Gefühl in mir ist.“* (1)

Die Benennung des Gefühls wie Wut, Kummer, Freude, Glück usw. mit Namen lassen die innere Differenzierung und Betrachtung klarer geschehen. Die meditative Atmung der Gefühle befähigt die Menschen, diese in sich zu akzeptieren und im Folge dessen wird der Atem ruhig. Die Beruhigung des Atems wirkt beruhigend auf den Geist und Körper. Das „Nichtdualitätsprinzip“ heißt nach Thich Nhat Hanh das Nichttrennen zwischen uns und den Gefühlen. Sie entstehen in uns und werden in uns auch ihre Lösung finden. Der vietnamesische Mönch plädiert mittels der Meditation und Achtsamkeit für eine innere Haltung, die sich weder an die Gefühle klammert und noch sie ablehnt. Diese Haltung ist die Haltung des Loslassens und der inneren Souveränität.
Das Umwandeln der unangenehmen Gefühle fasst Thich Nhat Hanh mit

> *„Wenn wir unseren unangenehmen Gefühlen mit Achtsamkeit, Liebe und Gewaltlosigkeit ins Auge blicken, können wir sie in die Art von Energie umwandeln, die gesund für uns ist und uns stärken kann. In der Arbeit der achtsamen Beobachtung können uns die unangenehmen Gefühle vieles erhellen, weil sie uns Einsichten in uns selbst und die Gesellschaft bieten und unser Verständnis vertiefen.“*(2)

In der Psychotherapie der westlichen Welt handelt man sehr oft nach dem Motto, das Unerwünschte wegzuwerfen, abzubauen bzw. die Ängste z.B. zu bewältigen. Dieses ist eine Neigung des Amputierens Wir können, statt Ängste zu bewältigen, mit ihnen Frieden schließen, in dem wir sie verstehen, annehmen und ihre Energie für einen friedlichen Zustand in unserem Innern umwandeln. Thich Nhat Hanh beschreibt die schrittweise achtsame Begegnung mit Gefühlen. Dabei bringt er das Gefühl Angst als Beispiel für einen achtsamen Umgang mit Gefühlen. Dieser Ansatz ist für meine praktische therapeutische Arbeit im Praxisalltag von großer Bedeutung.

Der erste Schritt:
Eine Notiz von der Angst niederschreiben, sie mit Achtsamkeit wahrnehmen und als solche anerkennen. Die Angst kommt ebenso wie die Achtsamkeit aus mir, sie bekämpfen sich nicht, sondern sie begegnen und berühren sich.

Der zweite Schritt:
Einswerden mit dem Gefühl Angst. Es darf nicht ein ablehnender bzw. abwertender Dialog „Weg mit dir“, „ich mag dich nicht“, „du bist nicht

---

(1) Ebd., S.80
(2) Ebd., S.70

ich“, „ich will dich nicht haben“ u.ä. mit der Angst geführt werden. Vielmehr soll eine begrüßende Unterhaltung mit ihr geübt werden, wie „Hallo meine Angst“, „wie geht es dir heute“, „danke für deine Erinnerung“, „ich bin für deine Botschaften sehr dankbar“ u.ä.
Aus der Begegnung zwischen Angst und Achtsamkeit entsteht auf Dauer eine freundschaftliche Beziehung im Sinne der Entwicklung. Hier ist es wichtig, die Achtsamkeit ständig mit dem bewussten Atem zu stärken, denn dann wandelt sich die Angst in eine positive Energie um, den Mut.

Der dritte Schritt:
Die bloße Achtsamkeit bleibt bei der Angst im Sinne der Beruhigung, wie eine Mutter, die ihr Baby zärtlich im Arm hält und es achtsam anschaut, bis sich das Baby beruhigt. Würde die Mutter das Baby im Arm haben und mit ihrer Achtsamkeit wo anders sein, spürt ihr Kind das und wird wieder unruhig. Beim Gefühl Angst bleibt der Meditierende während des Atmens bei ihr und hält sie mit der Achtsamkeit.

Der vierte Schritt:
Freigeben und Loslassen des Gefühls Angst. Wenn eine gewisse Ruhe entstanden ist, fühlt sich der Meditierende im Zentrum seiner Angst wohl. Die Angst ist nicht mehr bedrohlich und wächst nicht zu etwas Ungeheuerem. Die Angst wird von alleine schwächer und entwickelt sich zu einem Minimum. In diesem Moment gelingt es dem Meditierenden zu lächeln und loszulassen. Die Achtsamkeitsübung ist damit aber nicht beendet, vielmehr muss die Quelle der Angst noch verwandelt werden.

Der fünfte Schritt:
Hier wirft der Meditierende seine Achtsamkeit genau auf das Gefühl der Angst. Wichtig ist, dieses Gefühl in seiner Tiefe zu betrachten, um sich bewusst zu machen, was genau nicht stimmt. Bleiben wir bei dem Beispiel mit dem Baby und schauen wir, wo das Baby sich beruhigt hat und nicht mehr weint, was es will und was bei ihm nicht in Ordnung ist. Durch längere Achtsamkeit auf mögliche Gründe der Angst, gelingt es dem Meditierenden, durch eine Umwandlung der Energien, eine Kraft zu entwickeln, um sich ein neues, gesundes und angenehmes Umfeld zu schaffen. (1)

Die Hakomi-Therapie ähnelt diesen Schritten. In der Praxis bedeutet das, dass ich meine Patienten in der Achtsamkeit ihre Ängste beschreiben lasse, wie ihre Ängste aussehen, wie schwer sie sind und wie sie sich anfühlen. Ich benutze dazu Steine, die ich zu diesem Zweck in meiner Praxis liegen habe und die von den Patienten selbst ausgesucht werden, je nach Größe und Schwere. Sie bleiben dabei in ihrer Achtsamkeit und spüren die Entwicklung der Wahrnehmung des Steins als Stellvertreter ihrer Angst. Vielfach spüren Patienten nach einer Weile den gewählten Stein als Kraft und positive Energie und nicht mehr als bedrohlich und etwas Fremdes nicht dazu gehörendes, da der Stein

(1) Vgl. ebd., S.73

irgendwann die Wärme des eigenen Körpers annimmt, so dass das Gefühl des Einswerdens entsteht.

## VII.4 Die Rolle der Achtsamkeit in der Psychotherapie

Eine aktive, kreative Verwirklichung der autonomen Ziele im Leben ist der Wunsch eines jeden Menschen. Er will agieren und nicht nur reagieren und bemüht sich, in allen Lebensbereichen Körper, Verstand, Gefühle und Spiritualität in eine für ihn zufriedenstellende Konstellation zu bringen. Ziel der Psychotherapie ist bei der Realisierung dieser Ziele hilfreich begeleitend dem Menschen zur Seite zu stehen. Die aktive, autonome Gestaltung der beschriebenen Lebensbereiche erfordert die bewusste, mit der inneren Werthaltung übereinstimmende Schritte.
Auf der Suche nach Orientierung und Ausrichtung im Leben verlieren viele Menschen ihre Werthaltung, manche übernehmen zwangsweise fremde, werden sich untreu, krank, unzufrieden. Einige übernehmen fremde Werthaltungen, da sie entweder eine schwache oder diffuse Werthaltung inne haben. Vielen gelingt es mittels einer intuitiven Aufmerksamkeit und nicht (be)wertenden Haltung eine Integration von Werten. Die Zufriedenheit und Gesundheit eines Menschen steht im direkten Zusammenhang mit seiner aktiven und bewussten Lebensgestaltung, die wiederum in unmittelbarer Verbindung mit der inneren Werthaltung zu sehen ist. Soeder schreibt dazu, dass dies ein „offener" und „sich vertiefender Prozess" ist, da nicht alles an Einstellungen, Gewohnheiten, Verhaltensweisen etc. dem Bewusstsein stets zur Verfügung steht. Die nicht wertende und aufmerksame Beobachtung des Selbst, führt dazu, dass Menschen ihre inneren und äußeren Lebensbedingungen zunehmend bewusst wahrnehmen und entsprechend bewusst und adäquat mit diesen Bedingungen umgehen. (1)
Soeder verweist in seinem Aufsatz auf Kurtz und dessen Beschreibung des Prozesses der innerpersönlichen Entfaltung.

> *„Im Laufe eines erfolgreichen Lebens entwickelt sich mit zunehmender Erfahrung Klarheit zu Weisheit (Verstand), Effektivität zu Meisterschaft (Körper), Stärkung zu Erfüllung (Gefühle) und Entspannung zu innerem Frieden (Spiritualität)."* (2)

Ron Kurtz skizziert sein Modell „Das Lebensrad" (1990) der Balancebestrebung wie folgt, er betrachtet den Menschen und sein Leben als vier miteinander in einem Kreislauf stehende Qualitäten, die mit Hilfe der Meditation und des Übens der Achtsamkeit in einem ständigen Prozess der Bewusstwerdung stehen.
Das Lebensrad nach Kurtz ähnelt in seiner Darstellung der Entwicklung der vier Bereiche des Lebens im Balance-Modell der Positiven Psychotherapie, die die bewusste Umgangsform mit den vier Bereichen anstrebt und methodenübergreifend arbeitet. Meditationsübungen beleiten die vier Bereiche des Lebens.

---

(1) Vgl. Ulrich Soeder, Achtsamkeit als psychotherapeutische und wissenschaftliche Methode, a.a.o., S.37

(2) Ebd., S.37

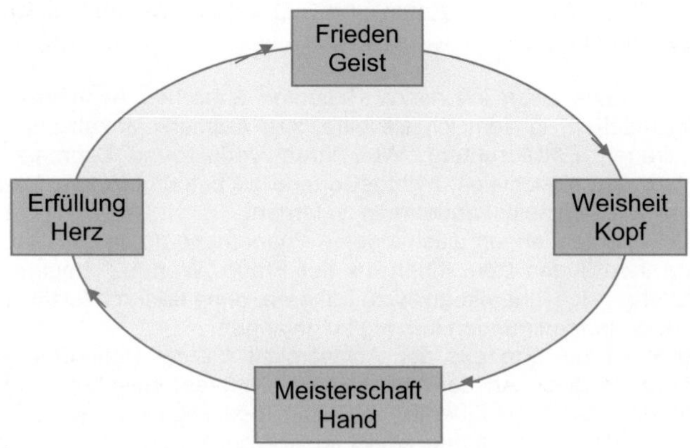


Das Lebensrad nach Kurtz (1)

Bezüglich der Entstehung psychischer Symptome kommt Soeder in seinen epidemiologischen Untersuchungen zu folgender Schlussfolgerung, dass

> *„...der Dialog zwischen einer Person und ihren Lebensbedingungen häufig in großem Ausmaß nicht gelingt ... Offensichtlich ist in diesen Fällen der positive Kreislauf unterbrochen, Anstelle von Klarheit herrscht Verwirrung, das Handeln wird ineffektiv, anstatt Stärkung stellt sich ein Gefühl der Leere ein, der Organismus antwortet mit Verspannung und nicht mit Entspannung und entwickelt über die Zeit die unterschiedlichsten Krankheitssymptome."* (2)

In Anlehnung an Kurtz formuliert Soeder drei Definitionen der Achtsamkeit in der Psychotherapie.

- Eine selbst gelenkte Aufmerksamkeit nach innerem Erleben. Hierbei handelt es sich um eine aufmerksamkeitslenkende Tätigkeit, die Empfindungen, Gedanken, Gefühle und Erinnerungen umfasst.

- Die innere Haltung ist passiv, offen, wach, neugierig, erkundend, darauf achtend was ist, bemerken, ohne zu bewerten, studieren, ohne einzugreifen. Ein aktives Nichtstun, ein außerordentlicher Bewusstseinszustand.

- Im Gegenteil zum alltäglichen Wachsein, die Erledigung von Aufgaben und Anforderungen betreffend, ist Achtsamkeit in der Psychotherapie nach innen gelenkt. Alltagsanforderungen werden aufmerksam betrachtet, ohne jedoch einzugreifen. Es wird eine Betrachtung gepflegt, die der von Kleinkindern entspricht, die beim Spielen mit ihrem Spielzeugen nur mit sich selbst beschäftigt sind und die Außenwelt nicht wahrnehmen. Hier wird

(1) Ebd., S.38
(2) Vgl. ebd., S.38

die Empfindung von Raum und Zeit kaum bzw. anders wahrgenommen. (1)

In meiner Praxis lasse ich meine Patienten ähnliche Achtsamkeitsübungen machen, in dem ich sie bitte, ihre Aufmerksamkeit auf ihre Angst, Trauer, Enttäuschung, Wut, ihren Verlust und Schmerz zu lenken und alle absichtslos, nichtbewertend zu betrachten, um sie als einen Teil von sich selbst annehmen zu lernen.
Fast alle Patienten lehnen diese inneren Phänomene ab, in dem sie sie jahrelang verdrängen bzw. ihnen mit der Frage „Warum?“ begegnen. Sie versuchen sich ihnen kognitiv zu näheren, ohne dadurch letztlich zu einer wirklich befriedigenden Lösung zu gelangen.
Zu Beginn ist der Prozess der Achtsamkeit für die Patienten sehr schwer, da sie diese Art des Umgangs mit innerem Geschehen nicht gewohnt sind. Die konsequente, liebevolle, geduldige und humorvolle Umgangsart des Therapeuten erleichtert (beiden) diesen Prozess gemeinsam zu durchlaufen. Meine jahrlange Erfahrung mit Patienten hinsichtlich der Verwendung der Achtsamkeit in der Therapie hat mir nachdrücklich bewiesen, dass die Verwendung dieser „Sensibilisierung“ die Therapiezeit erheblich verkürzt und zur Zufriedenheit des Patienten führt, die ellenlangen Gespräche mit zahlreichen Übertragungsverstrickungen vorbeugt. Insbesondere Angst- und Panikpatienten reagieren auf Achtsamkeitsübungen ausgesprochen positiv. Angstpatienten verfügen über eine stark ausgeprägte destruktive Autosuggestion, die für die Intensivierung der Angstsymptomatik bis hin zur Panikattacke bzw. Organfunktionsstörungen wie Herzrasen, Kopfschmerzen, Schlafstörung, Zittern etc. sorgt. Was sich im Inneren dieser Pat. abspielt ist eine negative, absichtliche, bewertende und beeinflussende Umgangsart mit Konfliktsituationen, die sie im Laufe ihrer Sozialisation erworben haben. Die Übungen der Achtsamkeit sind, wie oben beschrieben, genau entgegengerichtet und führen bei diesen Patienten zu einem neuen Lernprozess.
Als ich eine Angst- und Panikpatientin mit Herzrasen gebeten habe, auf einer Liege Platz zu nehmen und ihre intensive Herztätigkeit bewusst zu beobachten, ohne sich jeglicher negativer Beeinflussung hinzugeben, entgegnete sie, dass sie einen Herzinfarkt bekommen würde, wenn sie sich auf die Liege legen würde. Beruhigend habe ich ihr ver-, sichert, dass nichts geschehen werde, da ich sie begleiten würde. Nach einer halben Stunde der beobachtenden, nichtbeeinflussenden, absichtslosen Erfahrung beruhigte sich das Herz und die Patientin war sehr zufrieden.
Zu Beginn der Achtsamkeitsübung sollte keines Falls darauf verzichtet werden, dass der Therapeut die Patienten mit intervenierenden Kurzkommentaren wie „beobachten aber nicht beeinflussen“, „es passiert nichts“, „atmen Sie bewusst weiter“ oder „es wird gut gehen“ ermutigt, um den Lernprozess der Achtsamkeitsübung zu fördern und das Vertrauen der Patienten in dieser Erfahrung zu stabilisieren.
Im Sinne der Automatisierung und Verinnerlichung sollten Achtsamkeitsübungen Bestandteil jeder Therapiesitzung sein.

(1) Vgl. ebd., S.39

## VII.5 Erkenntnistheoretische Aspekte der Achtsamkeit

Achtsamkeit als eine wissenschaftliche Methode der Psychologie ist relativ neu. Soeder bezeichnet sie für die unmittelbare Erforschung des Bewusstsein als *„Erkenntnismethode der Wahl"*, da in ihr das Verhältnis zwischen *„Erfahrung"* und *„Wissen"* transparent wird, der Erfahrung gegenüber dem Wissen jedoch ein Vorsprung zugesprochen wird.

> *„Achtsamkeit führt zu einer tiefen Kenntnis der Realität durch direkte oder experimentelle Kenntnis und unterscheidet sich in dieser Hinsicht von inferenziellem Wissen, das durch Beobachtung und Schlussfolgerung gewonnen wird."* (1)

Bei der Integration der Achtsamkeit als wissenschaftliche Methode traten Probleme auf, die Soeder mit Hilfe des Quadrantenmodell von Ken Wilber untersucht hat.
Wilber, ein amerikanischer Philosoph, erforschte bereits in den 70er Jahren eine *„kulturübergreifende Analyse menschlicher Fertigkeiten"* mit dem Ziel, *„...Formulierung einer allgemeinen Theorie, die als konzeptueller Rahmen so unterschiedliche Bereiche wie Wirtschaft, Politik, Wissenschaft oder Spiritualität..."* zu finden um diese Disziplinen zu integrieren.(2) Sein Instrumentarium der Integration und Differenzierung der Erkenntnisrichtungen wird als Quadrantenmodell bezeichnet.
Da ich das Quadrantenmodell zur Verdeutlichung der Erkenntnistheorie der Achtsamkeit für sehr aufschlussreich halte und stelle ich es sowohl schematisch als auch inhaltlich dar.

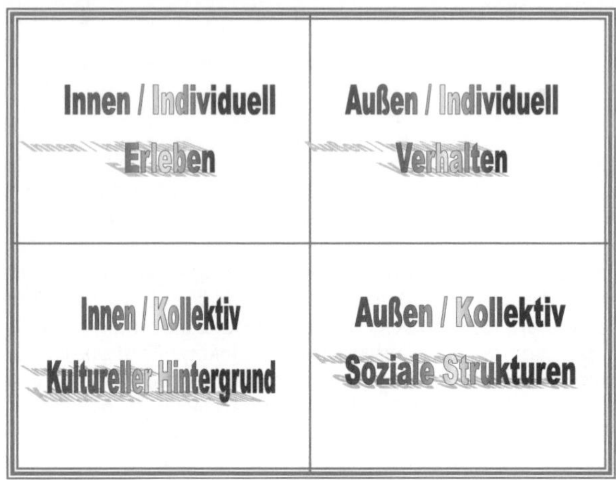


>Das Quadrantenmodell von Ken Wilber< (3)

(1) Ebd., S.41
(2) Vgl. ebd., S.41
(3) Vgl. ebd., S.42

Nach Wilber vertritt die rechte Seite des Quadrantenmodells die „sichtbare Außenwelt“, während die linke Hälfte die „unsichtbare Innenwelt“ darstellt. Die obere Hälfte spiegelt die individuelle und der untere Bereich die kollektive Phänomene wieder. In diesem Modell werden Erleben (oben links), Verhalten (oben rechts), kulturelle Hintergründe (unten links) und soziale Strukturen (unten rechts) verdeutlicht. Soziale Strukturen bilden den äußeren Kontext des Verhaltens, während die kulturellen Hintergründe den inneren Kontext des Erlebens beinhalten.
Auf die Frage, wie wir zu Kenntnissen über die oben dargestellten Wirklichkeitsbereiche gelangen, antwortet Wilber mit drei unterschiedlichen Fragestellungen, die in der folgenden Skizze dargestellt werden:

| | |
|---|---|
| Gegenstand:<br>Individuelles Erleben<br>Erkenntnismodus:<br>Subjektive Erfahrung von Qualität<br>Geltungskriterium:<br>Wahrhaftigkeit | Gegenstand:<br>Individuelle Objekte<br>Erkenntnismodus:<br>Monologisch, objektive Messung von Quantität<br>Geltungskriterium:<br>Wahrheit |
| Gegenstand:<br>Kollektives Erleben<br>Erkenntnismodus:<br>Dialogisch, Einfühlung, Interpretation<br>Geltungskriterium:<br>Vertrauenswürdigkeit | Gegenstand:<br>Gruppen von Objekten<br>Erkenntnismodus:<br>Monologisch, objektive Messung von Quantität<br>Geltungskriterium:<br>Wahrheit |

Erkenntnistheoretische Aspekte der Quadranten von Ken Wilber (1)

Die rechte Hälfte des Quadrantenmodells steht für die sichtbaren Strukturen und Objekte der Außenwelt. Die Erkenntnisse über die Außenwelt erfolgt über die objektive Erfassung der Messung von Quantität, wobei die Methode eine monologische ist. Die Wahrheit ist das Geltungskriterium der Darstellung der Außenwelt. In der Sprache Wilbers ist der Erkenntnismodus der Begrifflichkeit *„wissenschaftlicher Bewusstseinsmodus“* gleichzusetzen. Das inhaltliche Thema des Quadranten unten links bezeichnet das *„von außen nicht sichtbare kollektive Erleben, das auch ...gemeinsame kulturelle Hintergrund“(2)* genannt wird. Auf die Frage, wie Kenntnis über das innere Erleben eines anderen zu gewinnen ist, führt Wilber das Gespräch, die Einfühlung bzw. Interpretation an. Hier ist die Methode dialogisch d.h., dass das Geltungskriterium weder Wahrheit noch Wahrhaftigkeit sein kann, sondern Vertrauenswürdigkeit. Die Vorgehensweise zur Wirklichkeit wird von Wilber als moralischer Bewusstseinsmodus bezeichnet.

(1) Vgl. ebd., S.42
(2) Vgl. ebd., S.43

Bei dem erkenntnistheoretischen Quadrantenmodell Wilbers bekommen folgende Kriterien besondere Bedeutung:

a. *„Jedes Verhalten weist immer alle vier Aspekte auf: Es kann beobachtet werden, ist Ausdruck vom Bewusstsein, hat einen kulturellen Hintergrund und findet in einem sozialen Kontext statt.*

b. *Die einzelnen Quadranten können nicht aufeinander reduziert werden.*

c. *Eine integrale Sichtweise berücksichtigt alle vier Aspekte und kombiniert entsprechend die zugehörigen Erkenntnismethoden.*" (1)

Die Frage, wie das Quadrantenmodell das Erleben eines Patienten hinsichtlich der Achtsamkeit in der Therapie erklärt, bleibt.
Das Verhalten des Therapeuten und Patienten kann beobachtet und durch Filme dokumentiert werden (oben rechts), wie sich z.B. der Patient bequem hinlegt, die Augen während der Achtsamkeitsübung schließt. Dabei kann seine Atmung und die physiologischen Veränderungen, das langsame Sprechen des Therapeuten beobachtet werden. Wir können jedes Kriterium erfassen und registrieren. Während der Patient immer achtsamer wird, lässt sich von außen seine körperliche Veränderung objektiv beobachten. Die Erkenntnisgewinnung ist monologisch d.h. wir sehen, wann der Patient seine Augen schließt und dokumentieren es.
Ähnlich ist es im sozialen Bereich (unten rechts) hinsichtlich der therapeutischen Situation. Hier ist die therapeutische Qualifikation des Therapeuten klar, der räumliche Kontext (Praxis) definiert und der Zusammenhang, in dem die Therapie stattfindet (Gesundheitssystem) transparent. Der Kontakt zwischen Therapeut und Patient ist in diesem Kontext durch den Dialog festgelegt.
Das innere Erleben beim Therapeuten und seinem Patienten ist jeweils ihnen überlassen (unten links). Die Vertiefung der Introspektion verläuft durch regelmäßige Achtsamkeitsübung. Der Patient erlebt mit dem *„inneren Auge*" den in ihm stattfindenden Prozess. Bei der Wahrnehmung bestimmter Erinnerungen kann sich der Patient jedoch bewusst täuschen, da als Beispiel ein angenehmer Geruch in einer bedrohlichen Situation wahrgenommen wurde, bei dessen Erinnerung bestimmte Inhalte geleugnet werden. In diesem Fall ist das Kriterium für eine Introspektion *„Wahrhaftigkeit"* jedoch nicht „Wahrheit". Diese von Außen unsichtbaren Prozesse können mit Hilfe z.B. EEG (das innere Verhalten oben rechts) ermittelt werden. Hier lassen sich die Quantität der Gehirnaktivität messen, nicht aber die Qualität der inneren Prozesse wie etwa Bilder, Erinnerungen etc. .Kenntnisse über die Qualität des inneren Vorgehens des Patient kann der Therapeut im Dialog mit ihm erfahren (unten links). Hierfür ist eine gemeinsame Sprache und ein gemeinsamer kultureller Hintergrund erforderlich.

(1) Ebd., S.41ff.

Das Wissen um die inneren, eigenen Erfahrungen und Prozesse ermöglichen dem Therapeuten eine hypothetische Herleitung zum Verständnis der Sprache des Patienten sowie seiner genauen anamnestischen Daten. Hier spielt die Vertrauenswürdigkeit, die Qualität der therapeutischen Beziehung eine grundlegende Rolle.
Die oben diskutierte erkenntnistheoretische Thematik kann nach dem Modell der Quadrantenerklärung schematisch wie folgt dargestellt werden:

| | |
|---|---|
| Das Erleben von Patient und Therapeut | Beobachtbares Verhalten von Patient und Therapeut |
| Das gegenseitige Verstehen von Patient und Therapeut | Objektive Rahmenbedingungen der Psychotherapie |

>Psychotherapeutische Sitzung nach dem Quadrantenmodell< (1)

Die Frage, ob Achtsamkeit als wissenschaftliche Methode gelten kann, bleibt. Betrachtet man es aus positivistisch naturwissenschaftlicher Sicht, die nur mit den Möglichkeiten der fünf Sinnen und monologisch Erkenntnisse abstrahiert, wird es keine Kompatibilität mit einer achtsamen Methode der Beobachtung geben. Diese monologische Betrachtungsweise kann die Achtsamkeit nicht messen und erfassen. Generell missachtet man als Wissenschaftler einen Menschen und seine Integrität, wenn man sein Inneres nicht sichtbare Erleben mit einer begrenzten naturwissenschaftlichen Methoden erforscht. Daher ist die naturwissenschaftliche Methode durch zwei weitere Vorgehensweisen zu ergänzen nämlich

> *„...eine systematische Introspektion, wie sie die Achtsamkeit darstellt, die einen unmittelbaren Zugang zum Erleben selbst liefert, und durch die Hermeneutik, die untersucht, wie Menschen zu gegenseitigem Verstehen gelangen. Jedes dieser Verfahren erfordert langjährige Schulung, um es zu beherrschen.“* (2)

(1) Ebd., S.43
(2) Vgl. ebd., S.44

## VII.6 Therapeutische Grundhaltung unter dem Gesichtspunkt der Achtsamkeit

Es handelt sich hierbei um die Haltung des Therapeuten und seinen Bewusstseinszustand bei der tiefenpsychologischen Nutzung der inneren Achtsamkeit. Ron Kurtz beschreibt die Grundhaltung des Therapeuten bei der Arbeit mit der inneren Achtsamkeit wie folgt:

- „Nach Innen gewendete Aufmerksamkeit
- Position des inneren Beobachters, der nicht mit den betrachteten Zuständen identifiziert ist.
- Gegenwärtiges Erleben (Körperempfindungen, Gedanken, Gefühle, Impulse, Phantasien, Bilder, Stimmungen...)
- Nicht-wertend (eventuell auftretende innere Wertungen werden beobachtet)
- Neugier auf das, was von alleine entstehen will
- Langsamkeit
- Aufmerksamkeit" (1)

Nach Wurll ist die Vertiefung der inneren Achtsamkeit ein Entwicklungsprozess, der den gesamten Therapieverlauf in Anspruch nimmt. Kontakt-, Vertrauensaufbau und Problemverständnis gegenüber dem Patienten sind günstige Voraussetzungen für die innere Achtsamkeit, wobei die Sicherheit in der Beziehung zum Patienten nicht vergessen werden darf. Die absichtslose und geschehen lassende Haltung des Therapeuten ermöglicht dem Patienten, seine Seinsqualität mehr wahrzunehmen als das Tun. Die Annahme, dass alle wissen, was für den Patienten gut ist, trifft nicht die Realität und geht am Achtsamkeitsprozess des Patienten vorbei. Erst wenn der Therapeut im seinem Leben und Arbeiten die innere Achtsamkeit kennt und lebt, kann er seinen Patienten entsprechend begleiten. Hierbei gelingt es dem Patienten, sich dem Therapeuten zu nähren, seine unbewussten Abwehrmechanismen zu verlassen und mit dem Therapeuten zu kooperieren, was wiederum die Kooperation mit seinem eigenen Unbewussten bedeutet. (2)

> *„Die Integration der inneren Achtsamkeit in der Psychotherapie färbt und verändert diese vollkommen, weil sie bestimmte Bedingungen erfordert. So ist Achtsamkeit im therapeutischen Prozess immer an Akzeptanz gebunden und beschreibt eine bewusste und nicht-wertende Wahrnehmung des gegenwärtigen Augenblickes und eine Haltung des Verzichtes von Bewertung (...) Daraus folgen eine gewaltlose Haltung des Therapeuten ohne Vorlieben und ein freies und annehmendes Suchen ohne Bewertung."* (3)

---

(1) Vgl. Patricia Wurll, Achtsamkeit als therapeutische Grundhaltung, in: Ulrike Anderssen-Reuster, Achtsamkeit in Psychotherapie und Psychosomatik, a.a.O., S.73

(2) Vgl. ebd., S.70f.

(3) Ebd., S.74

In diesem Zusammenhang unterstützt der Therapeut mit seiner inneren Achtsamkeit die Sensibilisierung der Achtsamkeit des Patienten, in dem er sich nicht gegen die Abwehrmechanismen und Widerstände des Patienten stellt, sondern ihn zum Begreifen dieser intrapsychischen Phänomene führt. (1)
Kurzt bezeichnet die Abwehrmechanismen als kreative Möglichkeiten einer Person im problematischen Umgang mit seinen Konflikten. Folglich gibt es Ressourcen, die andere gesunde und kreative Umgangsformen mit Konfliktsituationen ermöglichen können. Die achtsame Haltung des Therapeuten führt den Patienten zur achtsamen Wahrnehmung seiner inneren Prozesse wie Widerstände u.ä. Er hat die Rolle des Begleiters inne. Das Verändern geschieht im Patienten durch die Achtsamkeit. Hier sind Geduld und Langsamkeit sowie die Achtung der Person des Patienten von außerordentlicher Wichtigkeit.
Wurll benennt weitere Aspekte der therapeutischen Haltung im Sinne der Sensibilisierung der inneren Achtsamkeit.

- *„einen sicheren Raum für die Betrachtung und Untersuchung der inneren Welt der Patienten herstellen und aufrechterhalten;*
- *eine akzeptierende und nicht-wertende Haltung einzunehmen gegenüber allem, was im Laufe eines Prozesses auftaucht;*
- *die Patienten in den Bewusstseinszustand der inneren Achtsamkeit einzuladen;*
- *den Prozess der Selbstwahrnehmung und die Instanz des inneren Beobachters zu stärken;*
- *Zugang zu finden zur Ebene der Anschauungen und der Beobachtung;*
- *Eine heilsame Erfahrung (missing experience) zu kreieren;*
- *Die Pat. dabei zu unterstützen, diese alternative Erfahrung im Zustand der inneren Achtsamkeit in sich zu verankern.“* (2)

Patienten beobachten und erkennen die Haltung des Therapeuten als Experten hinsichtlich Respekt, Präsenz, Offenheit und Bereitschaft, Raum zu geben, für alles, was sich entfalten will, an. Die Haltung des Therapeuten zu sich selbst beschreibt Wurll mit

> „- *die eigene innere Welt sehr gut zu kennen;*
> *Zusätzlich zu dem einfühlsamen Kontakt mit den Patienten auch die Achtsamkeit für sich selbst und die eigenen Gedanken, Empfindungen, Gefühle und Körperreaktionen aufrecht zu erhalten;*
> *Die Wahrnehmung und das Bewusstsein zu schärfen für die Unterscheidung zwischen den Reaktionen, die mit der eigenen Geschichte, den eigenen Erfahrungen zu tun haben und denjenigen, die in irgendeiner Weise auf die Patienten antworten.“*(3)

---

(1) Vgl. ebd., S.73
(2) Ebd., S.76
(3) Vgl. ebd., S.76

## VIII. Übende Verfahren und ihre Wirkungen

Während meiner langjährigen Arbeit in Suchtkliniken konnte ich positive Erfahrungen im Bereich adjuvanztherapeutischer Maßnahmen sammeln, insbesondere in den Bereichen Meditation und Hydrotherapie. Während der ambulanten Therapie verordne ich meinen Patienten die regelmäßige Wahrnehmung der genannten Maßnahmen, um die körperliche Gesundheit neben der seelischen Genesung parallel zu fördern. Zu Beginn der Behandlung reagieren die Patienten häufig mit Widerstand und versuchen die verbindliche Regelmäßigkeit zu umgehen. Einerseits wollen sie gesund werden, ihre Probleme und Krisen bewältigen, andererseits wird jedoch ein eigenverantwortliches Handeln vermieden. So wird seitens der Patienten häufig versucht, die Verantwortung an den Therapeuten abzugeben. An dieser Stelle ist der Therapeut in seiner konsequenten, geduldigen und einladenden Haltung gefordert, um die Patienten in Richtung Genesung zu motivieren und ihnen das Prinzip der Eigenverantwortung hinsichtlich ihrer Gesundheit deutlich zu machen.

### VIII.1 Meditation

Der Begriff Meditation stammt vom Lateinischen *meditatio* und bedeutet soviel wie *nachdenken, überlegen*, im weiteren Verständnis *sinnende Betrachtung*.
In fast allen Kulturen ist Meditation ein altbewährtes Verfahren, um den Geist bewusst wahrzunehmen, ihn zu kontrollieren und ihn im Sinne einer Transzendenz zu erweitern. Im Laufe der Jahrhunderten haben sich in den verschiedensten Kulturen und Religionen unzählige Übungen entwickelt, die den Geist und die körperlichen Empfindungen achtsam wahrnehmen und betrachten, um dem Bewusstsein tiefere Dimensionen zu verleihen. Die mittel- und fernöstlichen Kulturen wie Indien, China, Japan verfügen über ein reiches Repertoire an Meditationsübungen, die den Menschen in seinem Alltag begleiten, zur Stärkung seiner Selbstbeherrschung, Selbstkontrolle, Stille und Bewusstseinserweiterung.
Meditation befähigt den Menschen, seine Gedankenwelt bewusster zu steuern, sich zu bescheiden, um in seinem Alltagsleben Zufriedenheit und Balance zu erlangen. Die aktive und regelmäßige Gestaltung von Meditation beugt dem Gedankenchaos vor.
Der Einklang mit sich selbst wird durch die konsequente, ritualisierte Meditation erlangt, wobei beide Gehirnhälften in Verbindung zu einander gestellt werden. Dem Menschen gelingt so, sich und seine Umwelt ganzheitlich, statt einseitig wahrzunehmen. Diese Form der Wahrnehmung ist meines Erachtens eine einfühlsam überlegende Form der inneren und äußeren Wahrnehmung, die den inneren und äußeren Frieden als Ziel verfolgt.
Neurophysiologisch ist die linke Gehirnhälfte für das Denken, Sprechen und Schreiben, die Rationalität der Vergangenheit und Zukunft verantwortlich, während die rechte Gehirnhälfte für Gefühle, Intuition, Fantasie, Kreativität der Gegenwart zuständig ist.

Meditationen ermöglichen uns, eine seelische, körperliche Regeneration und Entspannung zu erreichen, die sich mühelos in den Alltag einbauen lässt.
Der chinesischer Philosoph Lao Tse betont, *„wenn du dich ändern willst, tu es, aber jeden Tag."* Einige wenige Minuten täglicher Meditation bewirken die nötige Regeneration im Sinne der Kontaktfindung zu sich selbst. Wir fühlen uns erholter, konzentrierter, ruhiger und besonnener im Alltag und behalten den Überblick über unser Leben, fühlen uns vor allem weniger getrieben, denn die Gesundheit ist das höchste Gut, das der Mensch besitzt. Die positive therapeutische Wirkung der Meditation hat nach meinen Beobachtungen in den letzten 20 Jahren an Einfluss gewonnen. Während meiner Klinikzeit als auch in meiner Praxis ist die Anwendung meditativer Verfahren fester Bestandteile der Therapie. Patienten reagieren unterschiedlich auf diese Methode. Viele begrüßen die Meditation, andere nehmen eine abwehrende Haltung ein oder zeigen sich neutral und unentschlossen. Das behutsame Heranführen, die positive Erfahrung mit dem Meditationsverfahren lässt Meditation letztlich zur Lebensbereicherung werden. (1)

### VIII.1.1 Psychodynamische Aspekte der Meditation

Der amerikanische Psychiater und Psychoanalytiker Mark Epstein befasst sich in seinem Buch „Gedanken ohne den Denker" mit dem Wechselspiel von Buddhismus und Psychoanalyse.
Zum Ansatz der Psychoanalyse und buddhistischer Meditation schreibt er,

> *„Die psychoanalytische Psychotherapie führt meistens zu Erfahrungen, bei denen frühe, prägende emotionale Beziehungen wiederholt werden, damit die Lebensgeschichte praktisch rekonstruiert werden kann. Die buddhistische Meditation bewirkt zumeist die Intensivierung gewisser Ich-Funktionen, wodurch das Selbstgefühl sowohl verstärkt als auch dekonstruiert, d.h. abgebaut, wird. Die Psychotherapie besteht häufig in einer Art Geschichtenerzählen, um eine Erklärung für die Lebensgeschichte des Patienten zu finden. Die Meditation ist hingegen eher ein Prozess des Infragestellens der wichtigsten Metaphern, derer wir uns für unser Selbstverständnis bedienen."* (2)

Beide Bereiche stehen keinesfalls in einem konkurrierenden, gar kontraindiziertem Verhältnis zu einander, sondern in einem sich gegenseitig ergänzendem. Epstein beschreibt, dass eine Reihe von positiven Veränderungen, die in der Meditation passieren wie Integration, Demut, Stabilität, Selbstbewusstsein, eine therapeutische Qualität beinhalten. Diese Feststellung lässt sich sowohl durch eigene persönliche Erfahrungen mit Meditation als auch durch Erfahrungen meiner Patienten bestätigen. Ruhe, Regeneration, Gelassenheit, sich fallen lassen dürfen, sich explorieren lernen zählen zu weiteren Qualitäten. Epstein schreibt dazu,

---

(1) Zahlreiche Meditationsanregungen finden sich in: Lorraine Turner Meditation, Köln 2005

(2) Mark Epstein, Gedanken ohne den Denker. Das Wechselspiel von Buddhismus und Psychoanalyse, Frankfurt a.M. 1996, S.138

*„Während in der Psychoanalyse eine therapeutische Beziehung aufgenommen und Kraft der analytischen Haltung des Therapeuten gepflegt wird, bezieht sich die Meditation auf tatsächliche Qualitäten des Geistes und kultiviert sie innerlich, um die Beobachtungsgabe zu schärfen."* (1)

Während Meditation absichtslos auf den Boden schaut und die inneren Bilder, Erinnerungen etc. passieren lässt und nicht ergreift, so Gottwald, befasst sich die Psychotherapie hingegen gezielt und konzentriert mit Zusammenhängen der lebensgeschichtlichen Konstrukte.(2) Meditation ist meines Erachtens eine innerpsychische und transpersonale Angelegenheit, während Psychotherapie eher zu einem interpersonellen Interaktionsprozess zählt.

Neben dem Vergleich von Psychotherapie und Meditation beschreibt Epstein die Psychodynamik der Meditation wie folgt:

Durch die konsequente und regelmäßige Einhaltung der Meditation, der Übung der Konzentration, der Fähigkeit, bei einem einzigen Gegenstand zu bleiben, sowie der Achtsamkeit, als Ausdruck der Fähigkeit, sich der Reihe nach auf verschiedene Objekte zu konzentrieren, erreicht der Meditierende entweder einen Zustand des Schreckens oder der Freude. Diese gezielten, selbst verlangten Zustände kommen in der Psychotherapie kaum vor. Höchstens werden sie vom Therapeuten in der Psychotherapie in gemilderter konfrontativer Form als Impuls angewandt, womit sich der Patient auseinandersetzt. Sie können in Teilchen passieren und erstrebt werden, aber sie sind nicht die gewollten, systematisch zu übenden, erfahrbaren Schritte und Zielsetzungen wie in der Meditation. Epstein bringt zum besseren Verständnis der Psychodynamik des Schreckens und der Freude folgende Erklärung, dass Freude z.B. aus fünf unterschiedlichen Stufen der Verzückung oder des Glücks besteht:

*„Unter diesem vermag die ‚leichte Verzückung' bloß ein Haarsträuben am Körper zu erzeugen. – Die ‚momentane Verzückung' gleicht dem von Augenblick zu Augenblick zuckenden Blitze. – Und gleichsam wie die Woge das Meerufer (überflutet und sich daran bricht), so bricht sich die ‚überströmende Verzückung' nach wiederholtem Überfluten des Körpers. – Die ‚emportreibende Verzückung' ist mächtig; sie treibt den Körper in die Höhe und besitzt das Merkmal, dass sie denselben in die Lüfte emporsteigen lässt...Beim Auf steigen der >durchdringenden Verzückung< aber ist der ganze Körper davon erfüllt und wie eine aufgeblasene, gefüllte Blase oder wie das von einer großen Wasserflut erfüllte Berginnere."(2)*

Die Aufgabe des Schreckens in der Meditation ist es, festzustellen,

*„...wie stabil das Selbstgefühl wirklich ist und wie buchstäblich bodenlos das narzisstische Verlangen sein kann."* (3)

Die Bilder und Erfahrungen des Schreckens erfordern, so Epstein, ein *„Ego"*, wie es in der Psychoanalyse verstanden wird, das sich im Stan-

---

(1) Ebd., S.138f.
(2) Ebd., S.141
(3) Peter Gottwald, Zen im Westen – neue Lehrrede für eine alte Übung, a.a.O., S.10

de fühlt, zu *„halten"* und zu *„integrieren"*. Erfahrungen, die im Normalzustand die Destabilisierung der Person hervorrufen. (1)

> *„Es ist eine Herausforderung, Schrecken ohne Angst und Freude ohne Anhaften zu erleben. In dieser Hinsicht will man mit der Meditation ein Ich entwickeln, das flexibel, klar und ausgeglichen genug ist, um solche Erlebnisse zu ermöglichen."* (2)

Es ist allerdings notwendig, dass der meditierende Mensch stets einen kritischen und reflektierenden Blick auf seine Tendenz nach Eingebildet- und Stolzsein hat, sowie auf seinen inneren Hunger nach Sicherheit bzw. seine innere Neigung, die Meditation für narzisstische Zwecke zu nutzen. (3)

Die Meditation ist ein Weg, auf dem die Neigung zum Narzissmus „unermüdlich" und konsequent entlarvt wird, um Schritte zur reinen Selbsterfahrung und wahren Selbstfindung zu gewährleisten bzw. zu ermöglichen. Narzisstische Tendenzen, in Form eines Pseudoselbst sind die größten Hindernisse auf dem Weg der wahren Selbstfindung und stellen stets verführende Ablenkungsmöglichkeiten, Fallen da.

Unter *„die Anfänge des Meditierens – die Spaltung im Ich"* beschreibt Epstein die Gemeinsamkeit zwischen Psychoanalyse und Meditation. Beide Wege ähneln sich in den ersten Schritten. Dem nach führen beide, durch das freie Assoziieren und die reine Aufmerksamkeit zur Stärkung des Ichs. Das beobachtende Ich bekommt mehr Integrität. Es wird dabei festgestellt, dass die reine Aufmerksamkeit in der Meditation die Fähigkeit der freien Assoziation deutlich erhöht, welche die Psychoanalyse als Methode inne hat. Epstein schildert, dass Meditationsziele hingegen über eine Reihe mentaler und emotionaler Assoziationen hinaus gehen. (4) Untersuchungen der Amerikanern Daniel Brown und Jack Engler haben ergeben, dass die inneren Konflikte bei Meditierenden und Probanden durch Psychotherapie gleich stark sind. Die Meditierenden haben eine offensivere Haltung zum Erleben der inneren Konflikte. Festgestellt wurde ferner, dass Meditation im Vergleich zur Psychotherapie kein effektives Verfahren ist bezüglich der Bewältigung emotionaler Konflikte.(5) Diese Feststellung finde ich in meinem Praxisalltag mit meinen Patienten bestätigen. Meine Erfahrung und Beobachtung ist, dass Emotionalität eine Qualität bzw. ein Phänomen ist, das sich in der zwischenmenschlichen Beziehung entwickelt und daher lassen sich emotionale Probleme in der zwischenmenschlichen Beziehung lösen. Psychotherapie ist eine zwischenmenschliche Interaktion, in der Emotionen thematisiert und behandelt werden können. Übertragungs- und Gegenübertragungsphänomene in der analytischen Psychotherapie sind meines Erachtens emotionsbeladene Interaktionen, die heilsam wirken können, wenn sie professionell genau beobachtet und gestaltet werden.

Meditation bedeutet im Schmerz verweilen. Viele Menschen üben auch

---

(1) Mark Epstein, Gedanken ohne den Denker. Das Wechselspiel von Buddhismus und Psychoanalyse, a.a.0., S.141

(2) Ebd., S.142

(3) Vgl., ebd., S.142

(4) Vgl., ebd., S.144

(5) Vgl., ebd., S.146

die Meditation, um sich rasch von ihren Problemen und vom Schmerz zu befreien. Epstein schreibt, dass die buddhistischen Meditationslehrer den Meditierenden immer die Frage stellen, nach dem Selbst, das sich nach Befreiung vom Schmerz sehnt. Epstein empfiehlt den Menschen, die den Weg der Befreiung vom Schmerz suchen, statt Meditation eine Psychotherapie zu machen, denn das Ziel der Meditation ist es, im Schmerz zu verweilen, um die wahre Fähigkeit des Selbst kennen zu lernen bzw. zu trainieren. Allerdings ist der Weg nicht die absichtliche Schmerzzufügung im Sinne der Askese.

In der Psychodynamik der Meditation spricht Epstein ferner über *„das Aufdecken der Raummetapher"*. Gemeint ist zunächst die Vorstellung vom Selbst, die räumlich auszumalen ist für ein besseres Verstehen des Phänomens *„Selbst"*. Vergleiche als Metapher sollen dazu führen, dass der Meditierende sich eine Art Orientierung (zunächst) räumlicher Natur verschafft, um die innere Welt erfahrbar zu machen. Das ferne Ziel der buddhistischen Meditation ist, diese Vorstellung des Selbst als Raum zu bewältigen,

> *„Den Buddhismus studieren, ist das Selbst studieren. Das Selbst studieren, ist das Selbst vergessen. Das Selbst vergessen, ist mit anderen eins sein."* (1)

Dazu bedient sich die Meditation der Konzentration, Achtsamkeit und Einsicht. (2)

Um die Raummetapher zu erforschen spricht Buddha von zwei Wegen der Aufmerksamkeit, der Konzentration oder der Vertiefung und der Achtsamkeit. Begonnen wird nach buddhistischer Tradition mit der Konzentration oder Vertiefung. Gemeint ist die Konzentrationsübung auf einen Gegenstand, ein Wort, einen Klang oder eine Empfindung, ein Bild bzw. eine Vorstellung. Diese Übung führt zur Ruhe und innerer Gelassenheit. Die Kompliziertheit des Verstandes hört auf und werden durch Einfachheit und Freude ersetzt. Denn

> *„...durch die Vertiefungsübungen lassen sich die räumlichen Metaphern des Selbstgefühls verändern. Nichts kennzeichnet den entfalteten Zustand der Einsgerichtetheit besser als die Ichentgrenzung und die Gefühle des Verschmelzens, der Vereinigung, des Einsseins mit dem All, die Freud zu seiner Bezeichnung ozeanisches Gefühl veranlassten."* (3)

In der Psychodynamik wird dieser Entwicklungsprozess als eine ideale Erfahrung bezeichnet. Einem ähnlichen Prozess des Einswerdens findet sich im Sufitum. Rumi, der große persische Mystiker beschreibt diesen Prozess malerisch anhand des Wasserkreislaufes.

> *Im Kreislauf des Ganzen fallen die Regentropfen aus den Wolken des Himmels auf den Boden der Erde und fließen in die unterschiedlichsten Richtungen. Sie bilden Pfützen, kleine Rinnsale, die gemeinsam zu Bächen werden, um zu Flüssen anzuschwellen und in langen, mächtigen Strömen sich ins Meer, dem Ozean zu ergießen, um letztlich im Sinne des Einswerdens in den Himmel wieder aufzusteigen.(*4)

---

(1) Ebd., S.146
(2) Vgl. ebd., S.146f.
(3) Vgl. ebd., S.148
(4) Eine Erzählung, die mein Vater mir oft in meiner Jugend erzählte.

Rumi spricht in seinen Werken auch von konzentrierten Übungseinheiten, um die räumlichen Metaphern des Selbst kennen zu lernen, wonach diese Räume verlassen werden, um zum Ganzen zu gelangen.(1)
Auf die Konzentration oder Vertiefung folgt die Achtsamkeit. In ihr wird die Zeitmetapher erforscht. Buddha spricht von vier Grundlagen der Achtsamkeit: Körper, Gefühle, Geist und Gedanken. Der Achtsamkeit hinsichtlich des Vorgehens im Körper und Geist in dem Moment der Wahrnehmung. Hier wird der Fluss des Geschehens der Dinge in uns selbst als ein Prozess des sich Veränderns wahrgenommen, dem Beginn der zeitlichen Dimension der Selbsterfahrung, nachdem zuvor innere Stabilität erlangt wurde. Es geht um die exakte Wahrnehmung der Veränderungen von Gedanken, Bildern Gefühlen und Empfindungen in uns, in unserem Körper und Geist.
Das Erlangen der zeitlichen Dimension durch die Achtsamkeit hebt die Grenzen der räumlichen Vorstellungen auf, so dass das Selbst sich frei bewegen kann ohne Ortsbestimmung, vom Moment zu Moment. (2)
Die prägnanteste Übung der Achtsamkeit, um die Spaltung und Grenzen zwischen Körper und Geist aufzuheben, ist die achtsame Wahrnehmung der Atmung, der Bewegung und Veränderung im Körper selbst. Sie vereint den Körper mit dem Geist. In meiner Praxis wende ich die Atemmeditation an, um die Achtsamkeit der Patienten nur auf ihre Atmung zu lenken. Nach einigen Minuten berichten Patienten von einem Zustand der Ruhe und Fähigkeit, der es ihnen ermöglicht, ihre Konflikte aus einem anderen Blickwinkel sehen zu können. In diesem Zustand schwindet die Angst vor ihrem Körper und seiner Reaktion, da er ihnen nicht mehr als ein fremdes, bedrohlich funktionierendes Phänomen erscheint, sondern als ein vertrautes, mit ihnen im Einklang stehendes Selbst.
Insbesondere Angstpatienten und Menschen mit Hypochondrie nehmen die Spaltung und Entfremdung vom Körper sehr deutlich wahr. Sie empfinden ihren Körper und seine zahlreichen, unaufhörlichen Symptome als bedrohlichen Feind.
Auf diesem Hintergrund finden die Angstpatienten keine Ruhe in sich selbst und horchen vielmehr hypersensibel, unablässig auf Symptome und Empfindungen ihres Körpers. Sie fühlen sich in ihrem eigenen Körper nicht zu Hause, empfinden ihn als störend, lästig.
Die konsequente Anwendung der nachfolgenden Meditationsverfahren verändert die Psychodynamik dieser Menschen, in dem sie ruhiger werden, ihren Körper langsam kennen lernen, die Fremdheit des Körpers überwinden, sich der Erforschung der Signale des Körpers öffnen und mit den Symptomen gelassener und kompetenter umgehen, um diese letztlich als Bedürfnisse und Wünsche zu übersetzen. Die Patienten werden in der Interaktion offener, kooperativer und im Umgang mit ihrem Alltagsleben aktiver, lebensfroher, sinnorientierter und handlungsfähiger.
Die meisten Patienten setzen die Meditation ihrer Wahl individuell oder in ihren bereits vertrauten Gruppen fort.

---

(1) Vgl. Annemarie Schimmel, Rumi. Ich bin Wind und du bist Feuer. Leben und Werk des großen Mystikers, a.a.0, S.203.
(2) Vgl., ebd., S.203

VIII.1.1.1 Meditationsverfahren

Die nachfolgenden Meditationsverfahren sind Bestandteil meines Lebens geworden, sowohl im privaten als im beruflichen Bereich. Sie gehen auf meine eigene jahrzehntelange Anwendung zurück. Nach meiner Ausbildung in den verschiedensten Verfahren habe ich sie in unzähligen Kursen an den Volksschulen verfeinern und weitergeben können. Sie zählten stets zu meiner therapeutischen Arbeit, ob als Therapeut in den verschiedensten klinischen Einrichtungen, der Lehrtherapie oder der gegenwärtigen Arbeit in der eigenen Praxis. Ihre leichte Vermittelbarkeit, die spürbaren Erfolge in der Befindlichkeit des Meditierenden verdienen es, näher auf sie einzugehen.

VIII.1.1.1.1 Bewusstes Atmen (a)

Die einfachste Form der Meditation ist das bewusste Atmen. Sie eignet sich für Meditationsanfänger, da sie leicht erlernbar und nicht rational, sondern körperorientiert ist.

*Praktische Übung:*
Um sich auf die Meditation einzustimmen, sorgt der Meditierende dafür, dass er keiner Ablenkung unterliegt, die ihn daran hindern könnte, sich seiner Atmung bewusst zu werden
Nachdem der Patient die oben beschriebenen Vorbereitungen getroffen hat, schließt er die Augen und achtet einige Sekunden auf die Atmung und macht dabei eine sogenannte Bestandsaufnahme der eigenen Atmung, ist sie fließend und ruhig, tief oder flach, stockend, vibrierend oder gar hektisch. Es ist wichtig, zuerst die eigene Atmung kennen zu lernen.
Nach dem Spüren der eigenen Atmung atmet der Patient bewusst ein und sagt dabei: *„Ich atme ein."* Er hält einen Augenblick die Luft an und spürt die Spannung und Kraft in seinem Brustkorb und atmet dann bewusst mit *„Ich atme aus."* Es bleibt ihm unbenommen, auch nur die beiden Worte „Ein" und „Aus" zu sich sagen, während er die Atemübung macht.
Diese einfache Meditation kann er ein oder mehrere Male täglich über eine Zeit von je fünf Minuten üben. Wenn er einen Wochenplan aufstellt, kann er die Häufigkeit der Übungen und die Zeiten festlegen und selbst entscheiden, wann immer er üben will.
Bevor er zur zweiten Übung übergeht, übt er die Meditation des bewussten Atmens (a) mindestens vier Wochen regelmäßig, damit er sich an die Meditation gewöhnt.

VIII.1.1.2 Bewusstes Atmen (b)

Nachdem der Patient das Meditationsverfahren „Bewusstes Atmen a" vier Wochen erlernt und angewendet hat, erfolgt der Einstieg in die themenbezogene Anwendung, dabei soll dem Patienten die lebensphilosophische Bedeutung des Atems bewusst werden.

*Praktische Übung:*
In dieser Übung verwendet er die erste Übung als Grundbaustein. Er atmet ein und denkt dabei: *„Ich schenke mir Ruhe und positive Energie."* Beim Ausatmen denkt er: *„Ich puste die Anstrengung und die verbrauchte Energie hinaus."*
Die Atmung muss langsam geschehen und innerlich bewusst wahrgenommen werden.
Die zeitliche Vorstellung beträgt fünf Minuten.
Auch diese Übung benötigt eine vierwöchige Gewöhnungszeit, um sie zu verinnerlicht.

### VIII.1.1.4 Bewusstes Atmen (c)

In der dritten Lernphase erlebt der Patient eine höhere Selbstwahrnehmung im Sinne der Einübung von Geduld, Gelassenheit und Ausblendung äußerer Einflüsse mit dem Ziel einer verstärkten Selbstbestimmung des alltäglichen Lebens.

*Praktische Übung:*
Nachdem die zuvor beschriebenen Meditationen jeweils mindestens vier Wochen geübt worden sind, ist der Patient meditationserfahrener und kann einen weiteren Schritt erlernen.
Im Hintergrund lässt er sich dabei von leiser Meditationsmusik begleiten und tragen.
Er begibt sich in seine Lieblingsstellung, schließt die Augen und atmet bewusst wahrnehmend und langsam ein. Er beginnt seine Ausatmung mit der Zahl „eins" und setzt in seiner weiteren Atmung die Zahlenreihe fort.
Diese Übung kann auf 10 Minuten erhöht werden.
Beim Atmen und Zählen vermeidet der Patient jeglichen Leistungsstress. Sollte er aus irgendwelchen Gründen durch Gedanken abgelenkt werden und plötzlich feststellen, dass er vergessen hat, bei welcher Zahl er gewesen ist, so fängt er wieder beim Ausatmen von „eins" an und zählt von vorne beginnend weiter.
Diese Übung kann er als eine ständige Übungseinheit seiner Meditation behalten und zu Hause, in der Pause bei der Arbeit oder bei jeder anderen Gelegenheit anwenden.
Die Einhaltung der vierwöchigen Zeiteinheit zur Verinnerlichen der Meditationsübungen ist erneut erforderlich. Nach vier Wochen kann der Patient die Zeit von 10 Minuten pro Einheit auf 15 Minuten erhöhen. Die Zeit kann jeweils nach vierwöchigem Rhythmus in weitere fünf Minuten-Sequenzen aufgestockt werden. Wenn die Meditationszeit auf 60 Minuten angewachsen ist, wird er erlernt haben, adäquat mit Situationen seines Alltags umzugehen und sich nicht länger von ihnen in seinem Verhalten erschüttern zu lassen (1)

---

(1) Hilfreich sind die Ausführungen von Johannes H. Schultz, Übungsheft für das Autogene Training. Konzentrative Selbstentspannung von Prof. Dr. D. Langen 19. Aufl. Stuttgart, New York 1980

VIII.1.1.5 Baumatemübung

Die Baumatemübung stammt ursprünglich aus dem fernöstlichen Zen-Buddhismus.(1)
Bei der Baumatemübung handelt es sich um einen Vergleich des Menschen mit einem Baum mit seinen Wurzeln, seinem Stamm und seiner Krone. Der Baum atmet aktiv. Die aktive Atmung führt zu einer energetischen Verbindung im Sinne des Einklangs zwischen Wurzeln, Stamm und Krone. Auf diese Weise ist der Baum mit sich eins im ständigen Zusammensein mit dem Rest der Natur als einem untrennbarem Teil der Natur. Diese Atemübung soll dem Menschen, seinem Körper, seiner Seele und seinem Geist, einen bewussten und achtsamen Zusammenhang mit seiner Umwelt ermöglichen, um seine Gesundheit und die Gesundheit seiner Umwelt zu gewährleisten.

*Die praktische Übung:*
In einem ruhigen Raum, am See oder auf einer Wiese etc. stellt sich der Meditierende auf einen bewusst ausgewählten Platz hin. Die Beine werden schulterbreit auseinandergezogen. Für einen Moment schließt er die Augen und spürt bewusst mit kinästhetischen Wahrnehmungsmöglichkeiten den Kontakt zwischen den Fußflächen und dem Boden, auf dem er steht. Auf diese Weise schlägt man auf der Phantasieebene Wurzeln in den Boden im Sinne der Verbindung zur Erde. Nach dem Wurzelschlagen entsteht ein sicherer und fester Bodenkontakt. An dieser Stelle beginnt der zweite Übungsschritt.
Hindus und Buddhisten legen ihre Handflächen aneinander und legen sie mit den Daumen auf das Brustbein. Diese Geste drückt Dankbarkeit, Höflichkeit und Bescheidenheit aus. Manche indischen Kulturen legen die Hände auf die Stirn. Diese Form hat dieselbe Bedeutung. Der zweite Schritt beginnt mit der Geste der Dankbarkeit gegenüber der Natur für den energiegebenden Kontakt zur Erde. Während der Körper in gestreckter Haltung bleibt, bewegen sich die Hände hoch empor. Die Augen verfolgen achtsam diese langsame öffnende Bewegung der Hände und Arme. Wenn die Hände und Arme die höchste gestreckte Position erreicht haben, öffnen sie sich jeweils seitlich und bewegen sich langsam zur Seite und nehmen eine waagerechte Haltung ein. Bis zu diesem Zeitpunkt wird parallel und bewusst eingeatmet. Die eingeatmete Luft wird ca. drei Sekunden angehalten, um die in sich aufgenommene Energie bewusst zu spüren und organisch einen ausgiebigen $O^2$ bzw. $CO^2$ Austausch in den Lungen zu ermöglichen. In diesem Moment schauen die Handflächen nach oben. Nach ca. drei Sekunden werden die Handflächen nach unten gedreht und die Arme bewegen sich nach unten. Wenn die Arme unten angekommen sind, bewegen sich die Hände wieder zueinander und werden langsam und achtsam auf das Brustbein gelegt. Ab der seitlichen Handumdrehung wird ausgeatmet bis zur Legung der Hände auf dem Brustbein. Nach einigen Sekunden der Pause wird die Übung in gleicher Weise wiederholt.

(1) Auf die Zen-Lehre gehe ich an dieser Stelle nicht näher ein, da ich zu Beginn dieses Kapitels in allgemeiner Form die Meditationslehre vorgestellt habe und weitere Erläuterungen sich unter VIII.1.1.8 finden.

Die sich öffnenden Arme, bei gleichzeitiger Einatmung in der Übung, sind sinngemäß Ausdruck des Energieaufnehmens aus der Atmosphäre. Die sinkenden Arme mit begleitender Ausatmung wird als Ausdruck des Gebens der verbrauchten Energie für die Erde verstanden. Die Erde wandelt die verbrauchte Energie zu einer positiven Energie um und stellt sie der Natur zur Verfügung.
Die tägliche Einhaltung dieser jeweils fünfminütigen Übung zwischen einmal und maximal dreimal hat eine beruhigende Wirkung auf die Psyche des Menschen und lässt ihn seinen Alltag gut und stabil erleben.

### VIII.1.1.6 Meditation im Gehen

Bei dieser Meditationsmethode, die sehr genuss- und wirkungsvoll ist, geht es nicht darum, irgendwo anzukommen bzw. Strecken hinter sich zu lassen. Hierbei handelt es sich um ein bewusstes und intensiv wahrnehmendes Gehen in der Natur, gleich ob in einer Parkanlage oder einem Wald. Während der Meditierende langsam geht, lenkt er seine Aufmerksamkeit auf seine Fuß- und Beinbewegung und nimmt den Kontakt mit dem Boden bewusst wahr. Er atmet bewusst, schaut bewusst die Umgebung an, hört bewusst deren Geräusche. Er riecht bewusst die Luft und spürt bewusst mit dem Körper deren Temperatur. In dieser Phase erlebt das Gehirn eine ausgiebige Durchblutung und höchste Konzentration.
Jede Jahreszeit hat ihre Besonderheit, die wahrgenommen werden kann. Die bewusste Wahrnehmung der umgebenden Natur lenkt von den Alltagspflichten ab und führt dazu, dass wir in einen intensiven Kontakt mit uns selbst treten. In diesen Momenten der achtsamen Gegenwart können sich Seele und Körper regenerieren, neue Kräfte schöpfen und Ruhe tanken und Sorgen, Ängste, Lasten abzuschütteln.

#### VIII.1.1.6.1 Meditation im Gehen für die Angst

Wenn Angst sich in einem ausbreitet und Panik aufsteigt, ist es wichtig, Ruhe zu bewahren, um sich nicht in sie hineinzusteigern, denn das führt zu einer Verschlimmerung der Situation. Angstpatienten ist daher zu raten, sich ins Freie zu begeben um eine Meditation im Gehen zu absolvieren. Die frische Luft, die Bäume und Pflanzen, ziehende Wolken erweisen sich als große Hilfe. Begleitet wird das Gehen von folgender Übung:

*Beim Einatmen weiß ich, ich bin ängstlich.*
*Beim Ausatmen weiß ich, die Angst bin ich.*
*Beim Einatmen weiß ich, die Angst ist unangenehm.*
*Beim Ausatmen weiß ich, das Angstgefühl wird vergehen.*
*Beim Einatmen bin ich ruhig.*
*Beim Ausatmen bin ich stark genug, mich meiner Angst zu stellen*
*und ihre positive Botschaft zu verstehen.*

Einige Schritte sind zwischendurch der einfachen *„Meditation im Gehen“* gewidmet, bevor wieder auf die *„Meditation im Gehen für die Angst“* zurück gegriffen wird.
Diese Meditation lässt sich auch im Sitzen oder Liegen üben. Zwischendurch kann die Übung des zuvor beschriebenen bewussten Atmens einfließen.

### VIII.1.1.7 Affirmationsmeditation

Mit Hilfe dieser Meditation kann die innere Welt, der Gedanken, Empfindungen und Gefühle bewusster wahrgenommen und kontrolliert werden, um die Konzentration verbessern, zum Zwecke einer angenehmen Entspannung.

1. Der Meditierende nimmt seine Lieblingsstellung in der Meditation ein, nachdem er seine Meditationsmusik aufgelegt hat. Er schließt die Augen und übt zunächst die Übung des bewussten Atmens 1.
2. Nach zehn Atemzügen, die er mit Hilfe der Finger zählen kann, ist er für die Affirmation vorbereitet.
3. Er verwendet das Wort >*entspannt*< und spricht es einmal aus. Beim Einatmen spricht er entweder laut oder in Gedanken >*ent*< und beim Ausatmen >*spannt*<.
   Diese Affirmation erfolgt zehnmal.
4. Zum Beenden der Übung wird dreimal tief und kräftig durchgeatmet und die Augen werden geöffnet.
   Nach einer Meditation ist beim Aufstehen darauf zu achten, dass der Übergang langsam erfolgt, damit sich der Kreislauf entsprechend regulieren kann.
   Für diese Übung können auch selbst ausgedachte persönliche Worte und kurze Sätze vorbereitet und als Affirmation verwendet werden, wie etwa >*selbst – sicherheit*<, >*angst – frei*<, >*frie - den*< usw.

### VIII.1.1.8 Zen-Meditation

Ziel dieser Meditation ist, wie zuvor dargelegt, die Sensibilisierung der Achtsamkeit und im fortgeschrittenen Stadium das Erreichen der Erleuchtung. Die Sitzmeditation *Zazen* ist eine gegenstandslose Meditationsart. Stille und eine aufrechte Körperhaltung im Sitzen ist eine wichtige Voraussetzung.(1)
In der fernöstlichen und orientalischen Kultur ist Sitzen im Schneidersitz auf dem Boden vielerorts und gleich welchen Alters üblich. Fernöstliche Kulturen benutzen teilweise Sitzkissen oder Bänkchen.
Im Orient, wo der Boden fast immer warm bzw. in Sommermonaten angenehm kühl ist, sitzt man auf dem Boden. Ein Teppich reicht für ein meditatives Sitzen, um das *Sama* des inneren Zuhören zu üben.
Im Okzident wird häufig auch der Stuhl oder Hocker, bedingt durch

---

(1) Gottwald, Peter, Zen im Westen – neue Lehrrede für eine alte Übung, a.a.O., S.10

das kaltnasse Klima, als Sitzmöglichkeit während der Meditation genutzt.
In der aufrechten Sitzhaltung werden die Hände in einander gelegt. Der Blick bleibt offen und ist ziellos auf den Boden gerichtet. In dieser Sitzhaltung verharrt der Meditierende 25 Minuten, ohne Ziel. Mit der auf die Atmung gelenkten Achtsamkeit beobachtet er die Gefühle, Gedanken und inneres Geschehen, vergleichbar einer inneren Kinoleinwand. Der Sitzende lässt diese Bilder passieren und hält sich nicht an irgendeinem von ihnen fest. Die Zählung der Atemzüge während der Meditation erfolgt von eins bis zehn. Dieser Rhythmus wird in den 25 Minuten beibehalten. Während dieser Übung werden dem Sitzenden seine kommenden und gehenden inneren Themen und Bilder bewusst, so dass sich häufig das konzentrierte Zählen als schwierig erweist. Erst die konsequente und regelmäßige Übung bringt die lang erwünschte Ruhe und Gelassenheit mit sich, die sowohl die seelische als auch körperliche gesundheitsfördernde Qualität hervorruft. Folge ist ein veränderter Umgang mit Konfliktsituationen, die Zurückbildung bestimmter Symptome und der Ausbau der geistigen Stärke. (1)

### VIII.1.1.9 Qigong

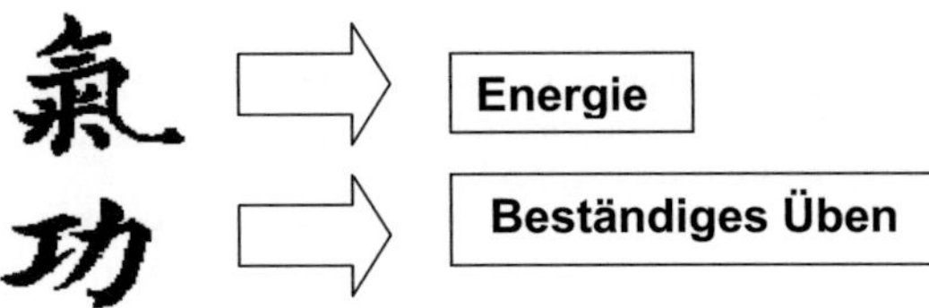


Qigong ist eine uralte Selbstheilungsmethode, die vielfältige Bewegungsübungen und Entspannungsmethoden beinhaltet. Es ist neben der Akupunktur wichtiger Bestandteil der Traditionellen Chinesischen Medizin, nach der die Lebensenergie, das Qi , in einem System von Leitbahnen im Körper strömt.(2) Der freie Fluss des Qi ist die Grundlage für unser körperliches und seelisches Wohlbefinden.
Die Wirkungen von Qigong lässt sich wie folgt beschreiben.

Qigong ...

- beugt Krankheiten vor und stärkt das Immunsystem, fördert und erhält die Gesundheit und das Wohlbefinden
- stärkt die Selbstheilungskräfte
- lindert Beschwerden, unterstützt Therapie und Rehabilitation
- erweitert die Beweglichkeit

(1) Vgl. ebd., S.10
(2) Einen Überblick über TCM gibt Carl-Hermann Hempen, Die Medizin der Chinesen. Erfahrungen mit fernöstlicher Heilkunst, München 1988

- reguliert und harmonisiert Blut-, Lymph- und Energiefluss im Körper
- wirkt regulierend auf das gesamte Nervensystem
- fördert die Konzentrationsfähigkeit bei gleichzeitiger Entspannung
- verbessert die Stimmungslage und beeinflusst mentale und emotionale Aktivitäten
- fördert Sensibilität und Selbstwahrnehmung
- wirkt prophylaktisch und begleitend bei vielen Zivilisationskrankheiten, u.a. Rückenbeschwerden, Bluthochdruck, Herzerkrankungen, Rheuma und anderen, auch schweren chronischen Erkrankungen.

Qigong und seine diversen Kriterien:

- *„Übungen in Bewegung (Donggong) und Übungen in Ruhe (Jinggong), auch „Stilles Qigong" genannt*
- *Äußere Übungen (Waigong) zum Training des physischen Körpers und innere Übungen (Neigong) zur Entwicklung des Geistes*
- *Übungen aus der daoistischen und aus der buddhistischen Tradition*
- *Medizinisches Qigong, Kampfkunst-Qigong und Qigong der schönen Künste (letzteres z.B. in Verbindung mit der Kalligraphie)"* (1)

Auf Grund eigener Erfahrung halte ich es für unerlässlich, Qigong in Begleitung einer Meisterin/eines Meisters zu erlernen und selbst regelmäßig zu üben. Die Übungen sowie der Sinn der Bewegungen benötigen eine fachlich kompetente Begleitung. Die Methode als solche ist sehr erfolgversprechend.

### V.1.1.10 Yoga

Das Wort Yoga bedeutet vereinigen. Eine wahrhaftige Entspannung überwindet die Trennung zwischen Geist und Körper und führt zusammen. Beim Yoga werden fünf Prinzipien trainiert:

- Richtige Entspannung: erwachen wie nach einem guten Schlaf
- Richtige Übungen: trainieren der Muskeln, Gelenke, Bänder und Anregung des Kreislaufs
- Richtige Atmung: regulieren des Flusses der Lebenskraft
- Richtige Ernährung: ausgewogene Nahrungsmitteln stärken die Abwehrkräfte

(1) Thomas Methfessel, Qigong für Anfänger. Reich illustrierte Einführung in Theorie und Praxis der chinesischen Gesundheitsübungen, Zürich August 2004, S.11

- Positives Denken: kontrollieren der Gedanken und besänftigen Des Geistes. (1)

## VIII.2 Angewandte Entspannungstechniken

Es handelt sich um angewande Verfahren, die eine körperliche und seelische Entspannung im Sinne der Regeneration hervorrufen. Dabei ist eine geistige Erfahrbarkeit nicht das Ziel.

### VIII.2.1 Progressive Muskelrelaxation nach Jacobson

Stress ist ein hohes Maß an körperlicher, aber auch seelischer Beanspruchung oder Belastung. Er ist nicht immer negativ, daher unterscheidet man zwischen gutem Stress *Eustress* und dem schlechten Stress *Dysstress*. Der gute Stress ist nichts anderes als eine körperliche und seelische Mobilisierung der Kräfte zur Erledigung von Alltagstätigkeiten. Der schlechte Stress wird auf Dauer die körperlich-seelische Belastungsgrenze überschreiten und Organfunktionsstörungen, Burnout, Angst und Depressionen hervorrufen. Durch Stress kann die Energie im Körper und in der Seele nicht fließen und verursacht Stauungen in verschiedenen Körperorganen. Es ist daher von großer Bedeutung, sich mit geeigneten Entspannungsmöglichkeiten und Methoden auszustatten, die dem Stressabbau und der notwendigen Regeneration dienen.
Die progressive Muskelentspannung von Prof. Dr. Edmund Jacobson (1885-1976) zählt zu den erfolgreichsten Methoden. Als Arzt beobachtete er Anfang des 20. Jahrhunderts in seiner Praxis, dass seine Patienten bei Stress, Belastung oder Angst unbewusst ihre Muskeln anspannten. Daraufhin entwickelte er seine Methode zum Abbau der Spannung und erzielte damit bei seinen Patienten große Erfolge.

*Die 12 Übungen der progressiven Muskelentspannung nach Jacobsson*

1. Hände zu Fäusten ballen und dabei einatmen ca. 5 Sekunden Luft anhalten, Fäuste öffnen, Spannung lösen und dabei ausatmen.

2. Hände zu Fäusten ballen, im Ellbogengelenk beugen und vor dem Brustkorb halten. Dabei fest anspannen, einatmen und nach ca. 5 Sekunden Luft anhalten Spannung lösen und dabei ausatmen.

---

(1) Es gibt zahlreiche Übungsbücher zum Thema Yoga mit Übungsbildern zum Selbstlernen. Ich empfehle meinen Patienten, Yoga in einem Kurs bei einer erfahrenen Yoga-Lehrerin oder Lehrer zu üben, da jeder Mensch seine körperlichen Grenzen und Besonderheiten hat, die bei einer betreuten Übung berücksichtigt werden. Auch die Frage, wie man die Übungen sinnvoll macht, bedarf einer qualifizierten Begleitung.

3. Arme und Hände nach oben strecken, die Finger dabei spreizen tief einatmen, 5 Sekunden Luft anhalten, Spannung lösen und dabei ausatmen.
4. Mit dem Kopf einmal ganz langsam kreisen. Erst rechtsrum und dann linksrum.
5. Schultern parallel zum Körper nach oben ziehen, dabei tief einatmen 5 Sekunden Luft anhalten, Spannung lösen, Schulter nach unten führen und dabei tief ausatmen.
6. Tief einatmen, Schultern langsam nach vorne und wieder nach hinten, wieder nach vorne ziehen, Luft während der Übung anhalten, Spannung lösen und ausatmen.
7. Tief einatmen bis der Bauch und Brustkorb unter Spannung stehen, Luft dabei anhalten (5 Sekunden), Spannung lösen und dabei ausatmen.
8. Tief einatmen, Luftanhalten, Bauchdecke einziehen, wieder rausdrücken, wieder einziehen, Spannung während Sie ausatmen lösen.
9. Hohlkreuz bilden, einatmen, 5 Sekunden Luft anhalten, Spannung während Ausatmung lösen.
10. Gesäßmuskeln und die Muskeln des Unterleibs anspannen, dabei einatmen, Luft 5 Sekunden anhalten, Spannung lösen ausatmen.
11. Setzen Sie sich auf einen Stuhl, während der Rücken grade gehalten wird spannen Sie die untere Extremität (Oberschenkel, Beine, Waden und Füße) an, Spannung lösen.
12. Beine strecken, Fußspitzen nach Innen ziehen, nach Außen drücken, wieder nach Innen ziehen, Spannung lösen (1)

Begleitet werden diese Übungen von Entspannungsmusik. (2)

### VIII.2.2 Walken oder Nordic-Walking

*Walken* oder *Walking* aus dem Englischen stammend bedeutet *gehen*. Dieser Begriff steht seit Jahren für eine Sportart, die sich immer grö-

---

(1) Stephan Frucht, Dr. med., Progressive Muskelrelaxation nach Jacobson, München 2005, S. 8ff.

(2) Mittlerweile sind viele CDs mit Anleitung, Übung und begleitender Entspannungsmusik zum Thema PMR produziert und veröffentlicht, die eine sehr gute methodische Qualität besitzen. Die beste und methodisch am einfachsten zu übende CD ist eine Produktion der Techniker Krankenkasse im Rahmen ihrer Präventionsmaßnahmen.

ßerer Beliebtheit erfreut.
Es handelt sich um eine sportliche Disziplin, die vom Laufen unterschieden wird. In dieser Disziplin dürfen die Füße bei der Fortbewegung nicht gleichzeitig den Kontakt zum Boden verlieren. Anders ist es beim Laufen, in dem ein kleiner Sprung den Kontakt beider Füße vom Boden für ein Momentchen fernhält.
Beim *Walking* dreht sich alles um ein bewusstes Gehen unter Einsatz der Arme. Alle Körperteile werden in einem ausgewogenen Maße beansprucht, d.h. alle Muskeln und Gelenke werden betätigt und gefördert bzw. gefordert. Aufgrund der gelenkschonenden Bewegungsart dieser Sportart, wählen viele Menschen diese Disziplin statt Joggens.
Nordic-Walking heißt also nordisches Gehen. Ursprünglich stammt diese Disziplin aus Finnland. Die finnischen Skilangläufer suchten im Sommer eine Trainingsform, um sich für die Winterspiele vorzubereiten. Mit zwei Stöcken, die sich in der Länge variabel je nach Größe des Sportlers verändern lassen, bewegen sie sich im disziplinierten Gehen fort. Dieses gesundheitsfördernde Bewegungstraining ist doppelt so wirkungsvoll wie normales Gehen ohne Stöcke. Die Sportart wird nicht nur zur Gewichtsreduzierung angewandt, sondern auch zur Entlastung und Stärkung des Rückens und der Gelenke. Es wirkt Muskelverspannungen im Schulter- und Nackenbereich entgegen. Darüber hinaus sorgt diese Sportdisziplin für den Abbau von Stress, relativiert Angst und Depressionen, sowie Zwangssymptomen. Sie wird dringend als eine wirksam begleitende Therapie neben der Psychotherapie empfohlen. Eine fachliche Begleitung durch einem Sportexperten zu Beginn ist anzuraten, um den Bewegungsablauf dem eigenen Körper anzupassen. Ein regelmäßiges Training vitalisiert den Körper nach bereits wenigen Tagen und ermutigt die Seele.

### VIII.2.3 Hydrotherapeutische Maßnahmen und Regeneration im Sinne von Wellness

Als zusätzlich fördernde Methoden werden sogenannte hydrotherapeutische Trainingsmaßnahmen wärmstens empfohlen. Hydro kommt aus dem Lateinischen und bedeutet Wasser.
Die alten Griechen, Römer, Ägypter und Perser haben den Kontakt zwischen Wasser, Ölen, Milch und dem Körper stets als therapeutisch höchst wirk- und heilsam betrachtet und es wegen seiner wohltuend Wirkung angewandt. So verwundert es nicht, dass die römisch-orientalische Badekultur sich noch heute großer Beliebtheit erfreut. Sie reicht über die herkömmliche Sauna, römische Bäder bis hin zu den orientalischen Varianten von Hammam und Rasul.
Der Kontakt zwischen Wasser und Körper führt zur Entspannung der Nerven, Muskeln und Gelenke und fördert die Regeneration der Seele. Langsames, nicht leistungsorientiertes Schwimmen fördert den Stoffwechsel im Körper, baut Schadstoffe ab und aktiviert die Atmung und Sauerstoffversorgung. Alle Körperteile werden gleichmäßig und in Koordination mit einander bewegt. Der Mensch fühlt sich nach einem ausgiebigen Schwimmen wie neu geboren, der Stress ist abgebaut und die

Durchblutung im Körper angeregt, so dass es zu einer guten Gesamtversorgung aller Körperzellen und -organe kommt.
Die Ursprünge des Saunierens in Europa liegen in Finnland, dem Land der „Schwitzhütten“. Die Kombination von Wasser und der Thermik von Luft oder Wasserdampf aktiviert das Immunsystem und wirkt positiv auf die Psyche. Ähnlich wie beim Sport kommt es zur Ausschüttung von Glückshormonen. Der Wechsel von heiß und kalt, gleich ob durch Duschen, Tauchbecken oder Wassergüssen nach den Saunagängen, regt die Durchblutung an und löst Verspannungen.
Dampfbäder vermindern Durchblutungsstörungen der Haut, beugen dem Muskelkater vor, vermindern rheumatische Beschwerden, wirken wohltuend bei Atemwegs- und Nasennebenhöhlenerkrankungen.(1)
Wichtig ist bei allen Maßnahmen Ruhe, Zeit und Langsamkeit walten zu lassen. Es gilt sich zu spüren und die Wärme bewusst wahrzunehmen, den Gedanken freien Lauf zu lassen und sich doch seinen körperlichen Empfindungen bewusst zu sein.
Seine eigene Wellness-Oase lässt sich auch zu Hause einrichten, indem man sich ein Entspannungsbad mit wohlduftenden ätherischen Ölen bereitet und Duftöle, Duftlampen oder Kerzen in den Räumen für ein Wohlbefinden sorgen lässt. Entspannungsmethoden und Entspannungsmusik, Sport und eine ausgewogenen Ernährung runden das Programm ab.(2)
Wellness heißt *„...eigenverantwortlich gesund leben und sich dabei wohl fühlen:“* (3) Angstpatienten müssen das häufig erst lernen.
Selbst bei anfänglicher Skepsis und Überwindung etwas zu tun, was man bisher nicht getan hat, weicht diese doch alsbald dem „Wohlgefühl“, dem Gefühl, Spannung abgeben und leichter atmen zu können und dadurch an Stärke zu gewinnen, denn sich selbst zu spüren, sich Ruhe zu gönnen ist für viele ein neues Gefühl, das gut tut. So nimmt es nicht Wunder, dass die so zögerlichen Angstpatienten bald zu großen Anhängern der beschriebenen Entspannungs- und Wahrnehmungsmethoden werden und zunehmend lernen, sich Zeit für sich selbst zu nehmen.

*Nimm dir Zeit*

*Nimm dir Zeit zur Freude.*
*Das ist die Quelle des Glücks.*
*Nimm dir Zeit für die Liebe.*
*Das ist das Sakrament des Lebens.*
*Nimm dir Zeit zum Träumen.*
*Das zieht die Seele zu den Sternen hinauf.*
*Nimm dir Zeit zum Lachen.*
*Das hilft die Bürden des Lebens zu tragen.*
*Nimm dir Zeit zum Planen:*
*Dann hast du für die übrigen neun Dinge Zeit genug.*

Irisches Sprichwort

---

(1) Vgl. Lutz Hertel, Der Hoesch Wellness Guide, Düsseldorf 2003, S. 112f., 141 – 143
(2) Ein Sofortprogramm ganz besonderer Art hält Peter Kummer in seinem Buch: Ab heute besser drauf! Sofortprogramm des konstruktiven Handelns, 3.Aufl. München 2002 vor.
(3) Vgl. Lutz Hertel, a.a.O., S. 10

## IX. Dikussion und Schlussfolgerung – Ein integrales eigenes therapeutisches Verständnis und Handeln

An dieser Stelle werde ich auf meine persönliche Vorgeschichte eingehen, auf meinen Weg zur Psychologie und Psychotherapie sowie der Mystik. Ein Weg der sich weiter im Fluss befindet und noch nicht sein Ende gefunden hat. Dieser Werdungsprozess hat erhebliche Auswirkungen auf mein Verständnis und meine Rolle als Psychotherapeut und wurde stets von Geschichten und Weisheiten begleitet, so auch jetzt.

*Nasrudins kosmische Apotheke*

*Nasrudin war auf der Suche nach einem neuen Job und fragte seine Freunde, welche Art Beruf er ergreifen solle. Sie antworteten: „Nun Nasrudin, du bist tüchtig und verstehst eine Menge von den medizinischen Wirkungen der Heilkräuter – du könntest eine Apotheke eröffnen!"*
*Nasrudin ging nach Hause und dachte darüber nach. Schließlich sagte er sich: „Ja, ich glaube, das ist eine gute Idee, ich glaube, ich kann das!"*
*Es verhielt sich aber so, daß Nasrudin zu der Zeit gerade einmal wieder eine seine Phase durchmachte, in denen er sich wünschte, prominent und wichtig zu seinsein. Und so dachte er auch: Ich will nicht einfach bloß ein Kräutergeschäft oder eine Apotheke aufmachen, ich werde etwas richtig Großes aufziehen, etwas, das einschlägt!"*
*Er kaufte einen Laden, brachte Regale und Schränke an, und als er sich daran machte, ihn von außen zu streichen, stellte er ein Gerüst auf, verhängte es mit großen Laken und arbeitete dahinter. Weder ließ er zu, daß jemand sehen konnte, welchen Namenszug die Apotheke erhalten würde, noch wie er Außenwand anstrich. Nach etlichen Tagen dann verteilte er schließlich Flugblätter auf denen stand:*

Die große Eröffnung findet morgen früh um 9.00 statt!

*Daraufhin kam natürlich jeder, die Einheimischen, wie auch alle Leute aus den umliegenden Dörfern. Sie standen vor dem neuen Laden und warteten. Um neun Uhr kam Nasrudin heraus und entfernte die Tücher vor der Ladenfront.*
*Dort prunkte nun ein riesengroßes Schild, auf dem groß geschrieben stand:*

Nasrudins kosmische und galaktische Apotheke

*Unter Einwirkung und im Einklang mit planetarischen Einflüssen!*
*Viele Leute waren sehr beeindruckt und er machte ein gutes Geschäft an diesem Tag. Am Abend kam der Schullehrer zu ihm und sagte: „Also offen gesprochen, Nasrudin, diese Behauptungen, die du da aufstellst, sind ein wenig zweifelhaft!"*
*„Nein, nein!", entgegnete Nasrudin. „Jede meiner Behauptungen, die ich über den planetarischen Einfluss gemacht habe, ist absolut zutreffend: wenn die Sonne aufgeht, mache ich meine Apotheke auf und wenn die Sonne untergeht, schließe ich!"*(1)

(1) Sayed Omar Ali-Shah, Sufismus als Therapie, a.a.O., S.151

## IX.1 Eine persönliche Vorgeschichte

Als ich in der dritten Grundschulklasse einen Aufsatz zum Thema: „Was ich einmal werden will?“ schreiben musste, schwärmte ich in einfachen Sätzen: „...ich will Tourist vom Beruf werden...“.
Menschen, ihre Länder, Kulturen, Sprachen, Lebens- und Essgewohnheiten und ihre unverwechselbaren Biographien haben auf mich von jeher eine magische Anziehungskraft ausgeübt, mich interessiert und fasziniert. Ich schaute leidenschaftlich gern Filme über Menschen, die als Reisende die Welt erkundeten und dachte, das sei ein Beruf, ein faszinierender Beruf, der mich und meinen Durst nach dem Kennen lernen der Sehenswürdigkeiten der Welt und ihrer Menschen erfüllen wird. Später begriff ich, dass die Weltreise kein Beruf, sondern eine wunderbare Freizeitgestaltung ist. Diese Ernüchterung im Laufe der Schuljahre brachte mich auf eine andere, dieses Mal realistischere Orientierung, meiner beruflichen Vorstellung.
Ich befasste mich mit der Absicht, nach meinem Abitur 1968, Medizin zu studieren. Nach der kindlichen Ernüchterung, dass es mit dem Weltenbummler wohl nichts würde, weckte mein Interesse für die Medizin. Ende der 60er und Anfang der 70er Jahre gingen die ersten Erfolgsberichte des südafrikanischen Herzchirurgen Dr. Christian Barnard und seiner Herztransplantationen um die Welt. Er wurde für mich ein Vorbild, so dass ich unbedingt Herzchirurg werden wollte, um Menschen zu helfen. Ab der 10. Klasse wählte ich den biologisch-naturwissenschaftlichen Zweig des Gymnasiums, um mich auf das Medizinstudium vorzubereiten. Die dicken Bücher der Human-, Tier- und Pflanzenbiologie fesselten mich und so richtete ich in meinem Zimmer eine Operationsecke ein, in der ich mich nur noch aufhielt. Mein Vater kaufte mir ein kleines Mikroskop und ich besorgte im Fachhandel kleine, bezahlbare Geräte und Instrumente, um Pflanzen und Kleintiere zu sezieren und sie anatomisch kennen zu lernen. Etliche Salamander und Frösche, die es in Teheran zahlreich gibt, habe ich seziert und an ihnen Herztransplantationen durchgeführt. „Die Patienten“ überlebten diese Operationen zu meinem Bedauern natürlich nicht, obgleich ich sie doch, in guter Absicht, mit injizierten Valiumtropfen narkotisiert hatte.
Meine erste universitäre Aufnahmeprüfung für das Medizinstudium blieb ohne Erfolg. Die Konkurrenz war außerordentlich stark und ich hatte den Mut, es noch mal zu probieren, verloren. Da ich kein weiteres Jahr verlieren wollte, verabschiedete ich mich von meinem Studienwunsch Medizin. In der Oberstufe der 10. bis 12. Klasse hatte ich mein Interesse an Philosophie und Psychologie entdeckt. Nach meiner Absage für Medizin, entschloss ich mich daher für die Aufnahmeprüfung für das Psychologiestudium. Einige Wochen später wurden die Namen der Teilnehmern der universitären Aufnahmeprüfung, die einen Studienplatz in Psychologie bekamen, in der Teheraner Abendszeitung veröffentlicht. Ich war von ca. 8000 Teilnehmern der 19., der die Prüfung bestand. Eine Woche später bestand ich das zur Aufnahme gehörende persönliche Interview zur Feststellung der Persönlichkeitsmodalitäten, hinsichtlich der Eignung für das Psychologiestudium. Nach Abschluss des Bachelor of Sience in Psychologie mit dem Schwerpunkt verhaltensauffällige Kinder und Jungendliche entschloss ich mich zur Promo-

tion in Deutschland, da es diese Möglichkeit im Iran nicht gab. Im Anschluss beabsichtigte ich als Psychotherapeut zu arbeiten.

Während meiner psychotherapeutischen Tätigkeit in Deutschland habe ich mich oft gefragt, was eigentlich dazu geführt hatte, dass ich nicht konsequent bei Medizin geblieben war und so schnell die Entscheidung für Psychologie bzw. Psychotherapie getroffen hatte. Die Antwort darauffand ich während meiner tiefenpsychologisch fundierten Psychotherapieausbildung bei Prof. Dr. Peseschkian in Wiesbaden.

Meine Eltern, an die ich voller Dankbarkeit und Achtung denke, waren mit fünf Kindern massiv überfordert, sowohl finanziell als auch emotional. Ihre Überforderung war ihr ständiges Thema, begleitet von zahlreichen Konflikten. Von fünf Kindern, drei Jungen und zwei Töchtern, bin ich der älteste, der „Kronprinz" meiner Mutter. Sie fand in mir den verständnisvollen Mann, der immer für sie Zeit hatte und ihr bei der endlos scheinenden Hausarbeit half. Meine Mutter übertrug mir die Verantwortung für die jüngeren Geschwister, um deren Belange und Bedürfnisse ich mich fortan zu kümmern hatte. So konnte sie zumindest einen Teil ihrer massiven Überforderung abbauen.

Mein Vater hatte, als wir klein waren, einen verantwortungsvollen Posten bei der Sozialversicherungsanstalt. Als mystisch orientierter Mensch suchte er nach Kontakten und Gelegenheiten um zu musizieren, zu dichten, zu rezitieren und sich im spirituellen Sinne auszutauschen. Seine Musikalität und sein reiches Wissen der iranischen Geschichte und Mystik machte ihn bei Gleichgesinnten allseits beliebt.

Bedingt durch seine starke berufliche Einbindung und seine Verfolgung seiner Interessen blieb wenig Zeit für die vielköpfige Familie. Was natürlich nicht ohne Differenzen zwischen den Eltern blieb.

Einigkeit bestand zwischen beiden, wenn es um die Bildungsanliegen von uns Kindern ging. Für sie stand außer Frage, dass, gleich ob Söhne oder Töchter, die höchst mögliche Bildung und Ausbildung für uns anzustreben sei, ob im Iran oder im Ausland. Diese gemeinsame Position konnte aber nicht über bestehende Konflikte hinwegtäuschen.

Oft habe ich in der Schulzeit darüber gegrübelt: „Wie können zwei Menschen, die derart verschieden sind, zusammenleben und auch noch fünf Kinder haben?" Bei immer wieder auftretenden Konflikten versuchte ich zu vermitteln, zu beraten, zu versöhnen. Meine Schlichterrolle funktionierte oft perfekt und so wurde ich, aus heutiger Sicht zum „Anwalt" der Familienprobleme, zum Berater in Fragen von Paarkonflikten, ja zum „Psychologen". Meine Intuitionen wurden sensibilisiert und meine rationalen Beratungshilfen trainiert. Auf diesem Hintergrund nimmt es nicht Wunder, dass meine Berufswahl auf Psychologie und Psychotherapie fiel.

Mitte der 80er Jahre entdeckte ich mein wachsendes Interesse an der orientalischen Mystik. In der persischen, insbesondere altpersischen Literatur offenbarte sich mir eine Welt der psychologischen Themen. Mit seiner lebenslangen Suche nach dem Selbst und der persönlichen Vollkommenheit, als dem Ziel der orientalischen Mystik, hat mein Vater mich unbewusst geprägt. Meine Dankbarkeit richtet sich an ihn und meine Mutter, die trotz ihrer Überforderung, diese Grundsteine in mir gelegt haben. Grundsteine, die sowohl mein Leben als auch meine

Arbeit nachhaltig geprägt haben und noch prägen. Steine auf dem Weg der Achtsamkeit.

## IX.2 Der Weg vom imitierenden und orientierungssuchenden Schüler zum erfahrenen Therapeuten mit eigenem integralen Arbeitskonzept

Das Studium der Psychologie bestand zu großen Teilen aus dem Erlernen der verschiedensten Theorien, Ansätze und Methoden und weniger aus der praktischen Arbeit mit Menschen. In den zahlreichen Zusatzausbildungen und Lehranalysen nach meinem Studienabschluss erwarb ich das Handwerkszeug für meinen Berufsalltag als Therapeut. Anfangs strengte es mich als Berufsanfänger an, mit Patienten zu arbeiten, denn ich musste auf viele wichtige Informationen verbaler, nonverbaler bzw. symbolischer Natur achten, was mir nicht immer gelang. Einerseits fehlte mir die Erfahrung, das Rüstzeug, andererseits waren meine Versuche in der therapeutischen Arbeit eher eine Imitation der großen therapeutischen Schulen bzw. meiner erfahrenen Ausbilder.
Die erfolgreiche, gute therapeutische Aufgabe stellte sich als sehr mühsam und schwierig heraus, zumal meine Ansprüche viel zu hoch angesetzt waren. Nach dem Motto „Reibung bring Wärme und Schliff" machte ich unzählige Erfahrungen mit meinen Patienten, die sicherlich sehr viel Geduld mit mir aufgebracht haben und es gelang mir mit langsamen Schritten, mich von der bloßen Imitation und Methodenanwendung in der Therapie zu lösen, um mich in Richtung einer persönlichen Orientierung verinnerlichter und integrierter Ansätzen zu bewegen, die meiner persönlichen Fähigkeit entsprechen.
Auf diesem Weg merkte ich, dass mir die therapeutische Arbeit mehr Freude machte. Sie wurde leichter und ich konnte konzentrierter, zunehmend humorvoller und effektiver arbeiten, was auch meinen Patienten zugutekam, denn sie machten nun innerhalb kürzerer Zeit bessere Genesungsschritte.
In der gesamten Zeit meiner Ausbildungen und Arbeit war ich gegenüber allen Therapierichtungen und Schulen offen. Aus diesem Grund nahm ich an unzähligen Fort- und Weiterbildungsmaßnahmen der unterschiedlichsten Therapieschulen teil wie Gesprächstherapie, Körperpsychotherapie, Bioenergetik, Gestalttherapie, NLP, Verhaltenstherapie, Hypnose, Psychoanalyse, Transaktionsanalyse, energetische Therapie u.a. Meine Motivation hierzu war, mir bewusst zu machen, welche Gemeinsamkeiten und Unterschiede diese Therapiemethoden aufweisen und wo ich mein therapeutisches Zuhause finden könnte. Auf diese Weise entwickelte ich eine methodenübergreifende und integrative Einstellung in meiner beruflichen Tätigkeit. Im Zuge der Entwicklung gelang es mir, meinen psychotherapeutischen „Werkzeugkoffer" mit Hilfe unterschiedlicher Aus-, Fort- und Weiterbildungen zu bereichern, denn die Fähigkeiten der Flexibilität, Offenheit und Integrationsfähigkeit spielen für die Professionalität eines Therapeuten eine wesentliche Rolle, hinsichtlich seiner therapeutischen Arbeit und Beziehung, in der der Patient sich aus seinen Fixierungen lösen sollte.

Die vielen Stunden der Eigenanalyse in den verschiedenen Zusatzausbildungen unter Begleitung meiner Ausbilder ließen mich Bereiche meines Lebens erkennen, die es zu überdenken, weiter auszubauen und zu stärken galt, um die vorhandenen Stärken zu unterstützen. Während dieser Zeit lernte ich, wie hilfreich eine kompetente, akzeptierende, klare liebevolle Aufmerksamkeit für meine eigene Entwicklung war. Das positive Verständnis, die Akzeptanz als Mensch (und nicht als pathologischer Fall) mit all seinen Schwächen und Stärken haben mich, hinsichtlich meiner eigenen therapeutischen Arbeit, im Umgang mit meinen Patienten nachhaltig geprägt.
Den stärksten Einfluss auf meine Entwicklung hat zweifelsohne die Positive Psychotherapie genommen. In ihr fand ich zum einen meine eigenen kulturellen Wurzeln, die orientalische Gastfreundschaft, ein Menschbild, das mir von klein auf vertraut ist und die bedingungslose Akzeptanz.
Ich entdeckte einige therapeutisch evaluierbare Kompetenzen für mein Leben und meine berufliche Tätigkeit. Der regelmäßige Austausch mit meinem Vater, sowohl telefonischer, schriftlicher Art sowie die Besuche im Iran bereicherten mich bezüglich des Themas der Sufi-Tradition, einhergehend mit meiner innerpersönlichen Entwicklung. Es gelang mir immer mehr, die Gespräche und Auswertung der entsprechenden deutschen und persischen Literatur in die therapeutische Alltagspraxis umzusetzen. Dank der Erfahrungen mit meinen Patienten entwickelte ich langsam meine eigene integrale Gestaltung eines Therapieprozesses. Nach dem Motto „Entwicklung ist immanent" lerne ich jeden Tag neue Aspekte und Möglichkeiten und komplettiere damit meine Kompetenzen und mein Know-how.
Der professionelle Weg von der Imitation zur integralen Eigenständigkeit brachte mich über Jahre auf eine, von der ersten Minute bis zur letzten Stunde der Therapie, wesentliche professionelle Qualität, die ich als *„achtsames Empfangen und Begleiten"* der Menschen, die zu mir kommen und sich mir anvertrauen, bezeichne.
Neben der eigentlichen therapeutischen Arbeit lege ich auf die räumliche Gestaltung meiner „schuhfreien orient-okzidentalischen" Praxis viel wert. Räume sind in der Lage Angst zu machen, Angst zu nehmen. Die bewusste Gestaltung mit hellen, warmen Farben, viel natürlichem Licht, Materialien, Blumen, Teppichen, etc. der Verzicht auf „Stahlrohrswinger", einen Schreibtisch, der den Patienten auf Abstand hält, eine vorgeschriebene Sitzordnung, der Verzicht auf Schuhe, lässt Angespanntheit, wie sie insbesondere in der ersten Stunde typisch ist, schnell verfliegen. Die gelöste Reaktion ist in der Regel, „O, haben Sie das aber gemütlich," oder „Da würde ich gerne noch länger bleiben."
In den vielen Jahren meiner Arbeit habe ich, insbesondere bei meinen Angstpatienten, die wohltuende Wirkung eines derartigen Ambientes feststellen können.
In meinen Praxisräumen verzichte ich bewusst auf das Auslegen von den in Arztpraxen üblichen Zeitschriften zu Gunsten von Geschichten, Lebensweisheiten, Anekdoten, Gedichtsbänden, Fachbüchern. Grundsätzlich gilt, alle Bücher in den Regalen sind freizugänglich und dürfen und sollen benutzt werden nach dem Motto, „Anfassen ist erlaubt!" Die Patienten nutzen dieses Angebot, zunächst meist etwas verunsichert,

nach und nach aber immer selbstverständlicher. Da ich Lebensweisheiten sammele wie andere Briefmarken, finden sich diese in allen Räumen und werden gerne von den Patienten auf die vorhandenen Schreibblöcke übertragen und mitgenommen.
Alle Patienten fühlen sich, nach ihren Aussagen sehr wohl, da sie in diesen Räumen ausdrücklich zu sich und ihrer inneren Welt geführt werden. Im Zeitalter hoch entwickelter akustischer, insbesondere visueller elektronischer Geräte, lassen sich Menschen zunehmend zu passiven Konsumenten machen. Eine Entwicklung, die die Reise nach Innen und die Achtsamkeit der inneren und äußeren Wahrnehmung, im Sinne einer gesunden Reflexion, erschwert.
Sowohl in der Sufi- als auch der buddhistischen Tradition zählt Achtsamkeit zur herzlich-mentalen Umgangsform. Unter Achtsamkeit als (u.a.) einer Qualität der Liebe verstehe ich zunächst eine gastfreundliche Form der Begegnung zwischen Therapeut und Patient. Das bedeutet für mich, dass ich meinem Patient im Kontakt mit mir den Eindruck vermittle, „ich bin nur für Sie da und Sie sind keine anonyme Nummer, die lange im Wartezimmer sitzt und durchgeschleust wird."
Die bedingungslose Achtung und Akzeptanz der Persönlichkeit des Patienten ist meines Erachtens Grundsäule eines Aufbaus einer tragfähigen, genesenden therapeutischen Beziehungsqualität, auf die ebenso wenig verzichtet werden kann, wie auf das Prinzip Hoffnung als wesentlicher Qualität der Liebe in der Therapie. Oft kommen Patienten zu mir, die berichten, dass ihr Neurologe ihnen die Diagnose endogene Depression unterbreitet habe, mit dem Hinweis, dass sie von nun an bis ans Ende ihres Lebens, Medikamente nehmen und schnellsten mit der Situation umgehen lernen müssten. Diese Umgangsform stehe ich sehr kritisch gegenüber. Es ist nicht nur unsere Aufgabe als „Behandler", den Patienten realistisch über seine Krankheit auf zu klären, sondern auch ihm Hoffnung zu machen, seine Kraft in sich zu spüren, um z.B. aus seiner Depression heraus zu kommen. Bei vielen Patienten stelle ich fest, dass die Diagnose der endogenen Depression nicht stimmt.
Mit der Methode der Positiven Psychotherapie gelingt es ihnen, sich innerhalb von ca. zwei Jahren zu einem lebensbejahenden, zufriedenen Menschen zu entwickeln. Für sie hat sich die ägyptische Lebensweisheit, *„Anstatt über die Dunkelheit zu klagen, kannst du aufstehen und das Licht anmachen oder in die Sonne gehen"* als ein guter Einstieg in die Therapie ihrer Depression erwiesen. Die besagte Weisheit und deren Bedeutung für ihr Leben steht über einige Wochen im Zentrum der gemeinsamen therapeutischen Arbeit. Die Reaktion darauf ist durchweg sehr positiv. Partielle Regressionen parallel zu progressiven Methoden sind notwendige inhaltliche Arbeiten, die das Verstehen des Patienten für die Entstehung seiner Depression sensibilisieren. Der Patient hat das Bedürfnis Dinge zu begreifen und das Recht auf Aufklärung durch den Therapeuten, unter Vermeidung jeglicher Stigmatisierung hinsichtlich der getroffenen Diagnose.
Im Erstgespräch erkläre ich dem ängstlichen und depressiven Patienten: „Wenn wir beide gut zusammenarbeiten, gelingt es Ihnen, im Rahmen Ihrer Möglichkeiten, Ihre Symptome zu behandeln. Wir müssen verstehen, was Ihre Beschwerden Ihnen sagen wollen."

Mit dieser Äußerung sensibilisiere ich die Achtsamkeit des Patienten auf seine Person, sein Anliegen und wecke seine Hoffnung auf Verbesserung seines Zustandes.
Das Balance-Modell als Kernstück der Positiven Psychotherapie mit seinen vier Bereichen des Lebens wird dem Patienten zu Beginn seiner Therapie vorgestellt und als Orientierungsmodell für die Anamnese und den weiteren Verlauf der Therapie ausführlich erläutert.
Die systematische Erhebung der Ananmnese findet in enger Zusammenarbeit mit dem Patienten statt und wird zur besseren Veranschaulichung am Flipchart festgehalten. Begonnen wird mit dem Bereich des Körpers, um dann im Uhrzeigersinn die weiteren Bereiche abzuklären. Zudem formuliert der Patient seine Therapieziel, die angestrebten Veränderungen, faktisch den „Therapieauftrag“. Durch diese Schritte übernimmt der Patient aktiv Verantwortung für seine Therapie und gerät nicht in die Gefahr Konsument derer zu werden.
Als behandelnder Therapeut bin ich in dieser Phase nur der *Begleiter*, der Impulse setzt.
Im diesem Zusammenhang kommt dem empathischen Zuhören nach Rogers als weitere Qualität der Liebe in der therapeutischen Arbeit große Bedeutung zu. Es ist eine Achtsamkeit, die gleichzeitig auf das Innere des Therapeuten und Patienten gerichtet ist. Das Zuhören als außerordentlich wichtige Fähigkeit des Therapeuten ist unerlässlich, da es die verschlüsselten Botschaften des Unbewussten des Patienten herauszuhören vermag, die wiederum für die therapeutische Arbeit von wesentlicher Bedeutung sind und den Gegenstand der gemeinsamen Entschlüsselungsarbeit bilden. Dem Verstehen der Symbolik, ihrer unbewussten Botschaften als einer unerlässliche Arbeitsmethodik, ist dabei von großer Wichtigkeit.
Hilfreich erweist sich, die Verschlüsselungen am Flipchart selbst oder durch den Patienten zeichnen oder aufschreiben zu lassen, um die zahlreichen Äußerungen des Patienten nicht zu verlieren. Langsam und achtsam werden die Beschreibungen des Patienten mit ihm gemeinsam be- und erarbeitet. Zur Achtung der Persönlichkeit der Patienten zählen meines Erachtens die Vermeidung von Vorhaltungen, Vorwürfen oder Kritik. Ich benutze in der therapeutischen Beziehung die Methode des „kommunikativen Anklopfens“, die nicht zur überraschenden oder überfallenden Unterbrechung, Kränkung des Patienten bei seinen Ausführungen oder Wahrnehmungsschilderungen führt. Unter „kommunikativem Anklopfen“ verstehe ich, dass ich den Patienten um Erlaubnis frage, ob ich ihn unterbrechen darf, ihn frage, ob er meine Meinung zu seiner, nach meinem Dafürhalten, konflikthaften Ausführung hören möchte. Nur dann erlaube ich mir, meine Meinung kundzutun. Hier ist der Patient innerlich vorbereitet und aufmerksam. Er zeigt sich sensibilisiert und erreichbar. Die Möglichkeit einer inneren Verletzung und Kränkung ist nach meinen Erfahrungen durch diese Vorgehensweise kaum da bzw. bedeutend geringer. Bei Zweifeln an der inneren Verträglichkeit des Patienten wiederhole ich das „kommunikative Anklopfen“ und mache den Patienten u. U. auf die mögliche kritische Äußerung von mir aufmerksam. Nur sein ausdrücklichen Bejahen erlaubt es mir als Therapeut meinen Standpunkt darzulegen.

Ein Patient erzählte in einer Sitzung, sein Vater habe ihn stets gesagt: „Lob musst du dir verdienen. Kritik bekommst du umsonst." Auf diese Weise übte sein Vater, von der Kindheit bis zum heutigen Erwachsenenalter von 30 Jahren, eine vernichtende Kritik an seiner Person, die ein positives Wachsen verhinderte. Fazit war, dass der Patient sich kaum etwas zutraute und massive Angst- und Depressionssymptome entwickelte. Jeden Verbesserungsvorschlag, der an ihn herangetragen wurde, gleich von welcher Seite, setzte er in seinem Leben mit der destruktiven Kritik des Vaters gleich. „Kritik" war für ihn ausschließlich negativ besetzt und wurde von ihm vehement abgelehnt, mit der Folge, dass er mit seinem Umfeld gravierende Konflikte bekam.
Durch die Arbeit mit Kurzgeschichten, Lebensweisheiten und Anekdoten aus dem Orient oder Okzident bemühe ich mich, die Achtsamkeit des Patienten hinsichtlich der Sinnerkennung und –findung zu sensibilisieren. Dieser Prozess erhöht die Achtsamkeit auf die inneren Themen des Patienten, die bis dato stets verdrängt wurden.
Die unterdrückten Themen des Patienten lösen neben einem Gefühl des Unwohlseins und der körperlichen Beschwerden Ängste aus, da der Patient ein fremdes Verhältnis zu seinem Inneren zu pflegen gelernt hat. Nach dem Motto: „Fremdheit macht Angst" entwickeln Menschen zu ihren verdrängten, von ihnen abgelehnten Teilen (Schatten) Angst, die sich im Laufe der Zeit verstärkt. Die sorgfältige Entschlüsselung der inneren Botschaften sorgen für eine bessere innere Kommunikation. Der „Hubschrauberblick" über die innere Welt hingegen wirkt der Angst entgegen und führt zur Vertrautheit. Angst wird so zur Gewissheit und Sicherheit. Es entsteht eine zunehmend differenziertere Betrachtung der Sonnen- und Schattenseiten der eigenen Person. Eine sich entwickelnde Fähigkeit, die die Ängste in Mut, Kraft und Veränderungselan umwandelt, ist die Folge.
Hilfreich für meine therapeutische Arbeit ist mein Zuhausesein in zwei Kulturen, der des Orients und der des Okzidents. Die transkulturelle Arbeit mit Patienten mit den Weisheiten der Kulturen ist für die Patienten bereichernd und wirkt innerer Einseitigkeit entgegen, zu Gunsten einer Offenheit gegenüber anderen Kulturen, ganz im Sinne von Johann Wolfgang von Goethe, der postuliert

*Wer sich und andere kennt, wird auch hier erkennen,*
*Orient und Okzident sind nicht mehr zu trennen.*

Interesse, Neugier lassen z.B. Reisefreude entwickeln, fördern das Loslassen gewohnter Zwänge. Zehn Patienten, depressive, ängstliche Männer im Rentenalter überwanden ihre Vorbehalte, ihr selbst auferlegtes Verharren, ihre Ängste und wurden zu Reisenden. Mit ihren Wohnmobilen bereisen sie Deutschland und die europäischen Länder und berichten von einer erheblich verbesserten Lebensqualität ohne Symptome und Beschwerden.
Nach tragischen und traumatischen therapeutischen Prozessen biete ich meinen Patienten stets ein Getränk ihrer Wahl (Wasser, Saft, Tee etc.) an und mache die Erfahrung, dass diese „Mikrogeste" eine heilsame Wirkung bei der Verarbeitung ihrer Konflikte hinterlässt.
Nach einer für sie sehr anstrengenden Sitzung bleibt es ihnen unbenommen, sich weiter im Therapieraum aufhalten, wenn sie sich außer

Stande fühlen, nach Hause zu fahren. Mit Hilfe von Meditationsmusik, Literatur oder einem einfachem stillen Raum wird ihnen so das Herunterfahren der inneren Aufregung ermöglicht, um dann mit stabilen psychischen und körperlichen Zustand, die Praxis zu verlassen.
Anlässe, die für den Patienten wichtig sind, wie etwa sein Geburtstag, eine gelungene Prüfung, eine allein erlebte Reise oder der lang ersehnte Umzug finden in meiner Praxis mit symbolischen Gesten und Geschenken wie etwa einer passenden Geschichte, Weisheit oder Kerze meine Achtung.
Der Abschied von einem Patienten ist für mich ein Abschied von einem Gefährten, den ich einen Teil seines Weges begleiten durfte. Eine Trennung nach einer Zeit der engen Beziehung und Zusammenarbeit, in der alle, selbst intime Konflikte, von ihm thematisiert und behandelt wurden. Einer Zeit des gemeinsamen Arbeitens, Austausches, der auf das persönliche Einbringen des Therapeuten als Person in seiner Menschlichkeit, mit seinen Lebenserfahrungen nicht verzichtet, als einer Person, der Krisen und Konflikte des Lebens nicht fremd sind. Dadurch verhindere ich, dass ich zum idealisierenden und nicht erreichbaren Übermenschen werde.
Ich habe gelernt, jeden Patienten von mir als ein „Roman“ oder ein gutes praxisbezogenes Fachbuch wahrzunehmen und zu lesen, ja als eine wertvolle Fortbildung. Durch meine Patienten erlebe ich den eigenen achtsamen Umgang mit meinen inneren Anteilen. Manche Patienten bewundere ich für ihre Kraft ihrer Lebensschritte, die ich noch nicht erreicht habe oder nicht erreichen werde und vielleicht auch nicht erreichen möchte.
Der Abschied ist verbunden mit einem Schmerz unterschiedlicher Größe und Intensität. Auch das Thema Abschied wird zum symbolischen Lebensthema gemacht, nach dem Motto, „Wir sind auf dieser Welt alle Reisende. Irgendwann und irgendwo beginnen wir diese Reise. Irgendwann und irgendwo beenden wie sie, denn sie gehört als ein immanentes Phänomen zum Leben.“
Zu jedem Therapieende gehört ein Abschlussgespräch, verbunden mit dem Dank des Therapeuten für die geschenkte Offenheit, das Vertrauen und die gewonnene Erfahrung, mit gemeinsamen Kaffee oder Tee und Gebäck und der Rückschau auf die Therapie in Form einer „Bilanz“. An dieser Stelle wird auf die zu Beginn der Therapie erhobene Anamnese zurückgegriffen. Die schematische Darstellung der ersten Therapiestunde unterstützt die Reflexion des Patienten des Istzustands am Ende seiner Therapie, in dem er die vier Bereiche des Balance-Modells nochmals mit seiner Gegenwart vergleichen kann.

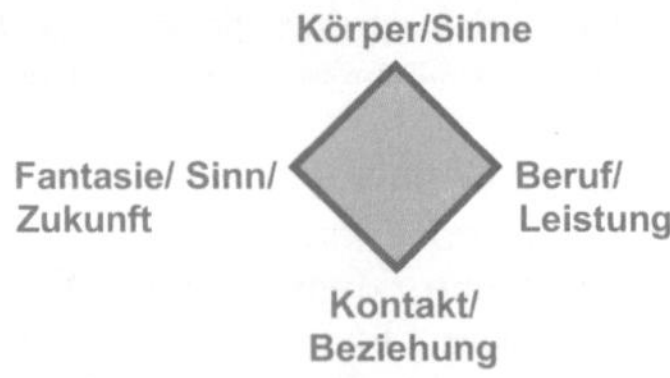


Ich und meine Veränderungen in vier Bereichen des Lebens.

Für seinen weiteren Lebensweg erhält jeder Patient eine ihm entsprechende Geschichte, die ihn fortan begleiten soll.

## IX.3 Die Notwendigkeit zum Umdenken

Die Literatur zum Thema Angst sowie die Erklärungsmodelle der verschiedenen Therapieschulen bezüglich der Entstehung der Angst stimmen, bis auf geringfügige Abweichungen darüber ein, dass Angst erlernbar ist und den Bezugspersonen dabei eine gravierend prägende Rolle zukommt.(1)

Für die vorliegende Arbeit sehe ich die Notwendigkeit, Angst als ein Phänomen der menschlichen Seele zu diskutieren. Ich halte die Pathologisierung des Phänomen Angst für unsere Zeit für veraltet, denn die Folge der Pathologisierung ist meines Erachtens die Eliminierung der Pathologie ‚Angst'. Meine Bemühung gilt der Entpathologisierung des Phänomens Angst zu Gunsten ihrer Betrachtung als „Tachometer" der inneren unbewussten Welt.

Diese Sichtweise erteilt dem Therapeuten einen anderen Auftrag in der therapeutischen Arbeit mit dem Patienten. Demnach therapiert der Therapeut nicht die Angst des Patienten, sondern lehrt ihn, sein seelisches aber auch somatisches Tachometer aufmerksam, mit großer Achtsamkeit wahrzunehmen, die Symbolik der „Zeiger" in diesem Tachometer verstehen zu lernen und gemeinsam mit dem Therapeuten den Weg zur Balance der inneren Welt, durch Trainieren der notwendigen Fähigkeiten zu finden und zu gehen. Aufgabe des Therapeuten bleibt die Begleitung dieses Prozesses der Bewusstwerdung und der Veränderung. Diese Form der Betrachtung der Angst macht den Patienten nicht zum kranken und hilflosen Menschen, sondern zu einem, der seine Angst als ein Zeiger im Tachometer seiner körperlich-seelischen Zustandes begreift und aktiviert. Mit Hilfe des Therapeuten, kann er so seine kreative Fähigkeit im Umgang mit der Angst finden und seine Komplementärfähigkeit trainieren, im Sinne einer Sinn- findung seiner Angst und deren Polaritätsphänomen.

Meinen langjährigen Erfahrungen mit Angstpatienten lassen mich zu dem Schluss kommen, dass es sich bei den Komplementärphänomenen der Angst wie Mut, Sicherheit bzw. Zutrauen um die mangelhaft besetzten Fähigkeiten bei dieser Patientengruppe handelt, die trainiert werden können. Hier gewinnt die Qualität der Therapeut-Patient-Beziehung eine sehr wichtige Rolle. Der ängstliche, unsichere, unklare oder pathologisierende Therapeut kann meines Erachtens nach keinen positiven und stärkenden Einfluss auf die Komplementärentwicklung der Patienten haben. In der Sufitradition wird auf Rumi verwiesen, der davon aus geht, dass der Weg zum anderen über sich selbst möglich ist. Nur wenn wir Therapeuten uns unserer ureigensten Ängste durch Achtsamkeitsübungen gewiss werden, sie annehmen und ihre kreativen verschlüsselten Botschaften begreifen lernen, sind wir in der Lage, unseren Patienten zu helfen. Ansonsten besteht die Möglichkeit, sich in den teilweise sehr komplizierten Ängsten, des anderen zu verlieren. Eine Standarisierung der Ängste halte ich aus diesem Grunde für

---

(1) An dieser Stelle möchte ich nicht näher auf die bekannten Angstmodelle der verschiedenen psychologischen Schulen eingehen, da sie an dieser Stelle nicht Gegenstand der Diskussion sind.

problematisch, da sie den einzelnen, individuellen Patienten nicht in den Mittelpunkt stellt und ihn nur undifferenziert betrachtet. Der Mensch in seiner Unverwechselbarkeit, seiner gesamten Vielschichtigkeit ist keine „Serienproduktionen“ und ist daher nur bedingt mit einander vergleichbar. Er bleibt in seinem Wesen, seiner Schöpfung einzigartig. Die Betrachtung der Individualität eines Menschen in seinem Werdungsprozess ist nach meinem Dafürhalten eine wesentliche therapeutische Kompetenz und Aufgabe.

Angstmenschen sind nach meinen Erfahrungen sehr empfindliche und kreative Menschen, meistens mit narzisstischen Anteilen. Sie sind vielfach überaus fantasievoll und zudem „Meister“ im negativen Fantasieren. Es entsteht eine Autosuggestion negativer, dramatischer gar katastrophenähnlicher Gedanken, die diverse Ängste mit dazugehörigen möglichen Somatisierungen im Nu auslösen können wie etwa Panikattacken, Herzrasen, Atembeschwerden etc. Die wichtigste therapeutische Kompetenz im Umgang mit Angstpatienten in den ersten Begegnungen ist nicht, in einen Aktionismus zu verfallen, um die Ängste der Patienten zu beruhigen oder zu eliminieren. Vielmehr gilt es Ruhe und Hoffnung zu vermitteln und den Patienten zu einer kurzen psychoedukativen Besprechung einzuladen, um ihn zur bewussten Wahrnehmung seines inneren „Tachometers“ zu bewegen. Je nach Beruf und Neigung des Patienten, seiner Individualität entsprechend, bringe ich in solchen Situationen Beispiele zum achtsamen und sinnfindenden Betrachten der Dinge. Ich verwende zunächst seine eigenen momentanen Sprachbilder in visueller, akustischer, kinästhetischer, aromatischer oder geschmacklicher Natur, um seine Achtsamkeit für ein aktives und autonomes Hineinschauen in sich selbst zu sensibilisieren. Viele Menschen reagieren darauf zunächst teilweise mit Unverständnis, haben damit Probleme, da sie gewohnt sind zu reagieren, zu konsumieren und hinter den Vorstellungen anderer herzurennen, anstatt sich auf die eigene Fantasien, Träume und Bedürfnisse zu besinnen.

In Isfahan, der Prächtigen, die ihre Blütezeit unter den Safawiden im frühen 17.Jahrhundert erlebte, der Stadt der Arkaden, die den Meydan-e-Imam säumen, den Handwerksbetrieben der Kupfer- und Silberschmiede ist die Teppichknüpfkunst zu einer Vollkommenheit erwachsen, die ihres gleichen sucht.

Im Wissen um die Unvollkommenheit des Menschen und im Respekt vor dem, der über allem steht, webt der Teppichknüpfmeister in sein seidenes Meisterwerk einen winzigen, nicht ins Auge springenden Fehler ein. Dieser Fehler ist nicht etwa Ausdruck der Unfähigkeit der richtigen Technik, sondern Ausdruck der Demut und der Achtung vor der Vollkommenheit, die ein Mensch in seiner Beschränktheit, seiner Unzulänglichkeit nicht erreichen wird. Er akzeptiert, dass er, obgleich ein Meister seiner Kunst, nicht perfekt ist, und der Anspruch auf Vollkommenheit an Anmessung reichen würde. Mit seinem Handeln verweist er auf die Unverwechselbarkeit seines Werkes, seiner Einzigartigkeit. Doch was bedeutet das nun für die Therapie und die Arbeit mit dem Menschen, der sich seinen Ängsten ausgesetzt sieht?

Im Sinne einer zu stärkenden Achtsamkeit und Sinnfindung im Alltagsleben ist mehr Meditation in der Therapie erforderlich, gilt es

doch Geduld, Toleranz, die Annahme von Schattenseiten, Selbstwahrnehmung und Selbsterkennung wachsen zu lassen, um Ängsten zu begegnen.
Wie kaum eine andere Therapieschule vermag die Positive Psychotherapie den Menschen in seiner Angst zu begreifen, indem er ihn in seinen vier Lebensbereichen beleuchtet und seine sogenannten „Defizite" nicht als Mangel sondern als Chance sieht und diese positiv zu deuten sucht. Einer Pathologisierung erteilt sie eine Absage, vielmehr sucht sie die Kraft der Angst, die den Patienten in seinem Denken, Leben beeinträchtigt, ja hindert oder gar lähmt eine positive Wendung zu geben. Die Schulung der Achtsamkeit auf den eigenen Körper, das Hören auf die innere Stimme fördert sie durch Meditation und Weisheiten. Geschichten, getragen von Humor und dem Wissen um die Verletzlichkeit des Menschen, seine Stärken und Schwächen, seine Hoffnungen und Träume eröffnen ein für sie zuvor geschlossenes Fenster. Dem Therapeuten kommt in diesem Prozess des Weges die Rolle des aufmerksamen Begleiters zu, nicht die eines Menschen, der für alles sofort die fertige Lösung parat hält, sondern sein Gegenüber in Akzeptanz und dessen Einzigartigkeit wahrnimmt, der den Patienten seine, ihm eigene Entwicklung zu gesteht, der ihn lehrt, dass Schmunzeln, Lachen von Verbissenheit befreit, der ihm seine Trauer lässt, ohne darin zu ertrinken oder an seiner Angst zu ersticken droht, der den Menschen als Menschen begreift und nicht als pathologischen Fall.

*Der Weg zum Glück*

*Wenn du eine Stunde glücklich sein willst, schlafe.*
*Wenn du einen Tag lang glücklich sein willst, gehe fischen.*
*Wenn du eine Woche lang glücklich sein willst,*
*schlachte ein Schwein.*
*Wenn du ein Jahr lang glücklich sein willst,*
*habe ein Vermögen.*
*Wenn du ein Leben lang glücklich sein willst,*
*liebe deine Arbeit.* (1)

---

(1) Nossrat Peseschkian, Es ist leicht, das Leben schwer zu nehmen. Aber schwer, es leicht zu nehmen. Geschichten und Lebensweisheiten, 5.Aufl. Freiburg i.Br. 2005, S. 154

## Verzeichnis der Geschichten

## XI. Literaturverzeichnis:


Ali, Tariq: Fundamentalismus im Kampf um die Weltordnung. Die Krisenherde unserer Zeit und ihre Historischen Wurzeln. Erweiterte und aktualisierte Ausgabe, Kreuzlingen/ München 2003

Ali-Shah, Sayed Omar: Sufismus als Therapie, Berlin 1997

Anderssen-Reuster, Ulrike (Hrsg.): Achtsamkeit in Psychotherapie und Psychosomatik. Haltung und Methode, Stuttgart 2007

Andressen-Reuster, Ulrike: Was ist Achtsamkeit? In: Ulrike Anderssen-Reuster (Hrsg.), Achtsamkeit in Psychotherapie und Psychosomatik. Haltung und Methode, Stuttgart 2007, S. 1 - 4

Attar, Farid ud-din: Vogelgespräche. Die berühmte persische Sufi-Erzählung über die Pilgerfahrt nach Innen, Interlaken 1988

Bauer, Wolfgang& Irmtraud Dümotz: Lexikon der Symbole, Gütersloh o.J

Bayat, Mojdeh, Mohammad Ali Jamnia: Geschichten aus dem Land der Sufis, Franfurt a.M. Juni 1998

Bucay, Jorge: Komm ich erzähle die eine Geschichte. Frankfurt a.M. September 2007

Butollo, Willi: Die Angst ist eine Kraft. Über die konstruktive Bewältigung von Alltagsängsten, München 1988

Dethlefsen, Thorwald/ Rüdiger Dahlke: Krankheit als Weg, Deutung und Be-deutung der Krankheitsbilder, München 1983

Duden: Die deutsche Rechtschreibung, 24., völlig neu bearb. u. erw. Aufl., Mannheim 2006

Epstein, Mark: Gedanken ohne den Denker. Das Wechselspiel von Buddhismus und Psychoanalyse, Frankfurt a.M. 1996

Frucht, Stephan: Progressive Muskelrelaxation - nach Jacobson -, München 2005

Gottwald, Peter: Zen im Westen – neue Lehrrede für eine alte Übung, Münster- Hamburg – London 2003

Harenberg Literaturlexikon: Autoren, Werke und Epochen. Gattungen und Begriffe von A bis Z, Dortmund 2003

Hehlmann, Wilhelm: Wörterbuch der Psychologie, neunte, unveränd. Aufl. Stuttgart 1968

Hempen, Carl-Hermann: Die Medizin der Chinesen. Erfahrungen mit fernöstlicher Heilkunst, München 1988

Hendl, Claudia: Wer lacht, hat mehr vom Leben. Den Alltag mit Humor meistern. Wege zu einer positiven Lebenseinstellung. Mit zahlreichen Tests und Übungen, Augsburg 1998,

Hertel, Lutz: Der Hoesch Wellness Guide, Düsseldorf 2003

Hirschberger, Johannes: Geschichte der Philosophie, Neuzeit und Gegenwart, Köln o.J.

Izzy ben, Joel: Der Geschichtenerzähler oder das Geheimnis des Glücks, Freiburg i. Br. 2005

Jork, Klaus/ Nossrat Peseschkian (Hrsg.): Salutogenese und Positive Psychotherapie. Gesund werden – gesund bleiben, Bern 2003

Jung, C.G, Marie-Louise von Franz, Joseph L. Henderson, Jolande Jacobi und Aniela Jaffe: Der Mensch und seine Symbole, 10. Aufl. Olten 1979

Jung, C.G.: Versuch einer mystischen-magischen-Biographie 2007,http://de.wikipedia.org/wiki/C:G-Jung 19:30 17.07.2007

Kaptchuk, Ted J.: Das große Buch der chinesischen Medizin. Die Medizin von Yin und Yang in Theorie und Praxis, München 1994

Kraus, Wolfgang: Narrative Psychologie. In: Siegfried Grubitzsch/ Klaus Weber (Hg.)Psychologische Grundbegriffe.Ein Handbuch, Reinbek bei Hamburg April 1998, S. 360 - 362

Kummer, Peter: Ab heute besser drauf! Sofortprogramm des konstruktiven Handelns, 3. Aufl. München 2002

Laqueur, Walter: Krieg dem Westen. Terrorismus im 21.Jahrhundert, Berlin 2004

Larisch-Haider, Nina: Von der Kunst sich selbst zu lieben, Berlin 2004

Lehmkuhl, Ulrike/ Heiner Sasse/ Pit Wahl (Hg.): Wozu leben wir? Sinnfragen und Werte heute. Mit 6 Abbildungen in: Beiträge zur Individualpsychologie, Band 33, Göttingen 2007

Lexikon der islamischen Welt: hrsg. v. Klaus Kreiser, Werner Diem, Hans-Georg Majer, Stuttgart, Berlin, Köln, Mainz 1974 Bd. 2

Lings, Martin: Was ist Sufitum? Freiburg i.B. 1990

Mehrgani, Djafar (Hrsg.): Geschichten um Molla, o.O. 1982

Methfessel, Thomas: Qigong für Anfänger. Reich illustrierte Einführung in Theorie und Praxis der chinesischen Gesundheitsübungen, Zürich August 2004

Morgan, Marlo: Traumfänger. Die Reise einer Frau in die Welt der Aborigines. 10. Aufl. München 1994

Molsberger, Albrecht: Was leistet die Akupunktur? Stuttgart 1989

Nagera, Humberto (Hrsg.): Psychoanalytische Grundbegriffe. Eine Einführung in Sigmund Freuds Terminologie und Theoriebildung, 2. Aufl. Frankfurt a.M., April 1978

Ohne Verfasser: Juwelen persischer Weisheit. Worte großer Dichter und Denker des Morgenlandes, Bern, München, Wien o. J.

Ohne Verfasser: http://de.wikipedia.org/wiki/Holistik 18:10 Uhr 12.06.2007

Ohne Verfasser: http://de.wikipedia.org/wiki/Narrative-Psychologie 18:20 Uhr, 17.06.2007

Ohne Verfasser: http://de.wikipedia.org/Ph%C3%A4nomenologie 17:31 Uhr, 7.6.2007

Ohne Verfasser http://de.wikipedia.org/wiki/Wissenschafts-Theorie 17:05 Uhr, 5.6.2007

Peseschkian, Nossrat, Udo Boessmann: Angst und Depression im Alltag. Eine Anleitung zur Selbsthilfe und positiver Psychotherapie, Frankfurt a.M. 5.Aufl. Oktober 2003

Peseschkian, Nossrat: Auf der Suche nach Sinn. Psychotherapie der kleinen Schritte, 11.Aufl. Frankfurt a.M. November 2000

Peseschkian, Nossrat: Das Geheimnis des Samenkorns. Positive Stressbewältigung, Berlin, Heidelberg 1996

Peseschkian, Nossrat: Das Leben ist ein Paradies zu dem wir den Schlüssel finden können, Freiburg i. Br. 2004

Peseschkian, Nossrat: Der Kaufmann und der Papagei. Orientalische Geschichten der Positiven Psychotherapie. Mit Fallbeispielen zur Erziehung und Selbsthilfe, 28. Aufl. Frankfurt a.M. Mai 2006

Peseschkian, Nossrat: 33 und eine Form der Partnerschaft. Mit Illustra-tionen von Liselotte Lang, 12.Aufl. Frankfurt a.M. März 2004

Peseschkian, Nossrat: Es ist leicht, das Leben schwer zu nehmen. Aber schwer, es leicht zu nehmen. Geschichten und Lebensweisheiten, 5.Aufl. Freiburg i.Br. 2005

Peseschkian, Nossrat: Klug ist jeder. Der eine vorher, der andere nachher, Geschichten und Lebensweisheiten, 3.Aufl. Freiburg i. Br. 2004

Peseschkian, Nossrat: Positive Familientherapie. Aus der Praxis einer Behandlungsmethode, 5. Aufl. Frankfurt a.M., November 1999

Peseschkian, Nossrat: Positive Psychotherapie. Theorie und Praxis einer neuen Methode, Frankfurt a.M., August 1985

Peseschkian Nossrat: Psychosomatik und Positive Psychotherapie. Transkultureller und interdisziplinärer Ansatz am Beispiel von 40 Krankheitsbildern, 2. bzw. 6. Aufl. Frankfurt a.M. 1992 bzw. Mai 2005

Peseschkian, Nossrat: Steter Tropfen höhlt den Stein. Mikrotraumen.Das Drama der kleinen Verletzungen, Frankfurt a.M., Januar 2005

Peseschkian, Nossrat: Wenn du willst, was du noch nie gehabt hast, dann du, was du noch nie getan hast. Geschichten und Lebensweisheiten, 2.Aufl. Freiburg i.Br. 2002

Peseschkian, Nossrat: Wiesbadener Inventar zur Positiven Psychotherapie und Familientherapie WIPPF, unter Mitarbeit von H. Deidenbach. Berlin, Heidelberg, New York, London, Paris, Tokyo 1988

Rashad, Mahmoud: Iran. Geschichte, Kultur und lebendige Traditionen - antike Stätten und islamische Kunst in Persien, 1. Aufl. Köln 1998

Reuster, Thomas: Achtsamkeit aus philosophischer Sicht. In:Ulrike Anderssen-Reuster (Hrsg.), Achtsamkeit in Psychotherapie und Psychosomatik. Haltung und Methode, Stuttgart 2007, S. 7 - 15

Riemann, Fritz: Grundformen der Angst. Eine tiefenpsychologische Studie 37. Aufl. München 2006

Rogers, Carl R.: Therapeut und Klient. Grundlagen der Gesprächspsychotherapie, Frankfurt a.M. September 1983

Saadi: Hundertundeine Geschichte aus dem Rosengarten. Ein Brevier orientalischer Lebenskunst. Auswahl und Übersetzung aus dem Persischen von Rudolf Gelpke, München November 2004

Sahihi, Arman: Altpersische Traumsymbole. 333 Zeichen und ihre Deutungen. Genf – München 1989

Schimmel, Annemarie: Rumi. Ich bin Wind und du bist Feuer. Leben und Werk des großen Mystikers, 6. Aufl., München 1990

Schimmel, Annemarie: Al-Halladsch – „O Leute, rettet mich vor Gott.Texte islamischer Mystik, Freiburg i.Br. 1995

Schott,Heinz: Die Chronik der Medizin, Augsburg 1997

Schüle, Christian: In den Fängen der Angst, in: Die ZEIT, Dossier Nr. 17, 19. April 2007

Schultz, Johannes H.: Übungsheft für das Autogene Training. Konzentrative Selbstentspannung von Prof. Dr. D. Langen 19. Aufl. Stuttgart, New York 1980

Schweizer, Gerhard: Die Derwische. Heilige und Ketzer des Islam. 2.Aufl. Salzburg 1984

Schweizer, Gerhard IRAN. Drehscheibe zwischen Ost und West, fünfte, erw. u. aktul. Aufl. Stuttgart 2005,

Shah, Idries: Das Geheimnis der Derwische. Geschichten der Sufi-Meister, 3. Aufl. Freiburg i.Br. 1984

Shah, Idries: Die Sufis. Botschaft der Derwische, Weisheit der Magier, 5. Aufl. Köln 1986

Shah, Idries: Lebe das wirkliche Glück, Das Lesebuch der Sufi- Weisheit, Freiburg i.B. 1996

Shah, Idries: Wege des Lernens. Die spirituelle Psychologie der Sufis, München 1985

Soeder, Ulrich: Achtsamkeit als psychotherapeutische und wissenschaftliche Methode, in: Ulrike Anderssen-Reuter (Hg.), Achtsamkeit in Psychotherapie und Psychosomatik. Haltung und Methode. Stuttgart 2007, S. 37 - 46

Sprenger, Reinhard K.: Die Entscheidung liegt bei dir! Wege aus der alltäglichen Unzufriedenheit. 8.Aufl. Frankfurt/Main 1999

Thich Nhat Hanh: Ich pflanze ein Lächeln. Wege der Achtsamkeit, 7. Aufl. München 1992

Titze, Michael/ Christof T. Eschenröder: Therapeutischer Humor – Grundlagen und Anwendungen, 4. Aufl. Frankfurt a.M. März 2003

Turner, Lorraine: Meditation, Köln 2005

Ulfkotte,Udo: Grenzenlos kriminell. Die Risiken der EU-Osterweiterung. Was Politiker verschweigen. Pößneck 2004

Ustinov, Peter: Geflügelte Worte, Augsburg 2005

Vaughan-Lee, Llewellyn: Transformation des Herzens. Die Lehren der Sufis. Frankfurt a.M. 1996

Weil, Gustav: Tausend und eine Nacht. Arabische Erzählungen. Gesamtausgabe in 2 Bd. mit 378 Illustrationen - der Erstausgabe, Stuttgart o.J.

Witte, Karl Heinz: Über den Sinn der Frage nach dem Sinn des Lebens, in: Ulrike Lehmkuhl/ Heiner Sasse/ Pit_Wahl (Hg.), Wozu leben wir? Sinnfragen und Werte heute. Mit 6 Abbildungen in: Beiträge zur Individualpsychologie, Band 33, Göttingen 2007, S. 36 - 55

Wurll, Patricia: Achtsamkeit als therapeutische Grundhaltung, in: Ulrike Anderssen-Reuster (Hrsg.), Achtsamkeit in Psychotherapie und Psychosomatik. Haltung und Methode. Stuttgart 2007, S. 69 - 77

Zundel, Edith, Bernd Fittkau (Hrsg.): Spirituelle Wege und Transpersonale Psychotherapie, Paderborn 1989

## Danksagung

An dieser Stelle, an der meine Arbeit ihr Ende gefunden hat, möchte ich mich sehr herzlich bei meinen Eltern, meiner Frau, meinen beiden Kindern, Herrn Prof. Dr. Nossrat Peseschkian, Herrn Prof. Dr. Dr. Peter Gottwald und Herrn Prof. Dr. Peter Walcher für ihre Geduld mit mir, die erwiesene Unterstützung und die bereichernden Impulse bedanken. Ohne Sie alle hätte ich meine heutige persönliche und berufliche Entwicklung nicht in dieser Form nehmen können und die vorliegende Arbeit, in der jetzigen Form, wäre nur schwerlich zustande gekommen.

Zum Autor

1950 im Iran geboren, lebe ich seit 1976 in Deutschland.

Ich studierte im Iran und Deutschland Psychologie mit den Schwerpunkten verhaltensauffällige Kinder und Jugendliche und klinischer Psychologie. Nach zahlreichen psychotherapeutischen Zusatzausbildungen in Bremen, München, Wiesbaden und Berlin in der Gesprächstherapie, Focusingtherapie, körperorientierten Therapie und tiefenpsychologischfundierten Psychotherapie und dem Coaching arbeite ich seit 17 Jahren als niedergelassener psychologischer Psychotherapeut in meiner eigenen psychotherapeutischen Praxis in Ostfriesland. Vor meiner Selbstständigkeit arbeitete ich einige Jahre in verschiedenen Kliniken für Suchterkrankungen und Psychosomatik.

An der Wiesbadener Akademie für Psychotherapieausbildung wirke ich als Dozent mit und leite neben meiner Praxis ein Institut für Supervision, Coaching und Gesundheitspsychologie. In diesem Rahmen führe ich entsprechende Seminare durch und arbeite bundesweit und international auf Kongressen.

Zum Schluss noch eine fernöstliche Lebensweisheit auf den Weg...

*Pflicht ohne Liebe macht verdrießlich.*
*Verantwortung ohne Liebe macht rücksichtslos.*
*Gerechtigkeit ohne Liebe macht hart.*
*Wahrheit ohne Liebe macht kritiksüchtig.*
*Erziehung ohne Liebe macht widerspruchsvoll.*
*Klugheit ohne Liebe macht gerissen.*
*Freundlichkeit ohne Liebe macht heuchlerisch.*
*Ordnung ohne Liebe macht kleinlich.*
*Sachkenntnis ohne Liebe macht rechthaberisch.*
*Macht ohne Liebe macht gewalttätig.*
*Ehre ohne Liebe macht hochmütig.*
*Besitz ohne Liebe macht geizig.*
*Glaube ohne Liebe macht fanatisch.*

Lao Tse